丁震医学教育® www.dzyxedu.com 护理考试丛书

丁震护考急救包®

护士执业资格考试

预测 5 套卷全解析

丁 震 编著

山东城市出版传媒集团·济南出版社

图书在版编目（CIP）数据

护士执业资格考试预测5套卷全解析 / 丁震编著．—
济南：济南出版社，2023.10（2024.2重印）
（丁震护考急救包）
ISBN 978-7-5488-5913-0

Ⅰ．①护⋯ Ⅱ．①丁⋯ Ⅲ．①护士—资格考试—题解
Ⅳ．① R192.6-44

中国国家版本馆CIP数据核字(2023)第181589号

丁震护考急救包　护士执业资格考试预测5套卷全解析
DING ZHEN HUKAO JIJIUBAO　HUSHI ZHIYE ZIGE KAOSHI YUCE 5 TAO JUAN QUANJIEXI
丁震 / 编著

出 版 人	谢金岭
责任编辑	张所建
装帧设计	舜思教育
出版发行	济南出版社
地　　址	济南市市中区二环南路1号（250002）
总 编 室	（0531）86131715
印　　刷	北京铭传印刷有限公司
版　　次	2023年10月第1版
印　　次	2024年 2 月第2次印刷
成品尺寸	210mm × 285mm　16开
印　　张	13.5
字　　数	507千
定　　价	49.00元

内容简介

本书是“丁震护考急救包”系列图书之一，共包含5套试卷1200题。每套卷分为第一科专业实务，第二科实践能力。每个科目的题型构成与比例与最新考试一致。解析部分是对1200题的全解析，即每道试题均做解析，且对有干扰价值的选项做逐项解析。考试前大量综合“刷题”往往是通过考试的优选途径，丁震版综合刷题卷题量大，“护考6＋5＋4刷题三本套”，共15套卷3600题，可供参加全国护士执业资格考试的考生使用。

前　言

根据2008年国务院颁布的《护士条例》和2010年卫生部、人力资源社会保障部颁布的《护士执业资格考试办法》文件精神，全国护士执业资格考试（简称护考）实行国家统一考试大纲、统一组织命题和统一合格标准的考试制度。考试成绩合格者，方可申请护士执业资格注册。

现行的护考分为专业实务和实践能力2个科目，每个科目有120道试题，采用标准分报告成绩，目前固定合格分数线，2个科目均为300分通过，一次通过2个科目为成绩合格。2011年作为护考的分水岭，2010年之前，护考与护理学（师）和护理学（中级）考试的考试形式和命题特点相同，难度较低；2011年之后，护考命题特点发生巨大变化，难度加大，且已形成独特的命题风格。难度提升主要体现在新考点比例高、命题范围大、出题思路绕3个方面。

2015年以来，每年考试之后都会在网上听到众多考生的抱怨之声，这说明有相当比例的考生并没有做好护考难度加大的学习准备和心理准备。为了适应目前护考命题的难度特点，我认为最重要的前提就是选择高质量的考试图书。质量高的考试图书应该具备两个基本特点：一是考点、试题的覆盖面足够大。现行护考的命题范围很大，过于简单的图书会缺失大量考点，严重误导考生，容易导致考生进入考场后心理防线崩溃，所以提醒考生一定不可轻信只复习高频考点就可以轻松通过考试的宣传。护考复习有方法、有技巧，但每年与全国的70万考生竞争，并无捷径。二是能够帮助考生梳理清楚考试所要求的庞大考点体系的内在联系，化繁为简，使考生能在理解的基础上掌握、记忆。注意复习一定要建立在理解的基础上，不求甚解地死记硬背或总结一些没有内在联系的顺口溜并不能有效地应对目前命题灵活的考试。

我已经跟踪护考20年，并不断分析、总结每年护考的命题规律和变化趋势，目的是为考生提供质量更高、更权威的考试图书和培训课程。2024年“丁震护考急救包”系列图书共有7本，略有变化，原《护士执业资格考试点线学习法考点背诵及强化1000题》和《护士执业资格考试考点背诵掌中宝》2本图书停止出版，取而代之的2本新书分别是《护士执业资格考试历年真题考点解读5套卷》和《护士执业资格考试札记》。7本图书简介如下：

1．《丁震护士执业资格考试护考急救包》：是全国护考经典的培训教材，自2009年出版以来，已助力全国数百万考生顺利通过考试。该书包含上、中、下3册图书和1张网络学习卡，上册为应试指导教材，坚持及时修订，考点覆盖全，编写精练，经历年考试验证，每个批次考试考点的押中比例高于同类书20%左右，但篇幅却比同类书少20%以上；全书共有表格200余个，插图、彩图近100幅，绝大多数为我归纳的原创图表。中册为包含2024道题的章节练习。下册为5套模拟试卷。网络学习卡中包括“护考核心专题课”“护考历年题讲解课”“护考病例分析分析专项课”等总时长超过60个小时的优质课程。

2．《护士执业资格考试应试指导》：与《丁震护士执业资格考试护考急救包》的上册应试指导内容相同，便于考生与其他图书搭配选购。

3．《护士执业资格考试模拟6套卷全解析》：精选1440题。

4．《护士执业资格考试预测5套卷全解析》：精选1200题。

5．《护士执业资格考试冲刺4套卷全解析》：精选960题。

以上3本试卷共有3600题，每套试卷中包含8道图形题。每套试卷均高度仿真历年机考，精心组卷。每道试题均配有作者的原创解析，对有干扰价值的选项逐项解析，解析可帮助考生不仅掌握考点，更可以理清解题的逻辑思路，特别适合应对目前灵活的护考命题。3本试卷之间的试题不同，且与《丁震护士执业资格考试护考急救包》中、下册中的试题也不相同。为适应护考难度加大的要求，建议考生加大做题量。

6．《护士执业资格考试历年真题考点解读5套卷》：是根据近2年多批考试原创的全真试卷和解析，体现近年考试命题微妙变化，参考价值特别高。

7．《护士执业资格考试札记》：是一本图表化的记忆手册，以表格总结归纳历年考试的高频知识点，以流程图和思维导图梳理重点疾病的知识逻辑，并配套近20节重点、难点疾病的精品课程。

由于护考难度较大，对基础比较差的考生，跟着老师的思路，认真听考试的培训课程可以大幅度降低复习备考难度和时间成本，有效提高分数。

从2010年到2019年，每年考试前，我都应邀到全国护理院校为考生做“点线学习法”现场冲刺培训，共培训200余场。2020年以后，课程转向线上直播和录播，课件经过不断地修订完善，试题和考点覆盖更广。2023年起课程已全部转变为线上录播课的形式，有以讲题为主的“护考预测课”“护考押题课”“护考历年题讲解课”“护考病例分析专项课”，也有以讲知识点为主的“护考核心考点课”等。“护考预测课”“护考押题课”是主干课程，以“点线学习法”的思路展开讲解，重在类似知识点的分类和归纳，对知识点的扩展是课程的最大特色，有助于考生深刻理解每道题和每个知识点，融会贯通，举一反三。课程充分体现了我和我的讲师团队对护考教学的专业研究成果，对考生应考将大有裨益。

在图书编写和课程录制过程中，我和我的团队始终坚持两个基本原则，一是内容原创原则，二是及时修订原则，每年增补新的知识总结和新试题。只有不断努力，才能出精品。

由于编写和出版的时间紧、任务重，书中不足之处，请考生批评指正。

丁震

2023 年 9 月于北京

目　录

预测试卷一

专业实务

一、单选题（每题 1 个得分点）：以下每道试题有 5 个备选答案，请从中选择 1 个最佳答案。提示：本部分在答题过程中可以回退（对已作答试题可以返回检查或修改答案）。

1. 4 勺奶粉配成全牛奶应加水
   A. 6 勺
   B. 10 勺
   C. 12 勺
   D. 16 勺
   E. 24 勺

2. 按照甲类传染病管理的乙类传染病是
   A. 乙型肝炎
   B. 艾滋病
   C. 登革热
   D. 霍乱
   E. 肺炭疽

3. 初产妇，30 岁。妊娠 40 周。半夜阴道流出水样物约 300ml 急诊入院，诊断为胎膜早破。护士应为患者采取的卧位是
   A. 头高足低位
   B. 俯卧位
   C. 头低足高位
   D. 截石位
   E. 膝胸卧位

4. 初产妇，剖宫产下一女婴，产后发生尿潴留，膀胱高度膨胀。护士为其行导尿术时，操作不妥的是
   A. 戴口罩、帽子并清洗双手
   B. 导尿过程中及时观察患者有何不适
   C. 详细解释导尿目的，缓解患者担忧心理
   D. 用无菌持物镊夹取棉球消毒外阴
   E. 检查导尿包的名称及灭菌日期

5. 对于护理人员而言，最基本的道德义务是
   A. 尊重患者的人格、权利
   B. 为患者服务，防病治病
   C. 积极主动而负责地执行医嘱
   D. 推动护理事业的发展
   E. 协助医生解释病情

6. 肥厚型心肌病的主要病因是
   A. 病毒感染
   B. 遗传
   C. 高血压
   D. 二尖瓣狭窄
   E. 药物中毒

7. 肺上叶肺癌，首选的治疗方法是
   A. 免疫治疗
   B. 化疗
   C. 手术
   D. 放疗
   E. 化疗加免疫治疗

8. 肺炎最常见的病原体是
   A. 细菌
   B. 病毒
   C. 支原体
   D. 真菌
   E. 衣原体

9. 工作期护患关系中护士的主要任务是
   A. 与患者有效地沟通
   B. 评估患者
   C. 采取措施解决患者健康问题
   D. 护患密切协作达到预定目标
   E. 对护患关系整体评价

10. 宫颈刮片细胞学检查结果为巴氏III级，其意义是

A．正常
B．轻度炎症
C．重度炎症
D．可疑癌症
E．癌症

11．护生于 2016 年 5 月护考成绩合格，最晚注册护士资格证的时间为
A．2018 年 4 月
B．2019 年 4 月
C．2020 年 4 月
D．2021 年 4 月
E．2022 年 4 月

12．护士配备是否合理并不影响
A．护士的工作强度
B．护理质量
C．医院管理与卫生管理部门要求的一致性
D．医院的经济效益
E．对患者的服务水准

13．护士向产妇祝贺："恭喜您产一女婴。"产妇听后很生气，分析其原因可能是
A．不够诚恳
B．说话时距产妇较远
C．环境嘈杂
D．态度生硬
E．用词不当

14．护士小王通过对新入院的冠心病患者谢某进行观察并与患者及其家属做沟通，收集患者的各种健康资料，并对健康状况进行评估，提出护理问题，制订切实可行的护理计划，并负责护理计划的实施、评价。小王承担的主要角色是
A．护理者
B．管理者
C．咨询者
D．计划者
E．协调者

15．急性膀胱炎患者首选的抗生素是
A．两性霉素 B
B．克拉霉素
C．氧氟沙星
D．甲硝唑
E．阿奇霉素

16．可能传播艾滋病病毒的途径是
A．同桌进餐
B．输血
C．共用浴具
D．握手
E．拥抱

17．溃疡性结肠炎病变常见的累及部位是
A．直肠和结肠
B．回盲部
C．盲肠
D．结肠
E．升结肠

18．临床工作常用外文缩写正确的是
A．每天 1 次：qod
B．隔天 1 次：qid
C．每晚 1 次：qh
D．每晨 1 次：qm
E．每周 1 次：qn

19．硫脲类、咪唑类抗甲状腺药物的主要不良反应是
A．粒细胞减少
B．全血细胞减少
C．血红蛋白减少
D．肾损害
E．药疹

20．慢性阻塞性肺疾病的病理改变不包括
A．细支气管管壁充血、水肿和炎性细胞浸润
B．外观呈灰白或苍白色，表面可有大小不等的大疱
C．肺血供增多
D．与细支气管伴行的肺小血管有炎性改变
E．弹力纤维网破坏

21．某血站违反有关操作规程和制度采集血液，责令其改正的部门应该是
A．县级以上的地方人民政府卫生行政部门
B．县级以上的行业协会
C．县级以上的卫生防疫机构

D. 县级以上的医疗保健机构
E. 县级以上的地税机构

22. 某产妇，诊断为产褥感染，且感染严重，除广谱抗生素治疗外，短期还可加用
A. 糖皮质激素
B. 阿司匹林
C. 镇静药
D. 肾上腺素
E. 麦角新碱

23. 某产妇分娩时会阴部撕裂伤，局部红、肿、热、痛，现给予湿热敷，操作时应特别注意
A. 执行无菌操作
B. 每 5 分钟更换敷布
C. 水温调节适度
D. 床单上铺橡胶中单
E. 切口周围涂凡士林

24. 某踝关节置换术后患者，不按护士的健康指导做功能锻炼，患者对护士说："我知道您这么做是为我好，可关于治病方面的……"这种护患关系出现的矛盾最主要的因素是
A. 文化因素
B. 角色模糊
C. 权益差异
D. 经济因素
E. 理解分歧

25. 某产妇，30 岁。21 天前产下一女婴。近几天左侧乳房胀痛难忍，触痛明显，经检查体温 38.9℃，白细胞计数 14.4×10^9/L，诊断为急性乳腺炎。为患者切开引流，手术切口方向正确的是

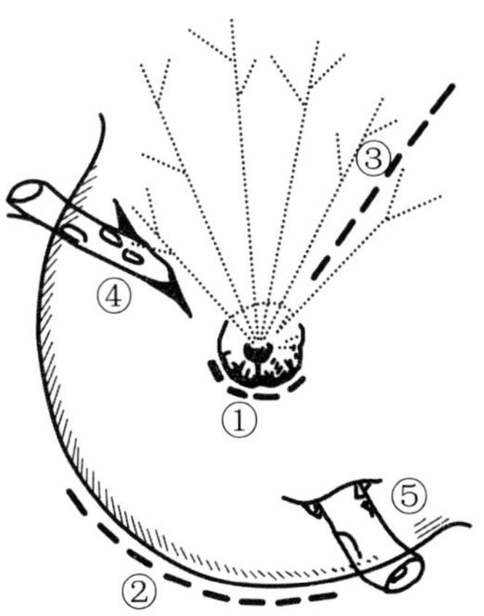

A. ①
B. ②
C. ③
D. ④
E. ⑤

26. 男，10 岁。急性肾小球肾炎。遵医嘱行阿迪计数检查，护士应准备的防腐剂是
A. 10% 甲醛
B. 40% 甲醛
C. 浓盐酸
D. 0.5%~1% 甲苯
E. 1%~2% 甲苯

27. 男，20 岁。早晨打篮球不慎将脚扭伤，当时感到疼痛，下午肿胀明显。护士为患者减轻其肿胀和疼痛，合适的处理方法是
A. 红花油按摩
B. 温水浸泡
C. 红外线照射
D. 湿冷敷
E. 乙醇按摩

28. 男，21 岁。淋雨后发热，体温 39℃，咳嗽、咳铁锈色痰，以肺炎链球菌肺炎收入院。护士遵医嘱为其静脉滴注抗生素，操作过程中护士主要运用的非语言沟通技巧是
A. 面部表情
B. 触摸
C. 挥手或点头
D. 目光接触
E. 仪表礼仪

29. 男，22 岁。因急性肠胃炎急诊入院行静脉输液治疗。护士<u>不恰当</u>的用语是
A."因为您多次呕吐腹泻，所以过会儿给您输液补充一下。"
B."您快点儿去卫生间，回来就要输液了。"
C."现在给您输液，可以告诉我您的名字吗？"
D."等会输液的时候，有任何不舒服的地方请您告诉我。"
E."输液的滴速已经调节好了，请您不要自行调节。"

30. 男，2岁。急诊入院。现出现高热、声音嘶哑、犬吠样咳嗽、吸气性喉鸣。询问病史发现有上呼吸道感染病史。首选的处理是
A. 地塞米松雾化吸入
B. 口服退热药
C. 静脉滴注抗生素
D. 口服祛痰药
E. 必要时行气管切开

31. 男，30岁。7小时前行阑尾切除术。现患者主诉下腹胀痛。护士观察其下腹膀胱区隆起。该患者最主要的护理问题是
A. 便秘
B. 有感染的危险
C. 疼痛
D. 尿潴留
E. 体液过多

32. 男，32岁。支气管哮喘急性发作，极度呼吸困难。护士在应用氨茶碱治疗中不正确的是
A. 不可肌内注射
B. 快速静脉推注
C. 妊娠患者禁用
D. 与沙丁胺醇合用
E. 监测血药浓度

33. 男，35岁。支气管扩张症病史15年，每天吸痰约200ml，2天前因发热、咳嗽伴大量黄脓痰来院就诊，今天患者出现多次小量咯血。护士回答不妥的是
A. "别紧张，咯血是支气管扩张症的常见症状，我们有丰富的经验。"
B. "口内的血一定要咯出，否则堵住气道后果很严重。"
C. "您别太紧张，护士会经常巡视病房，一旦发现异常将及时处理。"
D. "我已将您的情况告知医生了，马上会采取措施帮您止血。"
E. "现在要绝对卧床休息，这样有利于减少出血。"

34. 男，38岁。患急性黄疸型肝炎住院。护士制订的护理措施应除外
A. 与患者接触时穿隔离衣、戴口罩
B. 告知家属探视时应穿隔离衣，注意防护，避免感染
C. 给予低脂、高蛋白饮食
D. 吃剩的饭菜可倒入垃圾桶扔掉
E. 护理患者前后均要洗手

35. 如图所示，叙述错误的是

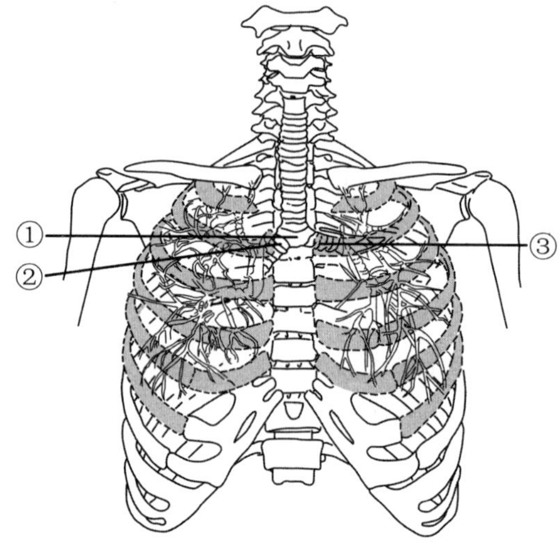

A. ①相当于胸骨角水平
B. ②短、粗且陡直
C. ③细、长且斜行
D. ①是判断气管分叉的重要定位标记
E. 异物、气管插管及吸入性疾病多见于③

36. 男，45岁。诊断为肺结核，使用乙胺丁醇抗结核化疗。该药的不良反应为
A. 肝损害
B. 心力衰竭
C. 视神经炎
D. 听力损害
E. 肾毒性

37. 男，48岁。以全身性皮肤黄染20天伴消瘦、食欲减退入院，诊断为胰头癌。患者入院后情绪低落，思想负担较重。责任护士对其采取较为适宜的护理措施是
A. 对患者隐瞒病情以取得配合
B. 注意强调手术治疗的效果
C. 尽量避免谈及患者的病情
D. 介绍同病种术后康复期病友与其交谈
E. 为了避免患者术前情绪波动，尽量减少探视

38. 男，50 岁。低钠饮食。每天控制的食物自然含钠量是
A. ＜0.5g
B. 0.68g
C. 1g
D. 1.5g
E. 3g

39. 男，50 岁。肝移植术后第 1 天。目前由 1 名护士专门对该患者进行 24 小时监护。该种护理工作方式属于
A. 个案护理
B. 功能制护理
C. 小组护理
D. 责任制护理
E. 临床路径

40. 男，50 岁。误服高浓度氢氧化钠溶液后被发现并立即送往医院，此时最佳处理方法是
A. 口服稀盐酸
B. 口服蛋清水
C. 盐水洗胃
D. 高锰酸钾溶液洗胃
E. 碳酸氢钠溶液洗胃

41. 男，52 岁。因急性肝衰竭接受了肝脏移植术，术后恢复良好，心存感激，多次向护士打听捐献者家属的联系方式，想当面致谢。护士的做法正确的是
A. 直接将联系方式给患者家属
B. 联系媒体报道捐献者的事迹
C. 对患者家属的请求置之不理
D. 安排捐献者家属与患者家属会面
E. 委婉拒绝患者家属的请求

42. 男，60 岁。心力衰竭，遵医嘱给予 25% 葡萄糖 20ml＋毛花苷丙 0.4mg 静脉注射。护士为其注射过程中发现局部肿胀、疼痛，抽吸有回血，最可能的原因是
A. 针头滑出血管外
B. 针头斜面紧贴血管壁
C. 注射静脉痉挛
D. 针头斜面一半在管腔外
E. 针头部分阻塞

43. 男，65 岁。长期卧床，自理困难，最近护理时发现骶尾皮肤发红，除去压力无法恢复原来肤色。根据患者的情况，护士采取的护理措施应<u>除外</u>
A. 定时用 50% 乙醇按摩受压部位
B. 定时变换体位
C. 温水擦浴，刺激皮肤血液循环
D. 保持床铺无渣屑
E. 防止床褥潮湿

44. 男，72 岁。因发热、咳嗽诊断为肺炎入院治疗，遵医嘱用生理盐水 100ml＋青霉素 160 万 U 静脉滴注。护士在输液过程中应注意观察的项目<u>不包括</u>
A. 滴液是否通畅
B. 患者有无头晕、恶心、呼吸困难等全身反应
C. 注射部位有无肿胀
D. 固定是否牢固，针头有无脱出
E. 患者诉说疼痛应立即拔针

45. 如图所示，长期卧床的心力衰竭患者，下肢静脉血栓脱落易发生栓塞的部位是

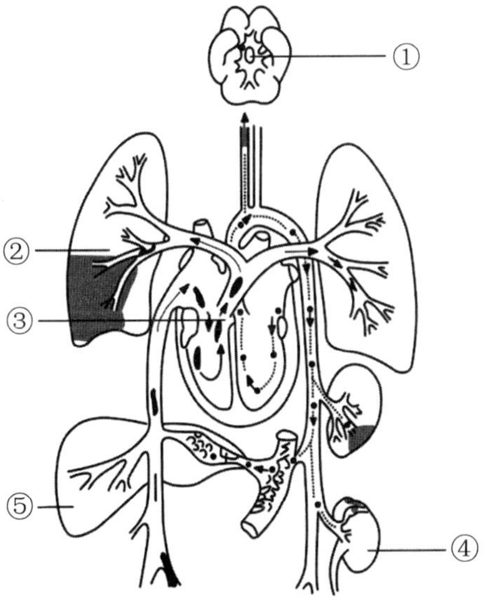

A. ①
B. ②
C. ③
D. ④
E. ⑤

46. 女，26 岁。因与丈夫争吵后突然倒地，呼之不应，抬之不动。入院查体，双目紧闭，眼睛颤动，四肢肌力对称，神经反射正常，诊断为癔症性躯体

障碍。患者首要的治疗措施是
A．输液治疗
B．心理治疗
C．中西医治疗
D．药物治疗
E．针灸治疗

47．女，27 岁。行甲状腺 ^{131}I 功能测定。护士行饮食指导时，告诉患者在试验期间应禁食
A．土豆
B．海带
C．芹菜
D．菠菜
E．西蓝花

48．女，30 岁。患消化性溃疡 5 年。近来胃部疼痛，大便颜色发黑。医生拟为患者做大便隐血试验。护士告诉患者 3 天内禁食
A．大米稀饭
B．面条
C．菜花
D．瘦肉
E．豆腐

49．女，38 岁。胆石症，于今天上午行手术取石。为减轻患者术后切口疼痛，医嘱：哌替啶 50mg，IM，q6h，prn。该医嘱属于
A．临时备用医嘱
B．临时医嘱
C．长期备用医嘱
D．即刻执行医嘱
E．长期医嘱

50．女，38 岁。因腹痛、腹泻、果酱样便入院就诊。经检查确诊为阿米巴痢疾，遵医嘱行保留灌肠。采取右侧卧位的目的是
A．利于药物达到治疗部位
B．减轻患者的腹痛
C．防止药液溢出
D．使患者舒适安全
E．使患者易于忍受

51．女，41 岁。关节红、肿、痛及尿路结石 5 年，食用肉食症状加重。与患者疾病有关的代谢紊乱是
A．糖代谢紊乱
B．脂代谢紊乱
C．嘌呤核苷酸代谢紊乱
D．嘧啶核苷酸代谢紊乱
E．蛋白质代谢紊乱

52．女，42 岁。在全麻下行全子宫切除术，术中输入库存血 1000ml。返回病房后，患者心率减慢，手足抽搐，血压下降，切口渗血。其发生的主要原因可能是
A．术中止血不彻底
B．维生素 K_3 缺乏
C．纤维蛋白原异常
D．血钙降低
E．血小板功能异常

53．女，45 岁。近 1 个月咳嗽，食欲减退，四肢乏力，结核分枝杆菌检查结果为阳性，诊断为肺结核。入院时面色晦暗，身形消瘦。其面容属于
A．贫血面容
B．慢性病容
C．肝病面容
D．腺样体面容
E．急性病容

54．女，45 岁。左侧胸壁外伤后，出现了明显的呼吸困难，发绀。护士观察患者胸部伤口时，发现随呼吸运动伤口有气体进出的响声。该护士在现场抢救中首先应该
A．封闭伤口
B．胸膜腔穿刺排气
C．取端坐位
D．开胸探查
E．呼救

55．如图所示为肛瘘的示意图，其中适宜采用瘘管切开术的是
A．①
B．②
C．③
D．④
E．⑤

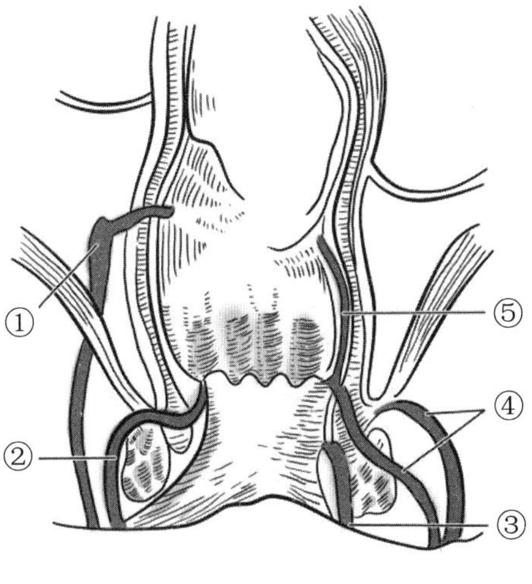

56. 女，47 岁。有胆石病。昨夜聚餐，大量饮酒后突发左上腹疼痛。该患者最可能发生了
   A. 胃穿孔
   B. 急性胆囊炎
   C. 肝硬化
   D. 急性胰腺炎
   E. 肝癌破裂

57. 女，50 岁。胃癌晚期，近来病情发展迅速，患者情绪低落、悲伤、沉默，常哭泣。护士及时给予患者心理疏导，该护士判断患者的心理反应处于
   A. 抱怨期
   B. 接受期
   C. 妥协期
   D. 忧郁期
   E. 否认期

58. 女，56 岁。风湿性二尖瓣狭窄，心悸、心前区不适 10 年入院治疗。护士心脏听诊，心律绝对不规则、第一心音强弱不一致，脉搏亦快慢不均、强弱不等。住院期间患者突然心悸加重，出现晕厥，心室率 165 次 / 分，给予胺碘酮等药物转复心律无效。此时，应采取的首要措施是
   A. 静脉注射利多卡因
   B. 气管切开，呼吸机辅助呼吸
   C. 高流量吸氧
   D. 直流非同步电除颤
   E. 直流同步电复律

59. 女，58 岁。因膀胱结石行体外碎石术。术后护士发现膀胱冲洗液颜色为红色时，可采取的处理是
   A. 立即行泌尿外科术前准备
   B. 尽快输新鲜血
   C. 加快冲洗速度
   D. 用冰盐水冲洗
   E. 尽快输注止血药

60. 女，62 岁。高血压病史 10 年，血压控制不良，本次因高血压、脑出血急诊入院。查体时发现患者出现潮式呼吸，其特点是
   A. 呼吸浅快
   B. 呼吸浅慢
   C. 呼吸深快
   D. 呼吸由浅慢逐渐变为深快，达到最大强度后，再变为浅慢，继之暂停数秒，反复出现
   E. 呼吸次数明显减少，隔一段时间呼吸暂停数秒，随后又重复上述节律

61. 女，76 岁。冠心病急性发作入院，患者只会讲方言。护士在护患沟通时应特别注意使用的沟通技巧是
   A. 参与
   B. 反映
   C. 核实
   D. 触摸
   E. 倾听

62. 女，80 岁。冠心病。病情危重，生活不能自理。护士在行口腔护理前为其取下活动义齿，取下的义齿应浸泡在
   A. 热开水中
   B. 0.5% 消毒灵中
   C. 生理盐水中
   D. 75% 乙醇中
   E. 冷开水中

63. 热衰竭的发生机制是
   A. 体温调节功能障碍
   B. 大量出汗未及时补充水分
   C. 散热不足致体内热蓄积
   D. 高温对中枢神经系统的抑制作用
   E. 大量出汗后饮水过多而盐补充不足

64. 男，39 岁。因农药中毒急诊入院。用平车护送患者入病区时，对静脉输液管、吸氧管采取的处理措施是

A. 暂时拔除导管
B. 加固导管，继续治疗，维持导管通畅
C. 加固导管，途中暂停吸氧、输液
D. 维持输液通畅，暂时拔除吸氧管
E. 保证吸氧，保留输液管，暂停输液治疗

65. 女，23 岁。有长期癫痫病史，来院前 6 小时内有 2 次发作，到院后又有 1 次全身性大发作，历时 2 分钟。现处于发作后状态，宜采用的治疗是
A. 苯妥英钠 250mg 静脉注射 5 分钟以上
B. 苯巴比妥（鲁米那）10mg 肌内注射
C. 吗啡静脉注射
D. 苯妥英钠 500mg 静脉注射
E. 呋塞米 10mg 静脉注射

66. 女，46 岁。4 小时前不慎足被刺伤，伤口较深。为预防破伤风发生，护士采取的最有效的处理是
A. 给患者注射破伤风类毒素
B. 给患者增加营养支持
C. 彻底清创并用高锰酸钾冲洗
D. 彻底清创并给患者注射破伤风抗毒素
E. 给患者注射甲硝唑

67. 肾病综合征最常见的症状是
A. 呼吸道感染
B. 水肿
C. 高血压
D. 面色苍白
E. 血栓形成

68. 肾前性急性肾损伤的主要病因是
A. 大出血、休克
B. 肾脓肿
C. 肾炎
D. 膀胱肿瘤
E. 盆腔肿瘤压迫输尿管

69. 食管癌手术后鼓励患者咳嗽、深呼吸的主要目的是
A. 促进切口愈合
B. 预防肺不张
C. 保持呼吸道通畅
D. 有利于引流通畅
E. 减少术后出血

70. 使用呼吸机的患者常用手势和表情与护士传递交流信息，此时的非语言行为对语言具有
A. 补充作用
B. 替代作用
C. 驳斥作用
D. 调整作用
E. 修饰作用

71. 瘫痪患者患侧肢体无力，能脱离床面，但不能对抗阻力，其肌力为
A. 1 级
B. 2 级
C. 3 级
D. 4 级
E. 5 级

72. 通行元气的脏腑是
A. 肺
B. 小肠
C. 肾
D. 胆
E. 三焦

73. 我国实行无偿献血制度，提倡健康公民自愿献血的年龄是
A. 18~60
B. 18~55
C. 18~50
D. 20~60
E. 20~55

74. 新生儿出现生理性黄疸的原因是
A. 新生儿胆道狭窄
B. 新生儿其他来源的胆红素生成少
C. 新生儿形成胆红素的周期延长
D. 出生后过多的红细胞破坏
E. 肝脏合成胆红素能力强

75. 对胸膜的描述错误的是
A. 分脏层胸膜和壁层胸膜两部分
B. 壁层胸膜又分为胸膜顶、肋胸膜、膈胸膜和纵隔胸膜
C. 肋胸膜与膈胸膜转折处为胸膜腔最低点
D. 两侧胸膜腔通过肺根互相交通
E. 胸膜顶超出锁骨上方 2~3cm

76. 血管病变的孕妇最可能的并发症是
A. 早期流产
B. 胎盘早剥
C. 异位妊娠
D. 羊水过多
E. 早产

77. 医用滑石粉灭菌可采用的灭菌方法是
A. 压力蒸汽灭菌
B. 煮沸消毒法
C. 燃烧法
D. 干烤法
E. 电离辐射灭菌法

78. 胰腺炎患者禁用吗啡镇痛的原因是
A. 吗啡抑制呼吸
B. 吗啡易致炎症扩散
C. 吗啡易成瘾
D. 吗啡与其他用药有配伍禁忌
E. 吗啡可引起 Oddi 括约肌痉挛

79. 易引起再生障碍性贫血的药物是
A. 氯霉素
B. 氯丙嗪
C. 链霉素
D. 氨基糖苷类抗生素
E. 头孢呋辛酯

80. 引起产后出血最重要的原因是
A. 胎膜早破，宫内感染
B. 第二产程过长
C. 未给予药物预防产后出血
D. 子宫收缩乏力
E. 凝血功能障碍

81. 引起消化性溃疡的损害因素中，占主导地位的是
A. 饮食不当
B. 精神紧张
C. 细菌感染
D. 消炎药刺激
E. 胃酸 - 胃蛋白酶

82. 影响人体蒸发散热的最主要因素是
A. 环境湿度过大
B. 环境温度过高
C. 汗腺发育障碍
D. 空气对流差
E. 体温调节中枢功能紊乱

83. 用吗啡镇痛时，要观察的主要不良反应是
A. 食欲减退
B. 末梢神经炎
C. 心律失常
D. 喉痉挛
E. 呼吸抑制

84. 用紫外线消毒病室，错误的是
A. 照射时间为 30~60 分钟
B. 灯亮后计时
C. 给卧床不能离室的患者佩戴墨镜
D. 消毒前清洁病室
E. 消毒前擦净灯管表面灰尘

85. 有机磷农药中毒时，使用阿托品治疗无效的是
A. 瞳孔缩小
B. 恶心、呕吐、腹泻、流涎
C. 肌纤维颤动
D. 心动过缓
E. 平滑肌痉挛

86. 有助于建立良好护际关系的策略应除外
A. 管理沟通人性化
B. 不管面对任何情境，坚持己见
C. 实现年龄、学历各因素的互补
D. 形成互帮互助氛围
E. 构建和谐工作环境

87. 与风湿性心脏瓣膜病发病相关的细菌是
A. A 组 β 溶血性链球菌
B. A 组 γ 溶血性链球菌
C. 肺炎链球菌
D. 革兰阴性杆菌
E. 葡萄球菌

88. 遇到灾难事故，护理人员主动提出到救灾第一线去工作。这体现了护理人员
A. 良好的科学文化素质
B. 扎实的专业理论知识

C．规范的实践操作能力
D．崇高的职业道德素质
E．具备批判性思维能力

89. 在护患交谈中，护士移情是指
A．怜悯患者
B．理解患者感情
C．表达自我感情
D．鼓励患者
E．同情患者

90. 在无菌操作中发现手套破裂，须采取的处理措施是
A．立即更换
B．再加套一副手套
C．用乙醇棉球擦拭手套
D．用胶布将破裂处包好
E．用无菌纱布将破裂处缠好

91. 长期俯卧位的患者，压疮不可能发生的部位是
A．肩部
B．髂前上棘
C．膝前部
D．大转子
E．耳廓

92. 治疗绝经期妇女骨质疏松症首选的药物是
A．$1,25\text{-}(OH)_2\text{-}D_3$
B．雌激素
C．PTH
D．TNF
E．IL-6

93. 中医理论中，推动和调节人体的生长发育和生殖功能，推动和调控各脏腑经络形体官窍的生理活动的气是
A．元气
B．宗气
C．营气
D．卫气
E．藏气

94. 肿瘤的治疗原则正确的是
A．良性肿瘤以非手术治疗为主
B．恶性肿瘤采用以手术为主的综合治疗
C．中医治疗对肿瘤无效
D．恶性肿瘤早期行姑息性手术
E．放疗在预防肿瘤转移方面优于化疗

95. 紫外线灯管应定期检测紫外线的照射强度，应更换的强度值是
A．$60\mu W/cm^2$
B．$65\mu W/cm^2$
C．$70\mu W/cm^2$
D．$75\mu W/cm^2$
E．$80\mu W/cm^2$

二、共用题干单选题（每个提问1个得分点）：以下每道试题有2~6个提问，每个提问有5个备选答案，请选择1个最佳答案。提示：进入此部分试题后，您不能返回前面部分查看试题或修改答案；本部分在答题过程中不能回退（对已作答试题不能返回检查或修改答案）。您是否进入共用题干单选题部分？

（96~97题共用题干）

某孕妇，28岁。G_1P_0，妊娠37周，诉头痛、胸闷1周。查体：血压160/100mmHg，尿蛋白（＋＋），下肢水肿（＋＋），收治入院。

96. 第1问：该病的基本病理变化是
A．水、钠潴留
B．肾小球坏死
C．全身小动脉痉挛
D．血管扩张
E．胎盘供血不足

97. 第2问：治疗时首选的药物是
A．卡托普利
B．氯丙嗪
C．呋塞米
D．硫酸镁
E．利血平

（98~99题共用题干）

男，33岁。一氧化碳中毒3小时后入院。现患者深昏迷，呼吸规整，碳氧血红蛋白（COHb）50%。

98. 第1问：该患者适宜的体位是

A. 半坐卧位
B. 左侧卧位
C. 中凹卧位
D. 头低足高位
E. 平卧位，头偏向一侧

99. 第 2 问：该患者最重要的治疗措施是
A. 机械通气
B. 高压氧治疗
C. 应用呼吸兴奋药
D. 高流量给氧
E. 应用冬眠合剂保持体温

（100~102 题共用题干）

男，45 岁。是一家证券交易所的高级分析师，因工作劳累，睡眠不佳，自觉经常头痛、头晕就诊。测血压 150/88mmHg。

100. 第 1 问：依据中国高血压防治指南血压分级，该患者的血压属于
A. 正常血压
B. 1 级高血压
C. 正常高值
D. 2 级高血压
E. 单纯收缩期高血压

101. 第 2 问：护士对患者进行饮食指导时，每天摄入钠盐的标准不高于
A. 9g
B. 8g
C. 7g
D. 6g
E. 5g

102. 第 3 问：出院前，护士向患者介绍服用降压药的注意事项，其内容应除外
A. 合理控制体重
B. 应遵医嘱用药，不可自行增减或停药
C. 降压药长期服用，不可停药
D. 服药期间不可采用非药物治疗
E. 改变不良生活行为

（103~104 题共用题干）

男，72 岁。慢性阻塞性肺疾病 10 年，肺炎 2 天入院。9:00 静脉输入 10% 葡萄糖溶液 500ml ＋ 0.9% 氯化钠溶液 500ml，滴速 70 滴 / 分。10:00 患者突然出现呛咳、呼吸急促、大汗淋漓、咳白色泡沫痰。

103. 第 1 问：护士应首先采取的措施是
A. 立即通知医师
B. 立即停止输液
C. 立即扶患者坐起，两腿下垂
D. 立即给患者氧气吸入
E. 立即给患者平喘、强心药物

104. 第 2 问：给患者吸入乙醇湿化氧，其乙醇浓度为
A. 10%~15%
B. 20%~30%
C. 40%~50%
D. 50%~60%
E. 70%~80%

（105~106 题共用题干）

男，8 个月。患支气管肺炎。1 小时前患儿突然烦躁不安、呼吸困难、发绀，心率 200 次 / 分，心音低钝，可闻及肺部喘鸣，双肺细湿啰音密集，肝大。

105. 第 1 问：该患儿可能患有
A. 毛细支气管炎
B. 脓气胸
C. 肺不张
D. 急性支气管炎
E. 心力衰竭

106. 第 2 问：为患儿输液，速度宜控制在每小时
A. 5ml/kg
B. 6ml/kg
C. 11ml/kg
D. 15ml/kg
E. 20ml/kg

（107~109 题共用题干）

女，10 个月。因严重腹泻入院，经输液治疗后，病情好转，且已排尿，皮肤干、弹性稍差，眼窝轻度凹陷，但查体仍有四肢无力、腹胀、心音低钝。

107. 第 1 问：该患儿最可能的诊断是
A. 低钾血症

B．低血糖
C．高钾血症
D．低镁血症
E．低钙血症

108．第 2 问：护士估计目前患儿脱水的程度属于
A．重度脱水
B．无脱水
C．中度脱水
D．休克
E．轻度脱水

109．第 3 问：目前患儿失水量约占其体重的百分比是
A．4%
B．8%
C．16%
D．12%
E．10%

（110~111 题共用题干）

女，25 岁。3 周前曾患感冒。最近患者出现胸闷、心悸。心电图示 V_3~V_5 导联 ST 段压低，心肌酶升高。医生诊断为病毒性心肌炎。

110．第 1 问：该患者心肌炎性病变的发生最可能是曾感染
A．埃可病毒
B．流感病毒
C．禽流感病毒
D．柯萨奇 B 组病毒
E．柯萨奇 A 组病毒

111．第 2 问：护士采取的护理措施中正确的是
A．小量应用糖皮质激素
B．接种疫苗，预防感冒
C．绝对卧床半年，低盐饮食
D．加强锻炼，增强机体抵抗力
E．充分休息，保证丰富的营养

（112~113 题共用题干）

女，33 岁。颅脑外伤急诊。在全麻下行开颅探查术，术后返回监护病房。

112．第 1 问：监护室护士应为患者准备的床单位是
A．暂空床，橡胶单、中单上缘距床头 30~40cm
B．麻醉床，床上部、床中部各铺橡胶单和中单，中单应遮住橡胶单
C．备用床，床中部和床上部各加一橡胶单、中单
D．暂空床，床中部和床尾部各加一橡胶单、中单
E．麻醉床，盖被扇状折叠置于床的一侧，开口向里

113．第 2 问：护士为患者准备该床的目的是
A．供暂离床活动的患者使用
B．便于接受麻醉后尚未清醒的患者
C．方便患者的治疗和护理
D．保持病室整洁，准备接收新患者
E．预防皮肤并发症的发生

（114~115 题共用题干）

女，45 岁。右足刺入铁钉，清创处理后，需要为患者注射破伤风抗毒素（TAT）。

114．第 1 问：TAT 皮试液的配制浓度是
A．50U/ml
B．100U/ml
C．150U/ml
D．200U/ml
E．500U/ml

115．第 2 问：皮试 20 分钟后，患者局部皮丘红肿，硬结直径约 2cm，红晕直径 4.5cm，主诉局部瘙痒，无其他不适。护士应采取的处置是
A．分次缓慢注射
B．在另一侧做生理盐水对照试验
C．将 TAT 稀释后分 4 等份，分次注射
D．将 TAT 分 4 次，逐渐增加剂量注射
E．将 TAT 稀释后再注射

（116~118 题共用题干）

女，56 岁。因乳腺癌在全麻下行乳腺癌根治术，手术顺利，术后返回病房。

116．第 1 问：关于手术前皮肤准备的范围，不正确的是
A．上至锁骨上窝

B．下至剑突
C．健侧至腋前线
D．患侧腋窝部腋毛须剃去
E．包括患侧上臂 1/3 和腋窝

117．第 2 问：为患者准备麻醉床，不符合节力原则的是
A．动作平稳
B．使用腕部力量
C．铺床时身体靠近床铺
D．上身保持直立
E．两脚分开，两膝稍屈

118．第 3 问：患者返回病房应采取的卧位是
A．半坐卧位
B．去枕仰卧位
C．头高足低位
D．健侧卧位
E．患侧卧位

（119~120 题共用题干）

女，67 岁。因老伴去世过度悲伤痛哭，随后出现口周麻木、手足抽搐，查血 $PaCO_2$ 27mmHg，CO_2CP 38%。

119．第 1 问：护士判断该患者存在的酸碱失衡是
A．代谢性酸中毒合并呼吸性碱中毒
B．代谢性碱中毒合并呼吸性碱中毒
C．呼吸性酸中毒
D．呼吸性碱中毒
E．呼吸性酸中毒合并代谢性碱中毒

120．第 2 问：护士应采取的措施是
A．让患者用纸袋罩住口鼻呼吸
B．气管切开
C．吸氧
D．静脉补钙
E．安慰患者

实践能力

一、单选题（每题 1 个得分点）：以下每道试题有 5 个备选答案，请从中选择 1 个最佳答案。提示：本部分在答题过程中可以回退（对已作答试题可以返回检查或修改答案）。

1．产后出血指
A．胎儿娩出 4 小时内，阴道流血量＞ 500ml 者
B．胎儿娩出 8 小时内，阴道流血量＞ 500ml 者
C．胎儿娩出 12 小时内，阴道流血量＞ 1000ml 者
D．胎儿娩出 16 小时内，阴道流血量＞ 800ml 者
E．胎儿娩出 24 小时内，阴道流血量＞ 500ml 者

2．常发生触觉语颤增强的疾病是
A．胸腔积液
B．支气管炎
C．肺气肿
D．肺实变
E．胸膜炎

3．初产妇，产后第 2 天起，持续 3 天体温在 38.0℃左右。查体：宫缩好，会阴切口红肿，恶露淡红色、有腥味，双乳软、无硬结。判断体温升高最可能的原因是
A．会阴切口感染
B．乳腺炎
C．产褥感染
D．阴道炎
E．子宫内膜炎

4．初产妇胎头衔接多在
A．预产期前 1~2 周
B．临产前 2~3 天
C．临产后 24 小时
D．破膜后
E．第一产程末

5．淡水淹溺者，血液检查中可能升高的指标是
A．磷
B．钾
C．钙
D．血红蛋白
E．钠

6. 滴虫阴道炎分泌物的典型表现是
A. 脓血性
B. 豆渣样
C. 稀薄泡沫状
D. 干酪样
E. 黄色脓性

7. 对大量咯血的患者，护理措施不妥的是
A. 护士应守护在床旁
B. 烦躁不安者可用地西泮
C. 心理安慰
D. 嘱屏气以止血
E. 保持呼吸道通畅

8. 对机械性损伤患者最先采取的措施是
A. 迅速止血
B. 抢救生命
C. 补充血容量
D. 固定骨折
E. 安全搬运

9. 对心绞痛疼痛特点的描述，不正确的是
A. 阵发性前胸、胸骨后部疼痛
B. 饱餐或吸烟可以诱发
C. 常放射至左肩
D. 持续时间长，像针刺刀扎样痛
E. 有濒死感

10. 对于臀位出生的新生儿应防止其发生
A. 新生儿肝炎
B. 新生儿败血症
C. 新生儿破伤风
D. 新生儿颅内出血
E. 新生儿肺炎

11. 符合慢性胃炎临床表现的是
A. 长期腹胀不适，餐后加重
B. 贫血，消瘦
C. 反酸，呕吐，腹泻
D. 长期上腹痛，餐后缓解
E. 上腹部疼痛，向肩背部放射

12. 腹膜刺激征是腹腔脏器损伤的常见体征，腹膜刺激征最不明显的是
A. 肝破裂
B. 脾破裂
C. 十二指肠溃疡穿孔
D. 胃肠道吻合口瘘
E. 胆囊穿孔

13. 肝性脑病患者禁用的维生素是
A. 维生素 B_1
B. 维生素 B_2
C. 维生素 C
D. 维生素 B_{12}
E. 维生素 B_6

14. 肝硬化门静脉高压症患者的临床表现，叙述错误的是
A. 早期可出现脾大、脾功能亢进
B. 全身无出血倾向
C. 可出现黄疸、蜘蛛痣、腹壁静脉曲张等
D. 腹部膨隆，叩诊腹部有移动性浊音
E. 门静脉血液阻力增加是门静脉高压的始动因素

15. 感染性心内膜炎最重要的诊断方法为
A. 心电图检查
B. 超声检查
C. X 线检查
D. 血培养
E. C 反应蛋白检查

16. 高血压患者服用卡托普利后，最常见的不良反应是
A. 头痛
B. 腹泻
C. 低血压
D. 心律不齐
E. 刺激性干咳

17. 高血压急症的特征不包括
A. 眼底出血
B. 舒张压≥ 130mmHg
C. 可导致心力衰竭
D. 多见于老年人
E. 可死于肾衰竭

18. 护士对休克患者的护理中，能反映组织灌注量最简单、有效的指标是

A. 血压
B. 体温
C. 呼吸
D. 尿量
E. 皮肤色泽与温度

19. 护士为产妇讲述母乳喂养的方法时，介绍避免母亲乳头皲裂最主要的措施是
A. 喂哺前清洁乳头
B. 喂哺后消毒乳头
C. 用吸奶器将乳汁吸出后喂养
D. 使新生儿保持正确的母乳吸吮姿势
E. 沐浴时用鱼肝油软膏

20. 护士为腹泻的小儿采取的饮食疗法不包括
A. 脱水患儿须禁食 2 天
B. 严重呕吐者暂禁食 4~6 小时，不禁水
C. 停喂不消化和脂肪类食物
D. 人工喂养者可喂米汤、酸奶等
E. 病毒性肠炎者以豆制代乳品为主，可减轻腹泻

21. 护士指导肝硬化腹水患者的饮食，其中氯化钠的摄入量宜控制在每天
A. 1.2~2.0g
B. 2.5~3.0g
C. 3.5~4.0g
D. 4.0~5.0g
E. 5.0~6.0g

22. 极易发生嵌顿的疝是
A. 腹股沟直疝
B. 切口疝
C. 腹股沟斜疝
D. 股疝
E. 脐疝

23. 急性呼吸窘迫综合征可导致顽固性
A. 低氧血症
B. 高钾血症
C. 高碳酸血症
D. 低钙血症
E. 低氯血症

24. 急性呼吸衰竭患儿低氧血症的表现除外
A. 发绀
B. 腹胀，甚至肠麻痹
C. 心律失常
D. 皮肤苍白
E. 肾衰竭

25. 某患者出现如图所示症状，提示病变部位在

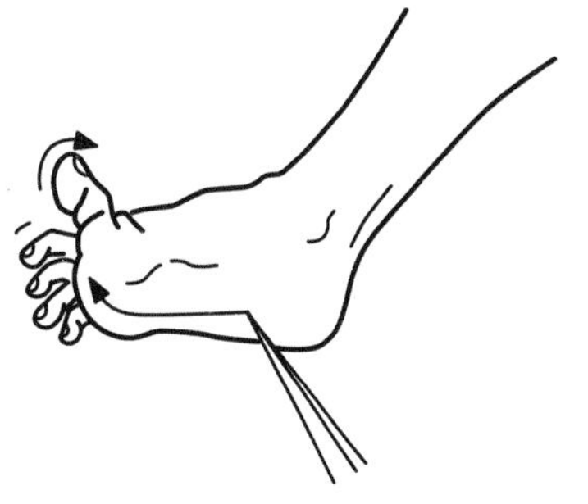

A. 颅内神经
B. 神经丛
C. 锥体束
D. 脊髓后根
E. 脊髓前根

26. 经产妇，35 岁。足月妊娠，2 天前经阴道顺产一女婴，现乳房胀痛，无红肿。该产妇乳房胀痛首选的护理措施是
A. 用吸奶器吸奶
B. 生麦芽煎服
C. 少喝汤水
D. 让新生儿多吸吮
E. 芒硝外敷乳房

27. 溃疡性结肠炎的腹痛特点是
A. 疼痛—便意—便后缓解
B. 疼痛—便意—便后加重
C. 疼痛—进餐—餐后缓解
D. 疼痛—进餐—餐后加重
E. 疼痛—空腹—空腹缓解

28. 某产妇，26 岁。为妊娠合并心脏病产妇，产后易发生心力衰竭，其主要的原因是
A. 产褥期催乳而饮水量过多
B. 因子宫复旧欠佳而失血过多
C. 胎盘循环停止，体循环量剧增
D. 对分娩经历的恐惧感
E. 分娩期摄入水分过多

29. 疖与痈的主要区别在于
A．致病菌
B．感染范围
C．有无区域淋巴结肿大
D．好发部位
E．发病人群

30. 男，25岁。搬运工人，腹股沟斜疝，疝修补术后。患者可恢复正常工作的时间是
A．术后至少5周
B．拆线后至少3周
C．术后体力恢复后
D．术后至少2个月
E．术后至少3个月

31. 某孕妇，31岁。G_2P_1。现妊娠37周，因腹痛、阴道流血1小时急诊入院。B超检查提示为胎盘早剥。急诊护士应首要实施的护理措施是
A．做好阴道检查的准备
B．密切监测胎儿情况
C．立即建立静脉通道
D．做好剖宫产术前准备
E．做阴道分娩的准备

32. 某孕妇，32岁。已婚，停经56天，阴道少量流血2天。4小时前突感下腹撕裂样剧痛，伴明显肛门坠胀感，血压64/42mmHg。妇科检查：宫颈抬举痛明显，子宫稍大而软，右附件有明显触痛。考虑该患者发生了
A．早期流产
B．异常子宫出血
C．异位妊娠
D．卵巢囊肿扭转
E．子宫肌瘤红色变性

33. 男，13个月。因发热就诊。目前患儿气促，口唇发绀。体温39.5℃，脉搏178次/分，呼吸48次/分。肺部可闻及较多细湿啰音，心音低钝。护理措施不正确的是
A．吸氧
B．抬高床头，取半坐卧位
C．遵医嘱给予退热药
D．加快输液速度
E．备好抢救用品

34. 男，21岁。车祸致右股骨骨折，行右股骨髁上骨牵引。在护理时，如牵引过度可引起
A．肢体畸形
B．肌肉萎缩
C．剧烈疼痛
D．骨质脱钙
E．骨愈合障碍

35. 男，65岁。夜尿2~3次，排尿迟缓、尿后滴沥、尿线细。B超检查：膀胱残余尿量40ml。如图所示，病变部位为

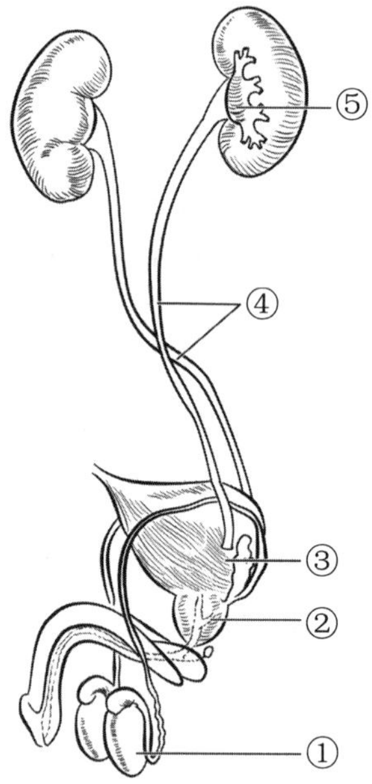

A．①
B．②
C．③
D．④
E．⑤

36. 男，25岁。车祸致脊柱骨折脱位，表现为损伤节段以下痉挛性瘫痪，对侧痛、温觉消失。首先应考虑
A．脊髓马尾部损伤
B．脊髓胸段损伤
C．脊髓半侧损伤
D．脊髓前部损伤
E．脊髓后部损伤

37. 男，25岁。左胸外伤后来院就诊，诉胸痛不适，但无明显呼吸困难。查体：胸壁未见明显伤口，胸部X线检查显示右肺压缩50%。最可能的诊断是

A. 张力性气胸
B. 进行性气胸
C. 多根多处肋骨骨折
D. 闭合性气胸
E. 开放性气胸

38. 男，2 岁。室间隔缺损，发热、咳嗽、呼吸困难 1 天，以肺炎收入院。查体：患儿全身发绀、精神差。其发绀的主要原因是
A. 肺炎致气体交换受损
B. 体循环血流量减少
C. 肺炎致肺循环血流量增多
D. 肺动脉高压致血液右向左分流
E. 室间隔缺损致血液左向右分流

39. 男，33 岁。因车祸入院。行紧急手术，术后放置腹腔引流管。护士查房时发现患者引流液突然增多，> 150ml/h，色鲜红，血压下降。紧急处理的措施不包括
A. 抬高床头 60°，取半坐卧位
B. 建立另一条静脉通道
C. 立即报告医生
D. 准备升压药等急救药物
E. 严密观察并准确记录

40. 男，35 岁。因高热不退、咳嗽，咳铁锈色痰 3 天入院。护士做出的护理诊断应除外
A. 体温过高
B. 清理呼吸道无效
C. 气体交换受损
D. 疼痛
E. 有体液不足的危险

41. 男，36 岁。以甲型肝炎收治入院。对于其妻子及 4 岁的女儿，最佳的处理是
A. 保护性隔离
B. 预防性用药
C. 行相关检查，若未感染可不做处理
D. 行相关检查，若未感染可注射人免疫球蛋白
E. 消化道隔离

42. 男，37 岁。行蛛网膜下腔阻滞术后 5 小时，烦躁不安，测血压、脉搏、呼吸均正常。护士查体：下腹部膨隆，叩诊浊音。首先考虑
A. 肠扭转
B. 急性幽门梗阻
C. 腹腔内出血
D. 急性腹膜炎
E. 尿潴留

43. 男，45 岁。因冠心病住院治疗，住院期间突然发生心室颤动，责任护士立即赶到床边，确认患者心脏骤停后立即电除颤，患者意识未恢复，此时抢救的首选药物是
A. 利多卡因
B. 美卡拉明
C. 阿托品
D. 碳酸氢钠
E. 肾上腺素

44. 男，46 岁。尿毒症。患者精神萎靡，食欲减退，尿量 70ml/d，下腹部无胀满。尿常规项目中最能反映肾功能状况的是
A. 尿比重
B. 尿管型
C. 尿蛋白定性
D. 尿酸
E. 尿糖

45. 女，36 岁。因甲状腺功能亢进症入院，心电图如图所示，根据 PP 间期可知该患者的心率约为（附图见本卷末）
A. 125 次 / 分
B. 110 次 / 分
C. 140 次 / 分
D. 136 次 / 分
E. 132 次 / 分

46. 男，49 岁。肝硬化病史 5 年，今天患者出现多汗、多动，诊断为肝性脑病早期。对患者行健康教育时，嘱其保持大便通畅的目的是
A. 促进消化吸收功能
B. 避免便秘增加心脏负担
C. 增加食欲
D. 减少腹胀不适
E. 减少肠道毒物的吸收

47. 男，5 岁。活动量稍大时气促、心悸，血红蛋白 40g/L，该患儿的贫血程度为
A. 轻度

B．中度
C．重度
D．极重度
E．特重度

48. 男，60 岁。因鼻咽癌行多次放疗。护士行皮肤护理正确的是
A．肥皂水清洗
B．保持皮肤干燥，清洁
C．热敷理疗
D．穿质硬的衣服
E．涂碘酊

49. 男，60 岁。由于严重恶心、呕吐导致急性消化液大量丢失。医生开具医嘱，应首先为该患者输入的是
A．5%$NaHCO_3$ 溶液
B．平衡盐溶液
C．3% 氯化钠溶液
D．5% 葡萄糖溶液
E．10% 葡萄糖溶液

50. 男，61 岁。全程无痛性肉眼血尿，终末加重 2 个月。最有可能的疾病是
A．良性前列腺增生
B．膀胱肿瘤
C．肾结核
D．尿路结石
E．肾盂肾炎

51. 男，62 岁。因咳嗽伴脓痰 15 年，下肢水肿 3 天入院。查体：颈静脉怒张，桶状胸，肝肋下可触及肿大，肝颈静脉反流征阳性。考虑该患者可能发生了
A．急性左心衰
B．慢性阻塞性肺疾病
C．充血性心力衰竭
D．慢性肺源性心脏病，右心衰竭
E．肺水肿

52. 男，63 岁。近 1 个月刺激性咳嗽，偶有痰中带血，体重下降，既往吸烟史 30 年，初步考虑原发性支气管肺癌。普查和诊断该病简便有效的方法是
A．胸部 X 线检查
B．痰脱落细胞学检查
C．胸部 CT 检查
D．支气管镜检查
E．反射性核素扫描

53. 男，46 岁。排尿时常出现中断，变换体位后方可继续排尿，同时伴有膀胱刺激症状及终末血尿，应考虑为
A．尿道结石
B．肾结石
C．输尿管结石
D．膀胱结石
E．膀胱肿瘤

54. 男，6 岁。高热 5 小时，反复抽搐，意识不清，实验室检查白细胞 $14\times10^9/L$，肛拭子取大便见脓细胞 8 个 /HPF、红细胞 12 个 /HPF。最可能发生的情况是
A．脑脓肿
B．热性惊厥
C．重症肺炎
D．中毒型细菌性痢疾
E．电解质紊乱

55. 某产妇，34 岁。G_2P_2，剖宫产后行绝育术，手术过程中应结扎的部位是

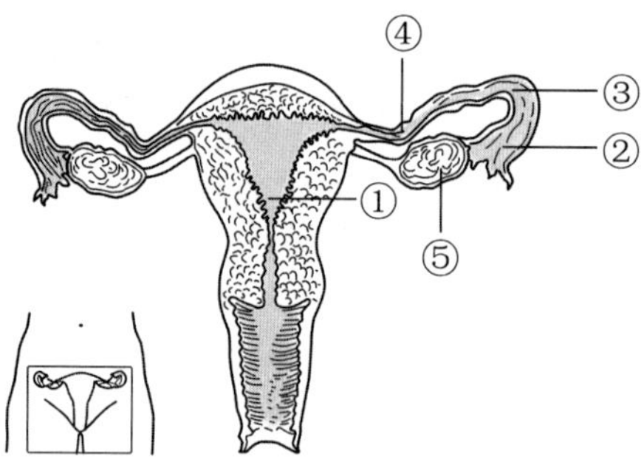

A．①
B．②
C．③
D．④
E．⑤

56. 男，70 岁。因 ARDS 入住 ICU，经机械通气、抗感染等积极治疗后，病情好转，拟于今天拔除气管插管。护士给患者的指导，<u>不恰当</u>的是
A．拔管后鼓励患者咳嗽、咳痰
B．拔管后如有胸闷、气短等不舒适，及时通知医生、护士

C. 进食后抬高床头避免误吸
D. 拔管时采用半坐卧位
E. 拔管后鼓励患者尽早进食，恢复胃肠功能

57. 男，7 个月。体重 7.6kg，单纯奶粉喂养，未加辅食。近来家长发现患儿面色苍白，表情呆滞，反应迟钝、少动。护士判断患儿可能是
A. 先天性甲状腺功能减退症
B. 生长激素缺乏症
C. 低血糖
D. 缺铁性贫血
E. 巨幼细胞贫血

58. 脓性指头炎的特征性表现是
A. 手指头刺痛
B. 搏动性跳痛
C. 全身症状明显
D. 手指关节肿胀
E. 晚期指头明显发红、肿胀

59. 女，25 岁。已婚未育。来社区中心咨询可采用的避孕方法，社区护士向其指导的内容应除外
A. 应用阴茎套
B. 应用阴道隔膜
C. 安全期避孕
D. 口服长效避孕药
E. 行输卵管结扎术

60. 女，27 岁。妊娠 37 周，近几天诉左下肢酸胀、疼痛，小腿内侧出现团块状隆起，晨起时消失。该患者出现了
A. 血栓闭塞性脉管炎
B. 深静脉血栓形成
C. 下肢静脉曲张
D. 妊娠所致的钙缺乏
E. 下肢软组织感染

61. 女，2 岁。麻疹恢复期，体温突然再次升高，出现嗜睡、惊厥等症状。该患儿可能出现的并发症是
A. 肺炎
B. 喉炎
C. 支气管炎
D. 心肌炎
E. 麻疹脑炎

62. 女，30 岁。误服毒物昏迷不醒，被送急诊。查体：呼气有大蒜味，双侧瞳孔缩小，压迫眶上无疼痛反应，家属不能准确说出毒物名称。为患者洗胃时宜采取的体位是
A. 去枕仰卧，头偏向一侧
B. 端坐位
C. 头高足低位
D. 平卧位
E. 俯卧位

63. 女，30 岁。消化性溃疡，给予奥美拉唑＋枸橼酸铋钾＋克拉霉素＋阿莫西林四联治疗期间出现黑便，大便隐血试验阴性。护士判断患者出现黑便的原因是
A. 服用铁剂
B. 溃疡出血
C. 枸橼酸铋钾不良反应
D. 克拉霉素不良反应
E. 奥美拉唑不良反应

64. 女，33 岁。因支气管扩张症，2 天前因受凉咳大量黄色脓痰入院。遵医嘱行体位引流，护士错误的做法是
A. 餐前 1 小时或餐后 1~3 小时引流
B. 引流过程中注意观察患者有无咯血、发绀
C. 嘱患者间歇做腹式深呼吸后用力咳痰
D. 引流后可给治疗性雾化吸入
E. 15~20 分钟 / 次

65. 女，34 岁。风湿性心脏病 10 年。目前不能从事体力劳动，休息时亦感乏力、胸闷、心悸、气促。其心功能属于
A. 基本正常
B. Ⅱ级
C. Ⅲ级
D. Ⅳ级
E. 失代偿期

66. 男，6 岁。口唇发绀，喜欢下蹲位，可见杵状指。平时易感冒，活动后气促、乏力。诊断为某种先天性心脏病，该疾病最不可能的畸形是
A. 房间隔缺损
B. 室间隔缺损
C. 肺动脉狭窄

D．右心室肥厚
E．主动脉骑跨

67．女，36 岁。因皮肤及黏膜黄染并进行性加重 10 天入院。查体：腹软，右上腹及剑突下压痛，无反跳痛。为明确诊断首选的检查项目是
A．腹部 B 超
B．静脉胆管造影
C．腹部 X 线
D．胆道镜
E．ERCP

68．女，3 岁。诊断为法洛四联症。突然脑缺氧发作，护士应立即采取的措施是
A．冰帽降温
B．注射毛花苷丙
C．注射呋塞米
D．置于膝胸卧位
E．吸氧、半坐卧位

69．女，47 岁。饱餐后中上腹持久剧烈疼痛 2 小时，伴反复恶心、呕吐。查体：上腹部压痛，腹壁轻度紧张。测血淀粉酶明显增高。首要的护理措施是
A．半坐卧位
B．禁食
C．口渴时可饮水 800ml/d
D．症状消失后即可恢复普通饮食
E．疼痛明显时可口服吗啡

70．女，50 岁。3 天前腰部扭伤后疼痛加剧并向左下肢放射。直腿抬高试验阳性。首选的处理方法是
A．手术
B．热敷
C．加强活动强度
D．卧硬板床
E．使用镇痛药

71．女，54 岁。心悸 2 小时来院急诊。查体：心率 145 次 / 分，脉率 105 次 / 分，心脏听诊心音强弱及快慢不等。考虑是
A．窦性心动过速
B．频发房性期前收缩
C．阵发性室上性心动过速
D．心房颤动
E．频发室性期前收缩

72．女，55 岁。查体时发现子宫肌瘤，无月经周期的改变及其他不适主诉。妇科检查：子宫小于妊娠 2 个月大小。最佳的处理方法是
A．服抗贫血药物
B．定期随访
C．子宫肌瘤切除术
D．次全子宫切除术
E．激素治疗

73．女，56 岁。诊断为急性肾损伤。该患者少尿期的饮食护理，不正确的是
A．避免含钾丰富的食物
B．高碳水化合物
C．高维生素
D．适宜的脂肪
E．高蛋白

74．女，60 岁。绝经 10 年后出现阴道流血。妇科检查：宫颈表面光滑，子宫质软。最先考虑的是
A．宫颈癌
B．卵巢癌
C．绒毛膜癌
D．葡萄胎
E．子宫内膜癌

75．女，63 岁。COPD 病史 10 年，入冬后受凉感冒急性发作入院。患者痰多黏稠，不易咳出，今晨翻身时突然出现面色发绀，烦躁不安。护士应立即采取的措施是
A．给患者吸痰
B．叩击患者胸部
C．振动患者胸部
D．指导患者有效咳嗽
E．湿化气道

76．女，66 岁。急性左心衰。住院治疗后心力衰竭症状有所缓解，近 2 天食欲有所改善。护士应给予正确的饮食指导是
A．高热量、低蛋白
B．低热量、低蛋白
C．高蛋白、低维生素
D．低盐、易消化
E．低热量、低纤维

77. 皮质醇增多症患者出现腹胀、四肢无力，应首先考虑
A. 低血糖
B. 低血容量
C. 休克
D. 低钾血症
E. 肝功能下降

78. 葡萄胎确诊后首选的治疗措施是
A. 放疗
B. 化疗
C. 随访观察
D. 手术切除子宫
E. 清除宫腔内容物

79. 肾小球肾炎患者出现水肿的原因是
A. 肾小球滤过率降低
B. 肾小管重吸收增加
C. 大量血浆蛋白吸收减少
D. 继发性醛固酮分泌增多
E. 继发性心力衰竭

80. 十二指肠溃疡患者上腹部疼痛的典型特点是
A. 疼痛—进食—缓解
B. 持续性疼痛
C. 缓解—疼痛—进食
D. 进食—餐后疼痛—空腹缓解
E. 无规律性疼痛

81. 特重度烧伤患者补液时胶体、晶体液的比例是
A. 1:0.5
B. 1:1
C. 1:2.5
D. 1:1.5
E. 1:2

82. 我国缩窄性心包炎最常见的病因是
A. 创伤
B. 肿瘤
C. 结核分枝杆菌感染
D. 化脓性细菌感染
E. 非特异性感染

83. 小儿肺炎合并心力衰竭的主要原因是
A. 代谢性酸中毒
B. 电解质紊乱
C. 弥散性血管内凝血
D. 肺动脉高压和中毒性心肌炎
E. 缺氧、二氧化碳潴留

84. 小儿时期结核病病死率最高的是
A. 浸润性肺结核
B. 原发型肺结核
C. 结核性脑膜炎
D. 急性粟粒型肺结核
E. 慢性纤维空洞性肺结核

85. 心包积液最迅速可靠的检查是
A. 心包穿刺
B. 胸部 X 线
C. 超声心动图
D. 心电图
E. MRI

86. 心源性呼吸困难的主要原因是
A. 组织液聚集
B. 肺水肿
C. 肺泡内二氧化碳分压升高
D. 肺泡内氧分压降低
E. 呼吸中枢受抑制

87. 新生儿黄疸患儿行蓝光治疗时，不正确的做法是
A. 皮肤涂液状石蜡，防止光照损伤
B. 及时补充营养和水分
C. 上、下灯管距皮肤的距离分别为 50cm 和 33cm
D. 密切观察有无不良反应
E. 为患儿戴好护眼罩，保护眼睛

88. 胸部外伤后出现胸廓软化是由于
A. 单根肋骨多处骨折
B. 胸骨骨折
C. 锁骨骨折
D. 多根多处肋骨骨折
E. 胸肌大面积损伤

89. 洋地黄类药物使用的禁忌证是
A. 充血性心力衰竭
B. 三度房室传导阻滞

C. 心房颤动
D. 室上性心动过速
E. 心房扑动

90. 与双胎妊娠无关的因素是
A. 种族
B. 遗传
C. 饮食
D. 年龄
E. 妊娠次数

91. 预防肺结核流行最主要的措施是
A. 减少聚会
B. 接种卡介苗
C. 加强登记管理
D. 不要随地吐痰
E. 发现患者后迅速隔离

92. 月经初潮的青春期女性保健中，一级预防的重点是
A. 经期卫生指导
B. 乳房保健指导
C. 青春期心理指导
D. 围婚期健康教育
E. 避孕指导

93. 支气管哮喘特征性的临床表现是
A. 发作性伴哮鸣音的呼气性呼吸困难
B. 发作性伴哮鸣音的吸气性呼吸困难
C. 发作性伴哮鸣音的混合性呼吸困难
D. 发作性呼吸困难伴三凹征
E. 发作性呼吸困难伴窒息感

94. 子宫内膜异位症患者，入院后行手术治疗，术后的卧位应为
A. 侧卧位
B. 俯卧位
C. 中凹位
D. 半坐卧位
E. 头高足低位

95. 纵产式不包括
A. 枕左前
B. 面先露
C. 枕右前
D. 臀先露
E. 肩先露

二、共用题干单选题（每个提问 1 个得分点）：以下每道试题有 2~6 个提问，每个提问有 5 个备选答案，请选择 1 个最佳答案。提示：进入此部分试题后，您不能返回前面部分查看试题或修改答案；本部分在答题过程中不能回退（对已作答试题不能返回检查或修改答案）。您是否进入共用题干单选题部分？

（96~99 题共用题干）

早产儿，女，2 日龄。有窒息史。目前患儿哭闹不止伴脑性尖叫、呕吐，全身阵发性抽搐。查体：双目凝视，瞳孔不等大、对光反射消失，前囟饱满，骨缝开裂，肌张力先增后降。脑脊液检查示血性，有皱缩细胞，蛋白含量增高。

96. 第 1 问：患儿最可能的诊断是
A. 新生儿缺氧缺血性脑病
B. 新生儿化脓性脑膜炎
C. 新生儿颅内出血
D. 新生儿窒息
E. 新生儿败血症

97. 第 2 问：对于该疾病的叙述，应除外
A. 大脑表面动脉撕裂常伴脑实质出血
B. 缺氧缺血性颅内出血以早产儿多见
C. 血压波动过大可致颅内出血
D. 胎儿头部受挤压而导致小脑幕撕裂，硬膜下出血
E. 操作时对头部按压过重可引起颅内出血

98. 第 3 问：护士应为该患儿采取的体位是
A. 膝胸卧位
B. 半坐卧位
C. 头低足高位
D. 俯卧位
E. 头肩抬高 15°~30°

99. 第 4 问：入院当天，病区护士为其采取的护理措施应除外
A. 保持室内安静
B. 保持呼吸道通畅
C. 为患儿洗澡

D. 密切观察患儿生命体征、神志、瞳孔的变化
E. 必要时给予鼻饲

（100~101 题共用题干）

女，56 岁。因右上腹疼痛 6 年，疼痛加剧伴发热 4 天入院。既往因胆囊炎多次住院非手术治疗。现诊断为急性胆囊炎。

100. 第 1 问：为患者查体最可能存在的体征是
A. 麦氏点压痛
B. 移动性浊音
C. 振水音
D. 双肺湿啰音
E. Murphy 征阳性

101. 第 2 问：采用非手术治疗时，护士首要的观察内容是
A. 意识状态
B. 腹部症状、体征
C. 影像学检查结果
D. 准确记录 24 小时出入量
E. 血气分析

（102~103 题共用题干）

女，4 岁。进食花生米后呛咳 1 小时，哭闹时可闻及吸气性喉鸣，胸骨上窝、肋间隙及锁骨上窝出现凹陷。

102. 第 1 问：首选的检查方法是
A. 胸部正侧位片
B. CT
C. 支气管镜
D. 纤维喉镜
E. PET

103. 第 2 问：首选的治疗方案是
A. 取异物
B. 吸氧
C. 抗生素治疗
D. 人工辅助呼吸
E. 环甲膜穿刺

（104~105 题共用题干）

女，37 岁。近来易怒，出汗多，体重明显下降，心率 118 次 / 分，基础代谢率＋ 45%。甲状腺听诊可闻及杂音。诊断为原发性甲状腺功能亢进症。

104. 第 1 问：该患者原发性甲状腺功能亢进症的临床特点是
A. 腺体呈弥漫性肿大，两侧对称，常伴有眼球突出，多发生于 20~40 岁
B. 腺体多呈弥漫性肿大，两侧对称，可不伴有眼球突出
C. 腺体肿大呈结节状，两侧不对称，无眼球突出，多发生在 20~40 岁
D. 腺体肿大呈结节状，两侧对称，有眼球突出，多发生在 40 岁以上
E. 结节周围的甲状腺呈萎缩改变，放射性碘扫描示“热结节”

105. 第 2 问：护士用普萘洛尔为患者行术前准备，最后 1 次给药时间应在术前
A. 1~2 小时
B. 2~3 小时
C. 4~5 小时
D. 5~6 小时
E. 7~8 小时

（106~107 题共用题干）

女，33 岁。突然出现畏寒、发热，体温达 40℃，伴有尿频、尿急、尿痛及下腹部不适前来就诊。

106. 第 1 问：有助于诊断的尿液检查为
A. 尿管型
B. 24 小时尿蛋白
C. 尿比重
D. 尿酮体
E. 尿镜检细胞数

107. 第 2 问：若该项尿液检查异常，患者可能患有
A. 急性肾盂肾炎
B. 肾结石
C. 急性肾小球肾炎
D. 原发性肾病综合征
E. 膀胱炎

（108~110 题共用题干）

女，32 岁。因发热、乏力、反复感冒、月经过多

入院。查体：体温 38.7℃，胸骨下段压痛。实验室检查：血红蛋白 85g/L，白细胞 35×10⁹/L，血小板 265×10⁹/L，血象：可见大量原始细胞和幼稚细胞。

108. 第 1 问：入院后，行骨髓穿刺检查，检查前护士交代的注意事项错误的是
A. 常选择髂前上棘穿刺
B. 穿刺后重点观察有无出血
C. 进针时不可乱动，以免断针
D. 穿刺处保持干燥 48~72 小时
E. 穿刺时须采取膝胸卧位

109. 第 2 问：患者确诊是急性髓系白血病，遵医嘱给予多柔比星后，护士应重点观察的不良反应是
A. 肝损害
B. 出血性膀胱炎
C. 心脏毒性
D. 骨髓抑制
E. 末梢神经炎

110. 第 3 问：患者病情恶化，血小板计数持续下降。护士要求患者必须限制活动，卧床休息。此时患者的血小板计数是
A. ＜ 20×10^9/L
B. ＜ 30×10^9/L
C. ＜ 100×10^9/L
D. ＜ 200×10^9/L
E. ＜ 300×10^9/L

（111~115 题共用题干）

女，18 岁。半年前高考落榜。数月来觉得朋友、同学及邻居阿姨、叔叔们都在议论她，常轻蔑地盯着她，于是她有时对着门外大骂，有时自言自语、或哭或笑，整天关在房间不出门，有时想叫警察保护自己。

111. 第 1 问：该患者最可能的诊断是
A. 反应性精神病
B. 癔症
C. 抑郁症
D. 分裂样精神病
E. 精神分裂症

112. 第 2 问：对该病诊断有意义的症状是
A. 思维插入
B. 意识障碍
C. 蜡样屈曲
D. 抑郁
E. 妄想知觉

113. 第 3 问：该患者的症状不存在
A. 言语性幻听
B. 运动性兴奋
C. 被害妄想
D. 情绪低落
E. 行为退缩

114. 第 4 问：该患者的主要护理问题是
A. 有暴力行为的危险
B. 不合作
C. 思维过程改变
D. 生活自理能力缺陷
E. 睡眠型态紊乱

115. 第 5 问：治疗应选择的药物是
A. 丁螺环酮
B. 氯米帕明
C. 多奈哌齐
D. 氟西汀
E. 氯丙嗪

（116~117 题共用题干）

男，66 岁。冠心病史 10 年，最近频繁发作心前区不适，含服硝酸甘油无效，疑为急性心肌梗死。

116. 第 1 问：患者入院后，护士首先为其进行的操作是
A. 心电监护
B. 心电图检查
C. 抽血标本送检
D. 吸氧
E. 肌内注射哌替啶

117. 第 2 问：实验室检查该患者的心肌酶和心肌蛋白，其中最有特异性的是
A. 肌酸激酶同工酶
B. 肌钙蛋白
C. 谷草转氨酶（天冬氨酸氨基转移酶）
D. 乳酸脱氢酶
E. 肌红蛋白

（118~120 题共用题干）

男，4 岁。咳嗽、流涕 2 天，发热 1 天，外出时突发抽搐，呈全身性，持续约半分钟。急诊入院查体：体温 40.5℃，脉搏 130 次 / 分，呼吸 35 次 / 分，神志清楚，咽明显充血，颌下淋巴结肿大，其他无异常。

118. 第 1 问：患儿最可能的情况是
A．上呼吸道感染并发热性惊厥
B．化脓性脑膜炎
C．脑血管畸形
D．癫痫发作
E．低钙惊厥

119. 第 2 问：该患儿抽搐发作时首选的药物是
A．水合氯醛
B．地西泮
C．苯巴比妥
D．苯妥英钠
E．甘露醇

120. 第 3 问：抽搐发作时，急诊护士应紧急采取的措施不包括
A．发作时立即送往医院
B．去枕平卧，头偏向一侧
C．在上、下臼齿之间放置牙垫或纱布包裹的压舌板
D．松解患儿衣领
E．将纱布放在患儿的手中或腋下

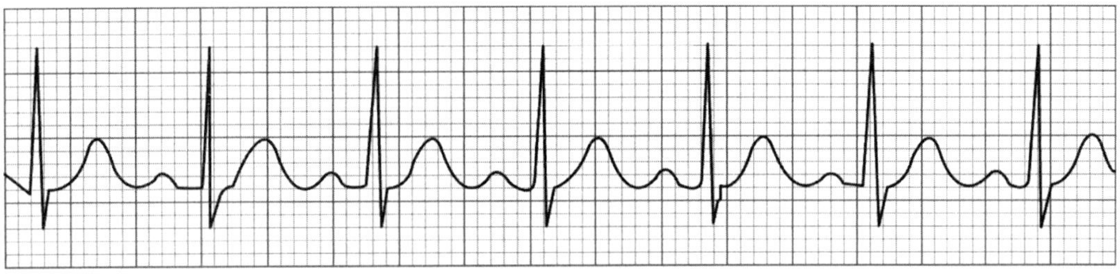

实践能力 45 题图

预测试卷二

专业实务

一、单选题（每题 1 个得分点）：以下每道试题有 5 个备选答案，请从中选择 1 个最佳答案。提示：本部分在答题过程中可以回退（对已作答试题可以返回检查或修改答案）。

1. “乳腺癌的发生率”属于控制中的
   A．前馈控制
   B．定期控制
   C．全面控制
   D．反馈控制
   E．直接控制

2. 丙型肝炎的主要传播途径是
   A．飞沫传播
   B．消化道传播
   C．血液 - 体液传播
   D．虫媒传播
   E．接触传播

3. 错拔掉患者的一颗健康恒牙，属于
   A．三级医疗事故
   B．五级医疗事故
   C．一级医疗事故
   D．四级医疗事故
   E．二级医疗事故

4. 大出血患者的脉搏常表现为
   A．奇脉
   B．丝脉
   C．缓脉
   D．细脉
   E．间歇脉

5. 肺炎患者咳大量黄色脓痰，最有可能感染的是
   A．肺炎链球菌
   B．金黄色葡萄球菌
   C．冠状病毒
   D．白假丝酵母菌
   E．肺炎支原体

6. 改善医护人际关系的途径不包括
   A．把握角色，各司其职
   B．真诚合作，密切配合
   C．坚持原则，互不相让
   D．关心理解，相互尊重
   E．互相监督，协调关系

7. 肝癌按组织细胞分型，最常见的类型是
   A．混合型
   B．肝内胆管细胞型
   C．肝细胞型
   D．结节型
   E．弥漫型

8. 关于超声雾化吸入的操作，正确的是
   A．水槽内加温水 250ml
   B．药液用温水稀释放入雾化罐
   C．嘱患者紧闭口唇深呼吸
   D．每次治疗时间为 40 分钟
   E．中途添加药液须关机

9. 慢性肺源性心脏病伴急性呼吸道感染时，易诱发心力衰竭。其主要的作用因素是
   A．病原体对心肌的毒性刺激
   B．病原体增加肺毛细血管的通透性
   C．缺氧、二氧化碳潴留致肺小动脉痉挛
   D．继发性红细胞增多，血液黏稠度增加
   E．发热引起低血容量，造成心排血量减少

10. 关于女性生殖器黏膜上皮的描述，正确的是
   A．阴道黏膜为单层柱状上皮
   B．宫颈管黏膜为单层立方上皮
   C．宫颈阴道部黏膜为高柱状上皮

D. 子宫内膜为柱状上皮
E. 卵巢为柱状上皮

11. 关于特别护理记录单的书写，正确的是
A. 可用于一般患者的病情记录
B. 出入液量每天记录 7 次
C. 无须记录患者的脉搏和血压
D. 上午 7 时至下午 7 时用红笔记录
E. 上午 7 时至下午 7 时用蓝笔记录

12. 关于执行医嘱时应负的法律责任，说法正确的是
A. 凡因医嘱错误造成的后果，护士均不承担法律责任
B. 患者对医嘱提出质疑，应先执行再核实
C. 随意篡改或无故不执行医嘱属违法行为
D. 即使病情发生变化，也应按时执行医嘱
E. 任何时候护士均无权拒绝执行医嘱

13. 护士甲由于要照顾家里偏瘫老年人不愿意上夜班。护士长认为其破坏排班制度，对其他护士有失公平，仍然给她排了夜班。护士甲遂向护理部主任投诉护士长。影响两人护际关系的首要原因是
A. 期望冲突
B. 责任模糊
C. 理解欠缺
D. 信任危机
E. 权益影响

14. 护士向患者详细介绍所用药物的功能和不良反应的行为，是维护患者的
A. 生存权
B. 隐私权
C. 知情权
D. 健康权
E. 名誉权

15. 护士与患者交谈时的距离为 0.5~1.0m，此距离属于
A. 亲密距离
B. 个人距离
C. 社交距离
D. 安全距离
E. 演讲距离

16. 护士在护理实践中应遵循对患者的尊重原则，主要是尊重患者的
A. 个性
B. 自主性
C. 病情
D. 家属和朋友
E. 生活习惯

17. 缓解哮喘症状的首选药物是
A. β_2 受体激动剂
B. 茶碱类药物
C. 抗胆碱药物
D. 糖皮质激素
E. 抗生素

18. 男，6 岁。因肺炎入住儿科病房，采用抗生素治疗后其口腔出现真菌感染。护士操作前洗手后，手上检出细菌菌落总数应
A. ≤ 5CFU/cm²
B. ≤ 20CFU/cm²
C. ≤ 10CFU/cm²
D. ≤ 15CFU/cm²
E. ≤ 1CFU/cm²

19. 患者皮肤被浓硫酸灼伤，急救护士除使用清水为其冲洗外，还可以用于擦拭该患者局部皮肤的溶液是
A. 3% 硼酸
B. 食醋
C. 1% 酸醋
D. 酒精
E. 2%~5% 碳酸氢钠

20. 患者因乳腺癌切除乳房后，护士首先应
A. 安慰患者
B. 默默走过去，静静坐在边上
C. 询问同病房患者
D. 听其倾诉
E. 走过去视而不见

21. 检查血清酶及肝功能应使用的血标本类型是
A. 全血标本
B. 血培养标本
C. 血浆标本
D. 抗凝血标本
E. 血清标本

22. 可采用直肠测温的患者不包括
A．婴幼儿
B．昏迷患者
C．极度消瘦患者
D．心肌梗死患者
E．大面积烧伤患者

23. 可定义为医疗事故的是
A．及时并严格遵照心肺复苏指南抢救心脏骤停患者未成功
B．注射维生素 B_{12} 时患者出现过敏性休克，抢救无效死亡
C．术前乙肝表面抗原阴性，手术中输血 2 个月后发生乙型肝炎
D．车祸后肇事者逃逸未及时呼叫 120，致伤者抢救不及时死亡
E．急救车在转送患者过程中，遇山体滑坡受阻，导致抢救不及时致患者死亡

24. 可能引起低氯、低钾性碱中毒的情况是
A．胃肠道术后
B．服用螺内酯
C．大面积烧伤
D．糖尿病
E．严重腹泻

25. 关于泌尿系统的生理结构及功能，说法正确的是

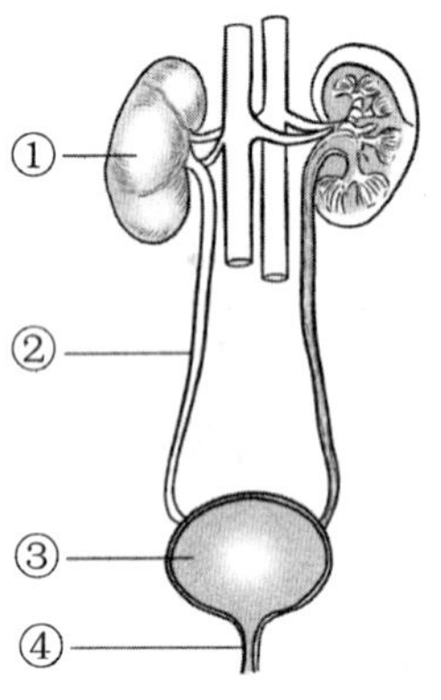

A．①为腹腔内最大的实质性器官
B．②全程有 1 个狭窄
C．③正常成年人容量为 800~1000ml
D．男性④较宽、直
E．①具有浓缩和稀释功能，可分泌激素

26. 慢性阻塞性肺疾病的病变部位不包括
A．气管
B．肺泡囊
C．呼吸性细支气管
D．肺泡管
E．肺泡

27. 某产妇，28 岁。阴道顺产一女婴。做产后腹部检查时，如果触不到宫底，此产妇在产后的
A．第 7~8 天
B．第 2~3 天
C．第 4~6 天
D．第 10~14 天
E．第 1 天

28. 某城镇血站工作人员，在血液质量检查时发现某献血者为艾滋病感染者，此时工作人员的做法正确的是
A．6 小时内向当地卫生防疫机构上报传染病报告卡
B．48 小时内向当地卫生防疫机构上报传染病报告卡
C．4 小时内向当地卫生防疫机构上报传染病报告卡
D．24 小时内向当地卫生防疫机构上报传染病报告卡
E．12 小时内向当地卫生防疫机构上报传染病报告卡

29. 某孕妇，26 岁。妊娠 32 周。突然阴道不自主流液 4 小时入院。入院后给予地塞米松肌内注射，其目的是
A．促进胎儿肾脏发育
B．促进胎儿心脏发育
C．促进胎儿肺成熟
D．促进胎儿肝脏发育
E．促进胎儿大脑发育

30. 男，10 岁。未注射过青霉素，肌内注射后应观察
A．5 分钟
B．10 分钟
C．30 分钟
D．20 分钟
E．40 分钟

31. 男，21 岁。头部外伤后昏迷 5 分钟，清醒后 2 小时再次昏迷。查体：血压升高、脉搏减慢，左侧瞳孔散大，右侧肢体瘫痪。首选治疗原则是
A. 应用神经营养药物
B. 应用抗生素
C. 输液
D. 立即手术
E. 非手术治疗无效再手术

32. 男，25 岁。头部外伤、昏迷，急诊入院。病区接诊首先要做的护理工作是
A. 热情迎接患者和家属
B. 入住观察室，准备床单位
C. 向患者家属简短介绍住院环境
D. 立即通知医师，并做好抢救准备
E. 准备辅助呼吸、监护仪

33. 男，28 岁。因 3 天前气候骤变受寒，出现发热、流涕、咳嗽、咽痛，来院就诊，初步诊断为急性上呼吸道感染。该患者病理改变不会出现
A. 喉黏膜充血、水肿
B. 扁桃体肿大
C. 黏膜充血
D. 喉黏膜弥漫性纤维素渗出
E. 咽部黏膜充血、水肿

34. 男，2 岁。肺炎治愈后返家。其母认真观察该患儿的精神状态，鼓励其多喝水，协助排痰。此时其母的做法是
A. 患儿治疗的决策者
B. 患儿治疗护理的参与者
C. 患儿原有家庭角色的替代者
D. 患儿的心理支持者
E. 患儿病痛的共同承受者

35. 如图所示，肺的呼吸部不包括

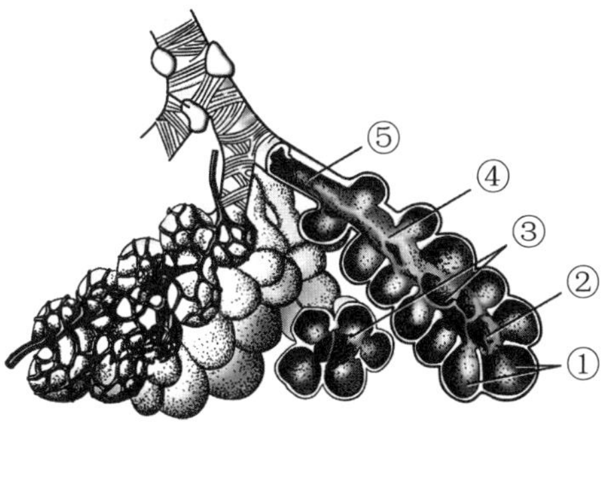

A. ①
B. ②
C. ③
D. ④
E. ⑤

36. 男，39 岁。尿道修补术后遵医嘱给予留置导尿。第 14 天开始训练膀胱功能。护士开放导尿管的时间是
A. 每 0.5 小时 1 次
B. 每 1 小时 1 次
C. 每 2 小时 1 次
D. 每 4 小时 1 次
E. 每 6 小时 1 次

37. 男，3 岁。因发热、呕吐、腹泻 4 天入院。大便检查见大量脓细胞和成簇的革兰阳性球菌，初步诊断为金黄色葡萄球菌肠炎。为防止该患儿再次发生类似问题，护士对其家长应特别强调的是
A. 加强体格锻炼
B. 避免长期滥用广谱抗生素
C. 注意儿童饮食卫生
D. 注意合理喂养
E. 注意儿童个人卫生

38. 男，40 岁。B 超、CT 检查均提示右肾癌。病史中提示与肾癌发病相关的信息是
A. 曾是潜水员
B. 父亲有高血压
C. 喜饮酒
D. 14 岁开始吸烟至今
E. 有尿道结石病史

39. 男，41 岁。左手被开水烫伤 20 分钟。检查见局部红润，无水疱。为患者减轻疼痛可采用
A. 局部湿热敷
B. 局部冷水冲洗
C. 局部涂抗生素软膏
D. 局麻药局部浸泡
E. 红润部置冰袋

40. 男，48 岁。截瘫，骶尾部压疮。查体：创面 2.0cm×1.5cm，组织发黑、恶臭，脓性分泌物多，去除表面坏死组织，可见暗红色肌肉。处理该创

面的正确方法是
A. 用50%乙醇按摩创面和周围皮肤
B. 清水冲洗创面，无菌纱布敷盖
C. 暴露创面，紫外线照射，30分/天
D. 剪去坏死组织，过氧化氢冲洗，纱条引流
E. 保护创面，涂厚一层润滑油

41. 男，49岁。足靴区轻度肿胀，色素沉着，久坐后出现酸胀，小腿有纡曲的静脉团，诊断为大隐静脉曲张。深静脉通畅试验（Perthes试验）阴性。应采取的治疗方案是
A. 穿弹力袜
B. 局部注射硬化剂
C. 治疗深静脉血栓形成
D. 小隐静脉瓣膜成形术
E. 大隐静脉高位结扎加分段剥脱术

42. 男，54岁。持续高浓度吸氧后，出现氧中毒症状。患者吸入的氧浓度应高于
A. 60%
B. 55%
C. 75%
D. 70%
E. 65%

43. 男，60岁。呼吸道感染治愈出院，护士对其病床单位的处理不正确的是
A. 便盆、尿壶浸泡于消毒剂中
B. 撤下床头牌
C. 垫褥和棉胎曝晒6小时
D. 床及床旁桌椅用消毒剂擦拭
E. 立即铺暂空床

44. 男，64岁。患高血压多年，1年来血压常为180/110mmHg左右，近1周呼吸困难，咳嗽，胸部X线检查呈左心室扩大，肺淤血，眼底检查出血，尿常规正常。应考虑
A. 1级高血压（中危）
B. 2级高血压（高危）
C. 3级高血压（很高危）
D. 恶性高血压
E. 高血压急症

45. 如图所示，腹股沟斜疝的深环位于

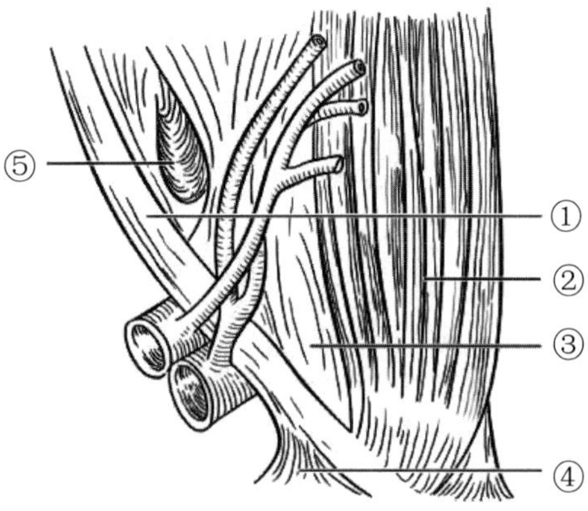

A. ①
B. ②
C. ③
D. ④
E. ⑤

46. 男，69岁。情绪激动后突感剧烈压榨性胸痛、呕吐伴窒息感2小时入院。心率110次/分，血压82/60mmHg，心电图示V_1~V_4导联ST段弓背向上抬高，心律失常。急诊护士对患者评估后，认为首优护理诊断是
A. 活动无耐力
B. 恐惧
C. 潜在并发症：感染
D. 焦虑
E. 疼痛

47. 内分泌腺中与婴幼儿智力发育关系最密切的是
A. 下丘脑
B. 甲状腺
C. 肾上腺
D. 腺垂体
E. 甲状旁腺

48. 女，30岁。运动时摔倒造成左腕部扭伤8小时，局部青紫、肿胀、充血，目前应采取的措施正确的是
A. 冰袋冷敷
B. 局部理疗
C. 局部中药熥敷
D. 热水袋敷
E. 局部针灸

49. 女，30岁。在出差途中患肝炎住院。患者要购买必要的生活用品，其钱款的最佳消毒方法是
A. 日光暴晒
B. 紫外线照射
C. 甲醛熏蒸法
D. 75% 乙醇擦拭
E. 高压蒸汽灭菌

50. 女，36岁。因患乳腺癌接受了乳腺癌根治术，患者术后常有自卑感，不愿见人。护士应特别注意满足患者的
A. 生理需要
B. 安全需要
C. 爱与归属需要
D. 自尊需要
E. 自我实现需要

51. 女，37岁。近2年来急躁易激动，失眠多汗，多食但消瘦，脉搏＞100次/分，甲状腺肿大，入院准备进行甲状腺部分切除手术。护士为该患者行术前药物准备，该患者不能使用的药物是
A. 阿托品
B. 哌替啶
C. 地西泮
D. 苯巴比妥钠
E. 吗啡

52. 女，40岁。右侧锁骨下静脉置管输液时，突然主诉胸部异常不适并出现呼吸困难、发绀，心前区闻及响亮持续的“水泡声”。患者可能发生了
A. 发热反应
B. 空气栓塞
C. 过敏反应
D. 急性肺水肿
E. 合并肺部感染

53. 女，42岁。脑部手术后处于昏迷状态。留置导尿术后第10天，当班护士在更换尿袋时观察到尿液浑浊且有沉淀物，该护士应
A. 更换导尿管
B. 消毒尿道口
C. 膀胱内给予抗生素
D. 给予膀胱冲洗
E. 增加输液速度

54. 女，45岁。诊断为肠梗阻。护士向患者介绍胃肠减压的目的，错误的是
A. 预防体液丢失
B. 改善肠壁血液循环
C. 缓解腹胀不适
D. 排空胃肠内积气积液
E. 帮助恢复胃肠功能

55. 医务人员现场判断患者是否出现心脏骤停时，最主要的方法是触摸图中

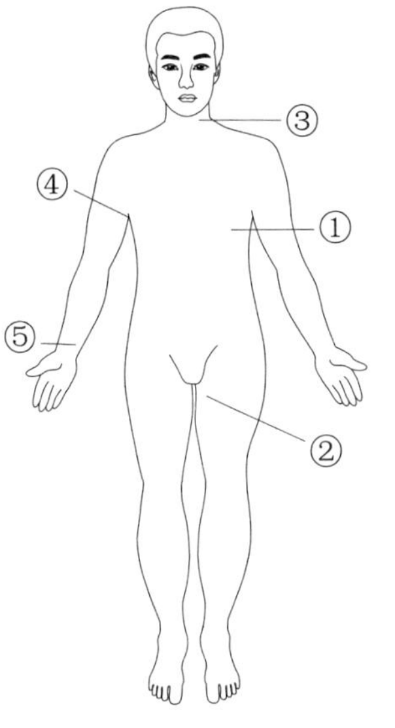

A. ①
B. ②
C. ③
D. ④
E. ⑤

56. 女，48岁。结肠癌，拟行手术治疗。患者因担心手术预后，近来烦躁不安、失眠、血压升高。正确的护理处置是
A. 尽量给患者独处的空间
B. 只与家属讨论相关问题
C. 与患者讨论所关心的问题
D. 尽量不让患者向医生咨询
E. 尽量不与患者谈论其所患疾病

57. 女，48岁。脑外伤术后未清醒。查体：体温不升，四肢湿冷。护士拟为该患者采用热水袋保暖，其方法正确的是
A. 热水袋内水温为70℃
B. 热水袋外裹毛巾

C．热水袋置于心前区
D．热水袋水温与室温相同后撤走热水袋
E．叮嘱家属 20 分钟后更换袋内热水

58. 女，48 岁。诉夜间不能入眠。医嘱：地西泮 5mg，po，qn。护士执行的正确方法是
A．口服，每天 3 次
B．雾化吸入，每天 2 次
C．口服，每晚 1 次
D．肌内注射，每天 1 次
E．口服，隔天 1 次

59. 女，4 岁。患轻度室间隔缺损，未行手术治疗。查体：右下第一乳磨牙为龋齿，需要拔除。结合该患儿的先天性心脏病史，拔牙前需要给予抗生素治疗，其目的是防止
A．呼吸道感染
B．牙龈炎
C．感染性心内膜炎
D．淋巴结炎
E．脓毒症

60. 女，50 岁。体重 68kg，车祸导致颈 4 椎体骨折，现四肢瘫痪，呼吸困难。护士的行为会给患者心理造成不良影响的是
A．向患者介绍脊髓损伤的手术并发症
B．转移患者注意力，教其放松技巧
C．安排康复较好的患者与其交流
D．建议家属多陪伴、安慰患者
E．尽力开导患者

61. 女，55 岁。因心力衰竭，医嘱呋塞米 40mg 静脉注射快速利尿，注射中抽吸有回血，推注药液局部隆起、疼痛，其原因是
A．针头滑出血管外
B．针头斜面紧贴血管壁
C．针头刺穿对侧血管壁
D．针头斜面一半在血管外
E．针头未刺入静脉

62. 女，56 岁。诊断胰头癌。行胰头十二指肠切除术。术后出现高血糖。经一段时间治疗后患者拟于明天出院。正确的饮食指导原则是
A．低脂、低碳水化合物、低蛋白
B．高脂、低碳水化合物、高蛋白
C．高脂、低碳水化合物、低蛋白
D．低脂、低碳水化合物、高维生素
E．低脂、高碳水化合物、高维生素

63. 女，59 岁。因术前恐惧、焦虑，致夜间失眠，遵医嘱给予 10% 水合氯醛 20ml 保留灌肠，护士执行操作正确的是
A．嘱患者静休 15 分钟
B．取右侧卧位
C．插入肛管 10~15cm
D．液面距肛门＜ 30cm
E．保留溶液 30 分钟

64. 女，68 岁。下车时仰面摔倒，头部着地，当时处于昏迷状态，被送医院途中清醒，自诉头痛，留院观察，第 2 天再次昏迷。查体：体温 38.5℃，脉搏 60 次 / 分，呼吸 12 次 / 分，左侧瞳孔散大，右侧肢体瘫痪。给予 20% 甘露醇 250ml 快速静脉滴注，其主要作用是
A．改善微循环
B．营养神经
C．利尿脱水
D．扩张血管
E．补充体液

65. 女，69 岁。癌症晚期，晨起空腹采血检查。护士第一次静脉穿刺失败，患者问："是看我要死了就拿我练手了是吗？"此时护士恰当的做法是
A．向患者道歉并争取谅解
B．暂时离开患者，请其他护士前来处理
C．向患者解释穿刺失败是患者自身原因造成的
D．请患者给第二次机会，并保证这次穿刺一定成功
E．不解释，先执行其他患者的治疗

66. 女，69 岁。因心前区压榨性剧烈疼痛入院，心电图监测时发生室性心动过速，心率 172 次 / 分，血压 135/95mmHg，意识清楚，双肺呼吸音清晰，无湿啰音。首选的治疗药物是
A．阿托品
B．胺碘酮
C．利多卡因
D．地高辛
E．普萘洛尔

67. 女，77 岁。发热 39.6℃，给予药物降温。为防止虚脱，应重点观察

A．头痛、寒战

B．皮肤苍白、无汗

C．出汗、呼吸缓慢

D．脉搏细速、面部潮红

E．血压下降、脉搏细速、四肢厥冷

68. 缺氧和二氧化碳潴留并存的患者，应给予

A．高流量、高浓度持续给氧

B．高流量、高浓度间歇给氧

C．低流量、低浓度持续给氧

D．低流量、低浓度间歇给氧

E．高流量、低流量交替给氧

69. 男，37 岁。因支气管扩张症合并感染入院，昨天小量咯血，提示患者 24 小时咯血量

A．＜ 100ml

B．100~200ml

C．100~500ml

D．300~500ml

E．＞ 500ml

70. 男，68 岁。肝硬化晚期。患者行为异常，时有谵妄，呼气有肝臭味，4 天未排便。拟予灌肠解除便秘，禁用的灌肠液是

A．生理盐水

B．“1、2、3”溶液

C．0.1%~0.2% 肥皂水

D．甘油加温开水

E．液状石蜡

71. 烧伤患者发生休克的最主要原因是

A．药物过敏

B．创面严重感染

C．大量血浆自创面外渗

D．创面剧烈疼痛

E．暴露疗法导致大量水分蒸发

72. 申请护士执业注册时，不影响申请者申报的情况是

A．双耳听力障碍

B．色盲

C．色弱

D．近视

E．精神病史

73. 肾小球的生理功能是

A．尿液分泌

B．尿液浓缩

C．尿液重吸收

D．尿液稀释

E．尿液滤过

74. 使用呼吸机的患者常用手势和表情与护士传递交流信息，此时的非语言行为对语言具有

A．补充作用

B．替代作用

C．驳斥作用

D．调整作用

E．修饰作用

75. 适用于高血压患者的护患关系类型是

A．主动 - 被动型

B．指导 - 合作型

C．指导 - 被动型

D．共同参与型

E．主动参与型

76. 室性心动过速首选的治疗药物是

A．洋地黄

B．硝酸甘油

C．普萘洛尔

D．酚妥拉明

E．胺碘酮

77. 属于语言性沟通技巧的是

A．提问

B．沉默

C．触摸

D．手势

E．目光交流

78. 提高胃癌治愈率的关键是

A．早期诊断

B．心情愉快

C．积极化疗

D．免疫治疗

E．生物治疗

79. 萎缩性阴道炎的基本病因是
A. 假丝酵母菌
B. 雌激素水平降低
C. 宫颈裂伤
D. 人乳头瘤病毒
E. 阴道毛滴虫

80. 为肺水肿患者采取高流量吸氧的主要目的是
A. 提高动脉血氧分压
B. 降低肺泡内泡沫的表面张力
C. 增加肺泡内压力
D. 提高肺泡泡沫的表面张力
E. 增加肺泡内渗出

81. 新生儿黄疸最主要的护理问题是
A. 营养失调
B. 胆红素脑病（核黄疸）
C. 持续性高热
D. 有感染的危险
E. 活动无耐力

82. 血栓闭塞性脉管炎发病的因素不包括
A. 吸烟
B. 寒冷潮湿
C. 雄激素
D. 静脉瓣膜发育不良
E. 自身免疫功能紊乱

83. 女，47岁。因脑栓塞急诊入院。患者呈睡眠状态2天，可以唤醒，随后入睡，可以回答问题，但有时不正确。判断患者的意识状态是
A. 清醒
B. 昏睡
C. 嗜睡
D. 精神错乱
E. 浅昏迷

84. 乙肝疫苗初次免疫接种的时间是
A. 出生后 1 天
B. 3 个月
C. 9 个月
D. 12 个月
E. 18 个月

85. 以患者为中心，以护理计划为内容，有计划、有目的的护理工作模式为
A. 个案护理
B. 小组护理
C. 功能制护理
D. 责任制护理
E. 临床路径

86. 以假小叶和再生结节形成为特征性病理改变的疾病是
A. 肝硬化
B. 肝脓肿
C. 肝淤血
D. 慢性肝炎
E. 弥漫型肝癌

87. 因抢救生命垂危的患者等紧急情况，不能取得患者或者其近亲属意见时，可以立即实施相应的医疗措施的批准人是
A. 医疗机构负责人或者授权的负责人
B. 医疗机构职工代表大会
C. 所在临床科室的主任
D. 可以自行决定
E. 主治医生

88. 与睡眠障碍发病无关的病因是
A. 年龄
B. 生活习惯改变
C. 过度担心失眠
D. 慢性疼痛
E. 安静环境

89. 原发性肾病综合征首选的治疗药物是
A. 青霉素
B. 链霉素
C. 泼尼松
D. 氢氯噻嗪
E. 环磷酰胺

90. 再生障碍性贫血患者口服雄激素治疗的目的是
A. 增强体液免疫
B. 改善骨髓微循环
C. 刺激肾脏产生促红细胞生成素
D. 提高非特异性免疫功能
E. 抑制巨核细胞系统细胞的增长

91. 在传染病区中，属于污染区的是
A. 化验室
B. 病室
C. 医生办公室
D. 治疗室
E. 更衣室

92. 在消化性溃疡的治疗中，抑制胃酸分泌作用最强的药物是
A. 铝碳酸镁
B. 西咪替丁
C. 碳酸氢钠
D. 枸橼酸铋钾
E. 奥美拉唑

93. 长期应用可抑制小儿骨骼生长的药物是
A. 吡拉西坦
B. 胰岛素
C. 泼尼松
D. 氨苄西林
E. 地西泮

94. 中医“五行”学说的基本概念是指
A. 风、寒、暑、湿、燥
B. 脑、髓、骨、脉、胆
C. 金、木、水、火、土
D. 心、肝、脾、肺、肾
E. 阴、阳、精、气、血

95. 中医学中关于疾病的基本病机描述正确的是
A. 五行失调
B. 脏腑虚损
C. 六淫侵袭
D. 阴阳失调
E. 正邪失衡

二、共用题干单选题（每个提问 1 个得分点）：以下每道试题有 2~6 个提问，每个提问有 5 个备选答案，请选择 1 个最佳答案。提示：进入此部分试题后，您不能返回前面部分查看试题或修改答案；本部分在答题过程中不能回退（对已作答试题不能返回检查或修改答案）。您是否进入共用题干单选题部分？

（96~98 题共用题干）

女，73 岁。高血压和糖尿病病史 15 年。因突发左侧肢体活动不便 4 小时入院。查体：神志清楚，呼吸 20 次 / 分，脉搏 92 次 / 分，血压 170/100mmHg，左侧肢体只可见肌肉收缩，但无肢体运动，肌力 1 级。

96. 第 1 问：护士对该患者及其家属行入院宣教，宣教重点是
A. 医院的规模和特色
B. 注意与同病区的患者保持良好关系
C. 每天需要开窗通风
D. 目前应卧床休息，不可自行起床活动
E. 配餐室的规定

97. 第 2 问：医嘱要求 CT 检查，护士应首先
A. 向家属解释 CT、MRI 检查的区别
B. 确认 CT 检查已收费
C. 安排用平车运送患者
D. 为保证检查顺利，应携带氧气枕
E. 先等患者用完餐后再送检查

98. 第 3 问：患者回到病房后，护士应该立即完成的护理措施是
A. 睡硬板床
B. 床单位应加保护性床栏
C. 留置导尿
D. 取半坐卧位
E. 做好术前准备

（99~100 题共用题干）

女，5 岁。不明原因出血、发热入院，查体发现肝、脾大，淋巴结肿大。

99. 第 1 问：护士为患儿口腔护理时，应采用的最容易让患儿接受的言语是
A. 承诺式语言
B. 夸赞式语言
C. 言他式语言
D. 关心式语言
E. 介绍性语言

100. 第 2 问：护士在护理患儿的过程中，能体现护士照顾角色的行为是

A．对患儿和陪护的母亲做健康教育
B．与患儿的母亲共同制订护理计划
C．归纳总结患儿的情况，探讨类似患儿的护理模式
D．帮助照顾患儿的饮食起居
E．及时向医生及其他护士了解患儿的情况

（101~102 题共用题干）

女，40 岁。车祸致颅骨骨折，须行颅骨牵引。

101．第 1 问：护士应为患者安置的卧位是
A．仰卧位
B．俯卧位
C．头高足低位
D．健侧卧位
E．膝胸卧位

102．第 2 问：护士为患者翻身时应特别注意
A．先将头侧向一边再翻身
B．头部和身体保持一条直线
C．先放松牵引，翻身后按要求调整
D．不可放松牵引
E．翻身后头部垫软垫，防止压疮

（103~105 题共用题干）

女，34 岁。发热待查。体温最高可达 39℃以上，一般状况尚可。护士再测体温并在旁守候，39.3℃。护士要求患者对侧腋窝再测一次，患者犹豫了一下，告知护士自己为了多休假在测体温前先在腋窝放置热水袋再测体温，希望护士为其保密。护士答应替她暂时保守这个秘密，但是要求她尽快出院。

103．第 1 问：护士的这种做法
A．基本是对的
B．完全是正确的
C．符合护理职业要求
D．应该得到表扬，因为她很好地处理了矛盾
E．是错误的

104．第 2 问：对于患者的这个保密要求，护士的正确做法是
A．介绍她去别的医院
B．应该拒绝保密，拒绝给她治疗
C．替患者保密的同时，把她留在医院治疗
D．替患者保密，等主治医生自己发现
E．不能保密，及时告知主治医师

105．第 3 问：对尊重患者自主权的正确理解是
A．此准则适用于所有患者
B．患者在获取足够医疗信息后有权作出理性决定
C．护士的任何干预都是不道德的
D．此准则适用于患者的所有自我决定
E．医生的任何干预都是不道德的

（106~108 题共用题干）

女，30 岁。因急性阑尾炎手术，术后痊愈出院，该患者乙型肝炎表面抗原阳性。

106．第 1 问：护士对床单位的处理不妥的是
A．床垫、被褥、枕芯暴晒 4 小时
B．消毒剂擦拭病床、床旁桌椅
C．消毒时应关闭门窗
D．病室用 2% 过氧乙酸加热熏蒸 2 小时
E．消毒后开窗通风，铺好备用床

107．第 2 问：消毒患者的毛衣，最佳的方法是
A．高压消毒
B．喷雾消毒
C．环氧乙烷熏蒸
D．日光暴晒
E．微波消毒

108．第 3 问：消毒患者的信件、票证，宜采用的方法是
A．日光暴晒
B．高压消毒
C．含氯消毒剂浸泡
D．甲醛熏蒸消毒
E．微波消毒

（109~110 题共用题干）

男，9 个月。发热 2 天，腹泻 6~8 次 / 天就诊。查体：体温 38.5℃，皮肤弹性稍差，口唇微干，哭闹有泪，眼窝轻度凹陷；尿量 350ml/d。实验室检查：尿比重 1.012，血钠 140mmol/L。

109．第 1 问：该患儿失水量约占其体重的

A．4%
B．6%
C．8%
D．10%
E．12%

110. 第 2 问：用 ORS 为患儿治疗，补充的累积损失量应该为
A．35ml/kg
B．40ml/kg
C．45ml/kg
D．50ml/kg
E．55ml/kg

（111~112 题共用题干）

男，68 岁。刺激性咳嗽 5 个月余。胸部 X 线检查示右肺上叶有一不规则肿块阴影。经支气管镜检查诊断为小细胞癌。

111. 第 1 问：肺癌常见的肺外表现不包括
A．男性乳腺增大
B．肝大
C．骨膜增生
D．Horner 综合征
E．杵状指

112. 第 2 问：患者拟在全麻下行肺叶切除术，术前用药中可以减少呼吸道分泌物的是
A．苯巴比妥
B．吗啡
C．哌替啶
D．阿托品
E．异戊巴比妥

（113~114 题共用题干）

男，55 岁。因输液速度过快，量过多，输液过程中突然出现呼吸困难、气促、咳嗽、咳粉红色泡沫样痰。

113. 第 1 问：护士采取的急救措施应除外
A．取端坐位
B．立即停止输液
C．四肢轮扎
D．立即给氧
E．给予血管收缩药

114. 第 2 问：采取端坐位，两腿下垂并四肢轮扎的主要目的是
A．减少肺泡内毛细血管漏出液的产生
B．减少回心血量
C．增加患者舒适度
D．制动，减少心肌耗氧量
E．改善末梢血循环，提高组织兴奋性

（115~116 题共用题干）

男，31 岁。午后低热、盗汗、乏力 2 个月。近 1 周出现高热、咳嗽、咳痰，痰中带血。痰涂片示结核分枝杆菌阳性。给予链霉素抗结核治疗。

115. 第 1 问：长期应用链霉素，最常见的毒性反应是
A．周围神经炎
B．肝损害
C．眩晕、听力损害
D．高尿酸血症
E．视神经炎

116. 第 2 问：链霉素皮肤过敏的常见表现不包括
A．斑丘疹
B．荨麻疹
C．猩红热样皮疹
D．紫癜
E．溃疡

（117~118 题共用题干）

男，12 岁。身高 165cm，体重 98kg，属肥胖症。医生建议控制饮食减轻体重。

117. 第 1 问：护士为患儿制订的饮食应该是
A．低脂饮食
B．高碳水化合物饮食
C．无盐饮食
D．低维生素饮食
E．流质饮食

118. 第 2 问：为患儿查体时发现血压明显高于正常，观察 1 周仍然高于正常范围，此时护士建议患儿的饮食应该是
A．低碳水化合物饮食
B．高蛋白饮食
C．低盐饮食

D．无钠饮食
E．低纤维素饮食

（119~120 题共用题干）

某孕妇，23 岁。停经 13 周，腹痛，阴道流血较月经量多，子宫增大如妊娠 3 个月大小，宫口有胎囊膨出，诊断为难免流产。

119. 第 1 问：目前采取的治疗措施是
A．水囊引产
B．利凡诺引产
C．药物流产
D．负压吸引术
E．钳刮术

120. 第 2 问：对该患者的术后宣教，不正确的内容是
A．术后休息 2 周
B．术后禁止性生活及盆浴 1 个月
C．每天用温开水清洗会阴并更换内裤
D．嘱患者观察阴道流血及腹痛情况
E．卧床休息，保持外阴清洁

实践能力

一、单选题（每题 1 个得分点）：以下每道试题有 5 个备选答案，请从中选择 1 个最佳答案。提示：本部分在答题过程中可以回退（对已作答试题可以返回检查或修改答案）。

1. Charcot 三联征见于
A．胆囊结石
B．慢性胆囊炎
C．急性胆管炎
D．急性胆囊炎
E．胆道蛔虫病

2. HIV 感染后对免疫系统造成损害，主要损害的细胞为
A．中性粒细胞
B．B 淋巴细胞
C．$CD4^+$T 淋巴细胞
D．$CD8^+$T 淋巴细胞
E．自然杀伤（NK）细胞

3. 肠梗阻患者最重要的非手术措施是
A．禁食、胃肠减压
B．纠正水电解质失衡
C．加强营养
D．腹部按摩
E．阿托品解痉

4. 超声心动图显示城墙样改变的疾病是
A．二尖瓣关闭不全
B．二尖瓣狭窄
C．主动脉瓣狭窄
D．主动脉瓣关闭不全
E．法洛四联症

5. 癫痫首选、对癫痫的诊断及分型具有十分重要意义的检查是
A．头颅 CT
B．头颅 PET
C．脑血流图
D．脑 MRI
E．脑电图

6. 对宫颈活组织检查过程及术后的描述，正确的是
A．凡肉眼可疑者应行活组织检查
B．取材部位在宫颈外口
C．取出标本立即分别置入标本瓶中
D．阴道纱布于 6 小时取出
E．术后 1 周禁止性生活

7. 对葡萄胎清宫术后患者的健康教育不包括
A．定期复查 hCG
B．严格避孕 1 年
C．有阴道不规则流血，及时就诊
D．随访时间为 2 年
E．行安全期避孕

8. 对小儿轻症肺炎与重症肺炎的健康评估，最关键的区别点是
A. 呼吸频率
B. 心率
C. 咳嗽程度
D. 有无呼吸系统外的表现
E. 发热程度

9. 发生呼吸衰竭时，因缺氧最早发生损害的组织器官是
A. 小脑
B. 心脏
C. 大脑
D. 脾
E. 肺

10. 肥厚型心肌病最常见的症状是
A. 心悸
B. 心前区疼痛
C. 劳力性呼吸困难
D. 下肢水肿
E. 夜间阵发性呼吸困难

11. 符合新生儿病理性黄疸的现病史是
A. 血清总胆红素逐渐加重，每天上升 2mg/dl
B. 出生后 24 小时内出现黄疸
C. 足月儿黄疸持续时间＞1 周
D. 母亲血型为 A 型，患儿为 B 型
E. 母亲血型为 A 型，患儿为 O 型

12. 符合早产儿外观特点的是
A. 皮肤红润，胎毛少
B. 耳壳软骨发育好
C. 男婴睾丸已降至阴囊
D. 头发分条清楚
E. 足底光滑，纹理少

13. 肝硬化肝功能失代偿期的典型表现是
A. 头晕、头痛
B. 恶心、呕吐
C. 蜘蛛痣
D. 腹痛、腹泻
E. 腹水

14. 高温劳动时大量饮用不含盐分的纯水，患者可能发生
A. 热衰竭
B. 水中毒
C. 热射病
D. 热痉挛
E. 高血压

15. 关于第一产程的临床表现，错误的是
A. 宫缩持续时间渐长，收缩力不断增强，间歇时间缩短
B. 宫口扩张
C. 肛门检查发现胎先露逐渐下降
D. 宫口近开全时胎膜破裂
E. 胎头拨露

16. 关于外科感染特点的描述，不正确的是
A. 多需要手术治疗或发生于创伤和手术后
B. 多有明显的局部症状和体征
C. 感染一般集中在局部，也可以发展为全身感染
D. 一般为单一细菌感染
E. 被感染的组织常发生坏死、化脓

17. 关于无排卵性异常子宫出血的叙述，正确的是
A. 诊断性刮宫只是诊断，不可以止血
B. 基础体温呈双相型
C. 宫颈黏液结晶检查可见卵圆体
D. 月经来潮 24 小时内刮宫可确定排卵和黄体功能
E. 青春期异常子宫出血治疗以止血、调整周期、促排卵为主

18. 护理阑尾切除术后的患者，护士应注意术后患者禁忌灌肠的时间是
A. 3 天
B. 7 天
C. 12 天
D. 15 天
E. 18 天

19. 护士观察到患者出现了呕血时，估计患者胃内潴留血量至少达到了
A. 5~10ml

B．10~50ml
C．100~200ml
D．250~300ml
E．400~500ml

20．护士为社区的慢性阻塞性肺疾病患者行呼吸训练的指导时，应指导患者吸气与呼气时间比最好控制在
A．吸气：呼气 =2：1
B．吸气：呼气 =1.5：1
C．吸气：呼气 =1：1.5
D．吸气：呼气 =1：2
E．吸气：呼气 =1：2.5

21．护士向胆道手术后患者解释其 T 管留置的时间不少于
A．5 天
B．8 天
C．14 天
D．15 天
E．30 天

22．吉兰 - 巴雷综合征患者特有的检查结果是
A．白细胞增多
B．脑脊液压力增高
C．脑脊液浑浊
D．脑脊液蛋白 - 细胞分离现象
E．血免疫球蛋白下降

23．急性风湿热治疗时，早期使用糖皮质激素的指征是
A．皮下小结
B．舞蹈病
C．多发性关节炎
D．环形红斑
E．心脏炎

24．急性胰腺炎的最典型临床表现是
A．上腹部疼痛
B．消化不良
C．恶心、呕吐
D．肠鸣音减弱
E．腹膜炎体征

25．男，34 岁。损伤性气胸。遵医嘱给予胸膜腔闭式引流，引流装置如图所示。该装置施加给胸膜腔的压力是

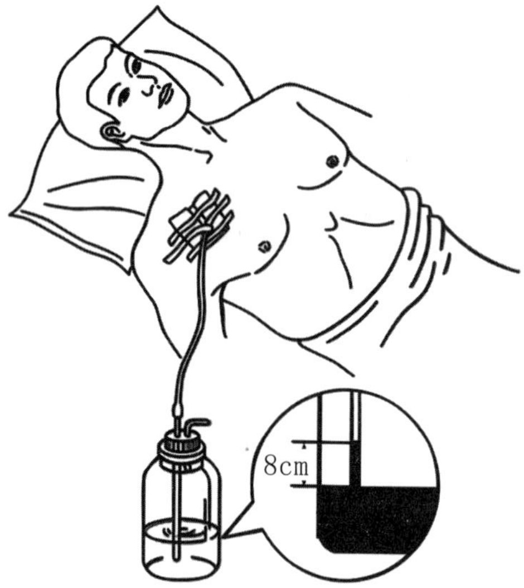

A．－ 60cmH_2O
B．－ 4cmH_2O
C．0cmH_2O
D．－ 8cmH_2O
E．60cmH_2O

26．结核性脑膜炎患儿早期表现的主要症状为
A．昏迷
B．剧烈头痛
C．嗜睡
D．性情改变，精神呆滞
E．脑膜刺激征阳性

27．静脉注射氨茶碱速度要慢，否则可出现
A．皮肤潮红、头痛、恶心
B．心律失常、血压下降
C．四肢麻木、腰酸背痛
D．支气管痉挛、喉头水肿
E．耳鸣和高血压

28．流行性腮腺炎的平均潜伏期为
A．7 天
B．10 天
C．12 天
D．14 天
E．18 天

29. 颅内肿瘤患者最常见的临床表现是
A. 意识障碍
B. 颅内压增高
C. 感觉障碍
D. 癫痫
E. 运动障碍

30. 颅前窝骨折的临床特征为
A. 乳突部皮下有瘀斑
B. 枕下部皮下有瘀斑
C. 咽部黏膜下出现瘀斑
D. 熊猫眼
E. 脑脊液漏

31. 慢性支气管炎最常见的并发症为
A. 上呼吸道感染
B. 肺脓肿
C. 慢性阻塞性肺疾病
D. 支气管扩张症
E. 慢性肺源性心脏病

32. 门静脉高压症患者术前护理不正确的是
A. 卧床休息
B. 低脂、高碳水化合物、高维生素饮食
C. 限制蛋白质摄入
D. 术晨放置胃管
E. 术前晚用酸性液灌肠

33. 某产妇，30 岁。于 22:00 顺利分娩一男婴，至次晨 6:00 未排尿，主诉下腹胀痛难忍，查体：膀胱高度膨胀。对该产妇的护理措施是
A. 立即施行导尿术
B. 让其听流水声
C. 协助其坐起排尿
D. 用手轻轻按摩下腹部
E. 用温水冲洗会阴

34. 某肺炎链球菌肺炎患者，在应用常规青霉素治疗后，病程延长且退热后又发冷发热，白细胞计数增高，应首先考虑的是
A. 青霉素剂量不足
B. 支持疗法效果不佳
C. 机体抵抗力差
D. 发生并发症
E. 细菌产生耐药性

35. 某患者心电图，如图所示，据此可判断该患者心率约为（附图见本卷末）
A. 120 次 / 分
B. 180 次 / 分
C. 150 次 / 分
D. 100 次 / 分
E. 80 次 / 分

36. 某患者因为心力衰竭需要长期口服氢氯噻嗪治疗，护士向该患者说明可能出现的不良反应不包括
A. 肠鸣音可增强
B. 血钾可降低
C. 可能出现腹胀
D. 可能出现乏力
E. 心电图出现 u 波

37. 某孕妇，28 岁。妊娠 42 周，无临产迹象就诊。查体：宫高 32cm，枕左前位，胎头已衔接，胎心率 120 次 / 分，行缩宫素激惹试验，宫缩时重复出现晚期减速。应考虑的病因是
A. 羊水过少
B. 胎盘缺乏硫酸酯酶
C. 宫缩时脐带受压
D. 宫缩时胎头受压
E. 胎儿缺氧

38. 男，11 岁。自幼轻微外伤后出血不止，反复发作关节肿痛，PT 正常，血小板计数正常，APTT 明显延长。可进一步明确诊断的检查是
A. 血小板功能试验
B. F Ⅷ和 F Ⅸ活性检测
C. 凝血酶原消耗试验
D. “3P” 试验
E. 纤维蛋白原定量

39. 男，22 岁。建筑工人，左下肢外伤后未得到及时正确的处理，导致破伤风。护士为该患者更换敷料后，污染敷料的处理方法是
A. 紫外线消毒后清洗
B. 戊二醛浸泡后清洗
C. 送焚烧炉焚烧
D. 丢入污物桶后再集中消毒处理
E. 日光暴晒后再清洗

40. 男，28 岁。护士为其查体，触诊时发现语颤增强，患者所患疾病可能是
A. 大叶性肺炎
B. 气胸
C. 肺气肿
D. 阻塞性肺不张
E. 胸腔积液

41. 男，30 岁。胸部外伤致右侧第 5 肋骨骨折并发气胸，呼吸极度困难，发绀，出冷汗。查体：血压 60/40mmHg，气管向左侧移位，右胸廓饱满，叩诊呈鼓音，呼吸音消失，颈、胸部有广泛皮下气肿。造成该患者极度呼吸困难、发绀的最主要原因是
A. 广泛皮下气肿
B. 静脉血液回流受阻
C. 患侧胸膜腔压力不断升高
D. 健侧肺扩张不断受限
E. 纵隔向健侧移位

42. 甲硝唑用于治疗阿米巴肝脓肿，最常见的不良反应是
A. 急性膀胱炎
B. 荨麻疹
C. 恶心、呕吐
D. 白细胞减少
E. 头痛、眩晕

43. 男，38 岁。因肾区绞痛、血尿就诊。X 线检查：输尿管结石。缓解肾绞痛最重要的治疗措施是
A. 大量饮水
B. 调节尿 pH
C. 解痉、镇痛
D. 控制感染
E. 体外冲击波碎石

44. 男，43 岁。因胸部挤压伤收住院。查体：左侧胸廓塌陷畸形，左侧第 3~7 肋骨骨折，右侧第 3~8 肋骨骨折。此时该患者的首要评估内容是
A. 疼痛是否可以耐受
B. 生命体征是否平稳
C. 体温是否异常
D. 是否有药物过敏史
E. 是否可以维持有效气体交换

45. 男，35 岁。因排便异常到医院就诊，医生嘱其做如图动作。该患者可能患有

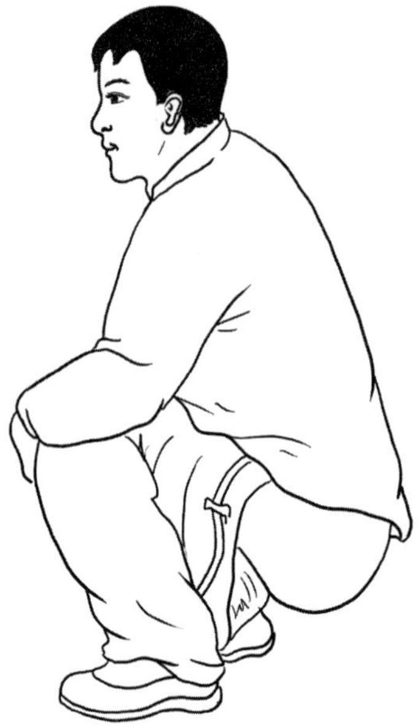

A. 溃疡性结肠炎
B. 便秘
C. 肛裂
D. 直肠癌
E. 内痔脱出

46. 男，50 岁。高血压 2 年，体态肥胖，无烟酒嗜好。为减轻患者体重，适宜的运动是
A. 散步
B. 举重
C. 冬泳
D. 攀岩
E. 跳绳

47. 男，51 岁。昏迷。因过度换气，肌肉抽搐，面颊潮红。血气分析：$PaCO_2$31mmHg，CO_2CP23%。最佳的护理措施是
A. 给予呼吸兴奋药
B. 低流量持续吸氧
C. 高流量间断吸氧
D. 用长筒袋罩住患者口鼻
E. 低浓度二氧化碳吸入

48. 男，56 岁。教师，长期站立后出现下肢腿部蚯蚓状改变 5 年。近 2 个月脚踝皮肤出现色素沉着伴溃疡。对于该患者的健康教育，正确的是
A. 溃疡面要注意预防感染

B．避免活动脚踝
C．服药对该病无效，不用服用任何药物
D．避免抬高患肢
E．不能使用加压治疗，否则溃疡会加重

49. 男，59岁。因持续性胸痛、阵发性加重6小时，含服硝酸甘油无效来院急诊。既往有高血压、糖尿病约5年，吸烟史30年。查体：血压140/80mmHg，肢体皮肤湿冷，双肺底有少许水泡音，心率100次/分，第一心音减弱，心电图示Ⅰ、aVL导联ST段抬高0.2~0.5mV。考虑该患者发生了
A．急性冠状动脉综合征
B．急性下壁心肌梗死
C．急性前间壁心肌梗死
D．急性高侧壁心肌梗死
E．急性广泛前壁心肌梗死

50. 男，62岁。陈旧性心肌梗死，心功能Ⅱ级。护士对患者的活动量指导正确的是
A．正常体力活动
B．轻度限制体力活动，活动时增加休息
C．中度限制体力活动
D．严格限制体力活动
E．绝对卧床休息

51. 男，65岁。发现右腹股沟内侧包块3年余，3天前腹股沟包块突然增大、变硬，不能还纳，伴剧烈疼痛，8小时前疼痛有所缓解，但出现发热。患者可能出现了
A．易复性疝
B．难复性疝
C．嵌顿性疝
D．绞窄性疝
E．急性阑尾炎

52. 男，67岁。心力衰竭，近1周来应用毛花苷丙治疗。药物中毒的严重表现是
A．恶心、呕吐
B．少尿
C．呼吸困难
D．心律失常
E．黄、绿视

53. 男，70岁。患慢性支气管炎、慢性阻塞性肺疾病10余年，本次因感染后加重入院。患者首优的护理问题是
A．知识缺乏
B．焦虑
C．气体交换受损
D．清理呼吸道无效
E．潜在并发症：慢性呼吸衰竭

54. 男，70岁。阵发性、刺激性呛咳2个月。查体：右锁骨上窝淋巴结肿大；胸部X线检查示右侧肺门阴影增大。患者术后行化疗，遵医嘱对患者行保护性隔离时提示患者白细胞已降至
A．$3.5\times10^9/L$
B．$2.5\times10^9/L$
C．$2.0\times10^9/L$
D．$1.5\times10^9/L$
E．$1.0\times10^9/L$

55. 主动脉瓣关闭不全的杂音听诊位置是

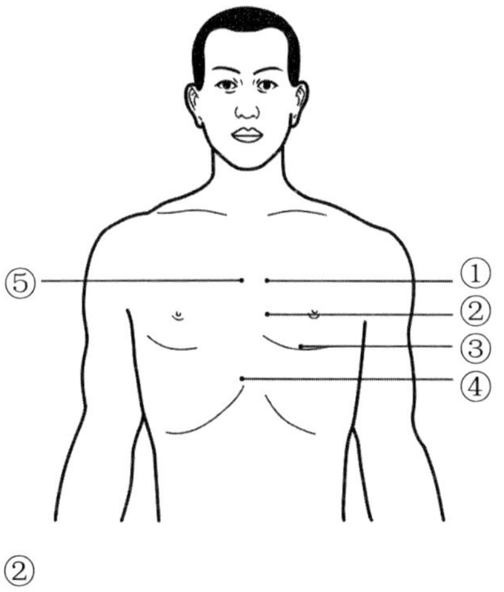

A．②
B．⑤
C．④
D．①
E．③

56. 男，7岁。活动后气促5年余。1岁半开始出现活动后气促、乏力、口唇及指（趾）端发绀，喜欢下蹲位，可见杵状指。首先应考虑的疾病是
A．室间隔缺损
B．主动脉骑跨
C．主动脉瓣狭窄
D．法洛四联症
E．病毒性心肌炎

57. 能够保证老年人居家安全的项目是
A. 冬季房间尽量减少通风时间，避免着凉感染
B. 洗澡时间不宜过短，可促进血液循环
C. 夜晚入睡时点亮地灯，保证夜间如厕安全
D. 家中行走通道两侧应多摆放家具，便于老年人扶持
E. 床的两边不要装安全床栏，会造成老年人就寝困难

58. 脓性指头炎手术切开的部位是
A. 在患指掌面纵向切开
B. 在患指掌面横向切开
C. 在患指背面横向切开
D. 在患指侧面纵向切开
E. 在波动最明显处切开

59. 女，22岁。舞蹈演员。患病毒性心肌炎经治疗康复后出院。医嘱要求出院后限制活动半年。患者认为现已康复，询问护士出院后是否可以继续舞蹈训练。护士向其耐心解释合理休息的主要原因是
A. 减少心肌耗氧量
B. 恢复体力，增强体质
C. 减轻心理负担
D. 防止过度疲劳，机体抵抗力下降
E. 防止并发症

60. 女，25岁。妊娠6周。医生建议其口服叶酸。孕妇向护士询问服用该药的目的时，正确的回答是
A. 促进胎盘的形成
B. 预防缺铁性贫血
C. 防止胎盘早剥
D. 预防胎儿脑神经管畸形
E. 防止胎儿宫内发育迟缓

61. 女，27岁。右腰部撞伤2小时，局部疼痛，肿胀，急诊入院。尿液检查：淡红色，尿红细胞(+++)。初步诊断为右肾挫伤，采用非手术治疗。护理措施中不正确的是
A. 严密观察血尿的次数、量及颜色
B. 尽早下床活动
C. 镇静、镇痛
D. 抗感染
E. 补充血容量

62. 女，28岁。经常谈论自己的美貌，坚信自己是世界上最美的女性，无人能比。该患者的症状最可能是
A. 影响妄想
B. 判断性妄想
C. 钟情妄想
D. 形象性妄想
E. 嫉妒妄想

63. 女，28岁。午餐进食青菜和肉类，餐后半小时出现头晕、头痛、多汗、呕吐、腹痛、腹泻。查体：脉搏细速，大汗淋漓，瞳孔缩小，肺部有少许湿啰音，心脏无杂音，心律规则。最可能的原因是
A. 细菌性食物中毒
B. 急性胰腺炎
C. 有机磷农药中毒
D. 急性胃炎
E. 细菌性痢疾

64. 女，32岁。近1个月出现皮肤紫癜，近2天出现牙龈出血不止，体温40℃，贫血进行性加重，伴乏力、头晕、心悸，肝、脾、淋巴结不大，胸骨无压痛。实验室检查：血红蛋白、白细胞、血小板低于正常，骨髓增生极度减低。该患者可能是
A. 重型再生障碍性贫血
B. 急性白血病
C. 原发免疫性血小板减少症
D. 血友病
E. 溶血性贫血

65. 女，35岁。阴道分泌物增多，呈淡黄色，偶有性交后出血。妇科检查：宫颈糜烂面积占整个宫颈面积的2/3以上。该患者宫颈糜烂的程度是
A. 轻度
B. 中度
C. 中重度
D. 重度
E. 极重度

66. 女，3岁半。因房间隔缺损拟入院择期手术治疗。护士健康教育内容中不正确的是
A. 本病为一种先天性心脏病，预后较好
B. 注意保护性隔离，不要去人多拥挤的地方
C. 治疗方案以手术为主

D．术前最重要的是防止皮肤破损
E．按时预防接种

67. 女，43 岁。突发心悸。查体：心律规则，心率 180 次 / 分，未闻及杂音，压迫颈动脉窦后心率突然降到 72 次 / 分。由此判断患者可能发生了
A．神经症
B．阵发性室上性心动过速
C．室性心动过速
D．频发房性期前收缩
E．频发室性期前收缩

68. 女，60 岁。今晨行胰头十二指肠切除术，下午更换卧位后半小时内，护士发现腹腔引流管突然引流出 300ml 鲜红色血性液体。此时正确的处理是
A．协助患者取半坐卧位
B．低流量给氧
C．严密观察生命体征，报告医生
D．加快输血速度
E．继续观察

69. 女，62 岁。突发呼吸困难入院。护士听诊发现双肺满布湿啰音。考虑患者可能发生了
A．急性肺水肿
B．支气管炎
C．支气管哮喘
D．肺结核
E．心包积液

70. 女，64 岁。因子宫内膜癌入院行手术治疗。术后对该患者的健康指导，不正确的是
A．每月做 B 超检查，加强随访
B．加强营养，提高身体免疫力
C．注意保暖，防止感冒
D．定期随访
E．使用孕激素治疗者，加强用药期间的监护

71. 女，65 岁。原发性高血压。长期使用某种降压药物，患者出现面部潮红、胫前水肿。产生此不良反应的药物可能是
A．呋塞米
B．硝苯地平
C．卡托普利
D．氢氯噻嗪
E．螺内酯

72. 女，65 岁。直肠癌位于腹膜返折以下，宜采取的手术方式为
A．Miles 手术
B．Dixon 手术
C．毕 I 式手术
D．毕 II 式手术
E．拉下式肿瘤切除术

73. 女，68 岁。有慢性咳嗽、咳痰史 30 年，近 3 年出现进行性呼吸困难加重，伴发绀，双下肢水肿。应考虑为
A．肺气肿
B．呼吸衰竭
C．全心衰竭
D．右心衰竭
E．左心衰竭

74. 女，6 岁。患有先天性心脏病，需要采用地高辛治疗。护士在给药前，应特别监护
A．血压
B．呼吸
C．心率
D．体温
E．瞳孔

75. 女，70 岁。不慎摔倒致右股骨转子骨折，伴移位。因心力衰竭不宜手术治疗，采用骨牵引。应重点预防的并发症是
A．骨筋膜隔室综合征
B．脂肪栓塞
C．坠积性肺炎
D．肌肉挛缩
E．创伤性关节炎

76. 男，4 岁。急性肾小球肾炎。近 5 天患儿不能平卧，气促、胸闷。双肺底湿啰音，尿量减少。护士估计该患儿最可能并发了
A．肺脓肿
B．呼吸衰竭
C．高血压急症
D．肺部感染
E．严重循环充血

77. 女，9 岁。患病毒性脑膜炎入院。入院当天患儿

突然出现全身抽搐，喷射性呕吐，口腔及气管内有大量呕吐物。护士应立即采取的措施是
A. 给予氧气吸入
B. 约束四肢，制止抽搐
C. 吸引器吸出呼吸道内异物
D. 应用镇静药，控制抽搐
E. 建立静脉通道，应用脱水药

78. 肾结核患者，为有效防止结核的复发，术后至少要继续抗结核治疗
A. 1个月
B. 2个月
C. 3个月
D. 6个月
E. 9个月

79. 使用胰岛素的妊娠期糖尿病产妇，分娩后48小时，胰岛素应减至原用量的
A. 1/3
B. 2/3
C. 2/5
D. 1/8
E. 1/2

80. 提示支气管哮喘急性发作病情可能加重的表现为
A. 烦躁不安
B. 哮鸣音减弱或消失
C. 明显发绀
D. 呼吸困难
E. 喘气费力

81. 胃穿孔患者行腹腔穿刺，抽出液的性质是
A. 脓液稀薄有腥味
B. 黄色、浑浊、无臭味
C. 易凝固血液
D. 稠厚脓液
E. 血性渗出液

82. 胃炎患者适宜的饮食是
A. 普通饮食
B. 半流质饮食
C. 软质饮食
D. 流质饮食
E. 高蛋白饮食

83. 下肢静脉曲张术后早期活动是为了防止
A. 患肢肿胀
B. 关节僵硬
C. 肌肉萎缩
D. 肺不张
E. 深静脉血栓形成

84. 协调性子宫收缩乏力表现为
A. 子宫收缩无对称性
B. 容易发生胎膜早破
C. 不宜静脉滴注缩宫素
D. 产程常延长
E. 不易发生产后出血

85. 心功能Ⅱ级患者的表现是
A. 体力活动明显受限，稍事活动后出现疲乏、心悸、呼吸困难
B. 一般活动后出现疲乏、心悸、呼吸困难，休息后缓解
C. 轻微活动后出现呼吸困难，休息后不易缓解
D. 体力活动不受限制
E. 休息时即有疲乏、心悸、呼吸困难，活动后更加严重

86. 需要持续低流量吸氧的疾病是
A. 支气管哮喘急性发作
B. 慢性肺源性心脏病
C. 肺部肿瘤
D. 大叶性肺炎
E. 急性肺水肿

87. 一氧化碳中毒最典型的特征是
A. 恶心、呕吐
B. 口唇呈樱桃红色
C. 头痛、头晕
D. 四肢乏力
E. 意识障碍

88. 易引起急性上呼吸道感染的病原体是
A. 溶血性链球菌
B. 金黄色葡萄球菌
C. 肺炎链球菌
D. 支原体
E. 病毒

89. 婴儿扶腋下能站立，能喃喃地发出单音节，两手能各握一玩具，并能伸手取物。判断该婴儿最可能的月龄为
A. 4 个月
B. 6 个月
C. 7 个月
D. 9 个月
E. 11 个月

90. 在协助心包穿刺的过程中，护士正确的做法是
A. 术中协助患者取平卧位
B. 术前准备阿托品
C. 每次抽液不超过 500ml
D. 抽液中禁止夹闭胶管
E. 术后待心包引流液＜ 60ml/d 时可拔管

91. 诊断、确定卵巢癌分期及选择治疗方案的依据是
A. CT 检查
B. 腹腔镜检查
C. 淋巴造影检查
D. 腹腔积液细胞学检查
E. 血清肿瘤标志物测定

92. 正常每小时的胎动次数为
A. 1~2 次
B. 3~5 次
C. 6~8 次
D. 10~12 次
E. 13~15 次

93. 支气管扩张症患者一天中咳嗽、咳痰最重的时间为
A. 晨起
B. 白天
C. 睡前
D. 凌晨
E. 下午

94. 男，78 岁。其家属反映近 2 年常忘记刚发生过的事情，经常“丢三落四”，甚至忘记回家的路，说话有时颠三倒四，有时候会莫名其妙生气，性格明显改变，多疑、糊涂、害怕。根据临床表现，护士评估患者最可能发生了
A. 老年精神病
B. 强迫症
C. 脑血管疾病
D. 早期阿尔茨海默病
E. 脑肿瘤

95. 子宫内膜胎盘附着面完全修复需要到产后
A. 2 周
B. 8 周
C. 4 周
D. 10 周
E. 6 周

二、共用题干单选题（每个提问 1 个得分点）：以下每道试题有 2~6 个提问，每个提问有 5 个备选答案，请选择 1 个最佳答案。提示：进入此部分试题后，您不能返回前面部分查看试题或修改答案；本部分在答题过程中不能回退（对已作答试题不能返回检查或修改答案）。您是否进入共用题干单选题部分？

（96~97 题共用题干）

某孕妇，38 岁。G_3P_1，停经 43 天，尿 hCG（＋）。因排便时下腹部剧烈疼痛急诊。查体：面色苍白，脉搏细速，血压 90/56mmHg；下腹部明显压痛和反跳痛，移动性浊音（＋）。阴道检查：后穹隆饱满、有触痛，宫颈举痛、子宫稍大，一侧附件可触及边界不清、压痛明显的包块。

96. 第 1 问：患者最可能的情况是
A. 异位妊娠
B. 流产
C. 急性腹膜炎
D. 黄体破裂
E. 卵巢囊肿破裂

97. 第 2 问：为进一步确诊，应做的检查是
A. 阴道后穹隆穿刺
B. 清宫
C. 腹腔镜探查术
D. 诊断性刮宫
E. 宫腔排出物送病理检查

（98~99 题共用题干）

男，10 岁。全身水肿半个月，血压 115/75mmHg，血红蛋白 110g/L，血浆白蛋白 20g/L，尿液检查结果显

示尿蛋白（＋＋＋），透明管型 3~4 个 /HPF，24 小时尿蛋白 4g。

98. 第 1 问：为明确该患儿的肾脏病变类型，最可靠的检查是
A. 尿液检查
B. 免疫学检查
C. 肾功能检查
D. 肾脏 CT 检查
E. 肾活组织病理检查

99. 第 2 问：应用泼尼松和环磷酰胺治疗后，尿蛋白仍为（＋＋＋），水肿无减轻，最好采用
A. 加大泼尼松剂量
B. 加用双嘧达莫
C. 加用环孢素 A
D. 输入白蛋白
E. 加用氢氯噻嗪

（100~101 题共用题干）

男，39 岁。因反复上腹部疼痛 5 年一直未就诊，本次因腹痛加重 2 周入院。患者夜间突然发生呕吐，呕吐物为宿食，量大，有腐败酸臭味。

100. 第 1 问：该患者所患疾病可能是
A. 慢性胃炎
B. 幽门梗阻
C. 胃溃疡
D. 胆石病
E. 肝炎

101. 第 2 问：大量呕吐会导致该患者出现
A. 呼吸性碱中毒
B. 呼吸性酸中毒
C. 代谢性酸中毒
D. 代谢性碱中毒
E. 高钾血症

（102~103 题共用题干）

男，45 岁。左上腹撞伤，局部疼痛，以“左上腹外伤”入院。入院后非手术治疗，一般情况良好。入院第 5 天，活动时突然出现全腹痛，面色苍白、出冷汗、脉搏细速。

102. 第 1 问：首先考虑的诊断是
A. 胃破裂
B. 胰腺损伤
C. 肝破裂
D. 脾破裂
E. 小肠穿孔

103. 第 2 问：应采取的主要护理措施是
A. 边抢救休克，边准备手术
B. 观察体温变化
C. 观察血压情况
D. 通知禁饮、禁食
E. 安置患者卧床休息

（104~105 题共用题干）

男，46 岁。发现口渴、多饮、消瘦 3 个月，突发昏迷 2 天。血糖 30mmol/L，血钠 132mmol/L，血钾 4.0mmol/L，尿素氮 9.8mmol/L，CO_2CP18.3mmol/L。尿糖、尿酮体强阳性。诊断为糖尿病酮症酸中毒。

104. 第 1 问：该患者首选治疗为
A. 快速静脉滴注生理盐水＋小剂量胰岛素
B. 快速静脉滴注高渗盐水＋小剂量胰岛素
C. 快速静脉滴注低渗盐水＋小剂量胰岛素
D. 快速静脉滴注生理盐水＋大剂量胰岛素
E. 快速静脉滴注碳酸氢钠＋大剂量胰岛素

105. 第 2 问：治疗 8 小时后，患者神志渐清，血糖降至 12.8mmol/L，血钾 3.2mmol/L。此时，可采用的治疗是
A. 输 5% 葡萄糖＋普通胰岛素
B. 输 5% 葡萄糖＋普通胰岛素＋适量钾
C. 输 10% 葡萄糖＋普通胰岛素
D. 输碳酸氢钠＋普通胰岛素
E. 输低渗盐水＋普通胰岛素＋适量钾

（106~107 题共用题干）

男，67 岁。腹泻、下腹部隐痛 6 个月。近 3 天解鲜血便，腹部触诊和直肠指诊未发现肿块，X 线钡剂灌肠示降结肠肠壁僵硬，可见充盈缺损。

106. 第 1 问：患者最可能的诊断是
A. 肠息肉
B. 结肠腺瘤

C. 乙状结肠癌
D. 溃疡性结肠炎
E. 降结肠癌

107. 第 2 问：该患者行手术治疗后，护士为其采取的护理措施不妥的是
A. 生命体征平稳后选半坐卧位
B. 禁饮禁食期间做好口腔护理
C. 保持胃肠减压通畅，48 小时拔除胃管
D. 术后 2 周左右可进普食
E. 骶前引流管 3 天拔除

（108~109 题共用题干）

男，8 岁。高热、寒战 2 天入院。查体：体温 38.9℃；主诉左大腿疼痛难忍，拒绝做任何活动和检查。实验室检查：白细胞 22×10^9/L。怀疑为急性化脓性骨髓炎。

108. 第 1 问：最有价值的辅助检查是
A. X 线检查
B. 核素骨扫描
C. 血沉
D. 局部穿刺
E. 血生化

109. 第 2 问：若已确定诊断，最关键的治疗方法是
A. 镇静、镇痛
B. 物理降温
C. 抬高患肢
D. 输液、注意水、电解质平衡
E. 大量广谱抗生素＋钻孔引流

（110~113 题共用题干）

女，10 个月。足月产，反复腹泻 1 月余，5~6 次/天，时稀时稠。出生后混合喂养，未添加辅食。查体：神志清楚，表情呆滞，体重 4.8kg；腹软、腹壁脂肪消失。

110. 第 1 问：应首先考虑该患儿为
A. 轻度营养不良，慢性腹泻
B. 中度营养不良，慢性腹泻
C. 重度营养不良，慢性腹泻
D. 中度营养不良，迁延性腹泻
E. 重度营养不良，迁延性腹泻

111. 第 2 问：患儿变化最为显著的血清学指标是
A. 红细胞计数
B. 淋巴细胞计数
C. 白细胞计数
D. 血白蛋白浓度
E. 血红蛋白浓度

112. 第 3 问：关于该患儿的补液原则，正确的是
A. 补液总量适量减少，滴速宜稍慢
B. 补液总量适量减少，滴速宜稍快
C. 补液总量适量减少，保持正常滴速
D. 补液总量适量增加，滴速宜稍慢
E. 补液总量适量增加，保持正常滴速

113. 第 4 问：患儿住院第 2 天晨起突然神志不清，面色苍白，脉搏细弱，呼吸表浅，出冷汗，首先应静脉注射的是
A. 氨茶碱
B. 洛贝林
C. 地西泮
D. 葡萄糖
E. 地高辛

（114~116 题共用题干）

女，3 岁。近来腹泻，1 小时前突然剧烈腹痛、哭闹、呕吐、腹胀，10 分钟前有少量果酱样大便，右侧腹可触及腊肠样肿物，长约 7cm。

114. 第 1 问：初步考虑为
A. 肠肿瘤
B. 蛔虫性肠梗阻
C. 肠套叠
D. 肠扭转
E. 机械性肠梗阻

115. 第 2 问：为明确诊断，首选的检查是
A. 空气灌肠造影
B. 口服钡剂造影
C. 腹部 B 超
D. 腹腔穿刺
E. 肛门指诊

116. 第 3 问：现患儿仍为患病早期，首选的治疗是
A. 手法复位

B. 胃肠减压
C. 镇痛
D. 空气灌肠
E. 补液

（117~120 题共用题干）

女，72 岁。肺气肿病史 15 年。近来咳嗽、咳痰、气促、精神萎靡。查体：口唇发绀，呼吸 30 次 / 分，神志恍惚，多汗、皮肤湿暖，肋骨上抬，肋间隙增宽；动脉血气分析：pH 7.31，PaO_2 55mmHg，$PaCO_2$ 60mmHg。

117. 第 1 问：该患者最可能患有
A. 慢性肺源性心脏病
B. 支气管哮喘
C. 肺栓塞
D. 心力衰竭
E. 呼吸衰竭

118. 第 2 问：根据疾病性质，患者可能出现的症状除外
A. 指甲发绀
B. 呼吸困难
C. 血压升高
D. 四肢温暖
E. 皮肤干燥

119. 第 3 问：当护士采集血气分析标本时，其操作要点应除外
A. 使用 2ml 无菌干燥注射器
B. 抽吸低浓度肝素溶液，充盈注射器后弃去
C. 可穿刺桡动脉或股动脉
D. 将血液迅速注入无菌试管内，用软木塞塞住
E. 立即采集，立即送检

120. 第 4 问：为患者氧疗时，最佳的给氧方式是
A. 高浓度、高流量持续吸氧
B. 高浓度、高流量间歇吸氧
C. 75% 乙醇湿化吸氧
D. 低浓度、低流量间歇吸氧
E. 低浓度、低流量持续吸氧

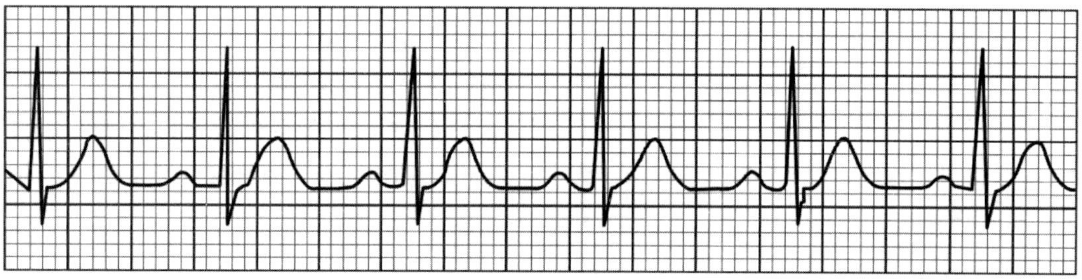

实践能力 35 题图

预测试卷三

专业实务

一、单选题（每题 1 个得分点）：以下每道试题有 5 个备选答案，请从中选择 1 个最佳答案。提示：本部分在答题过程中可以回退（对已作答试题可以返回检查或修改答案）。

1.《护士条例》立法宗旨<u>不包括</u>
A．维护护士的合法权益
B．规范护理行为
C．促进护理事业发展
D．提高护理人员待遇
E．保证医疗安全和人体健康

2. 按照甲类传染病管理的乙类传染病是
A．乙型肝炎
B．艾滋病
C．登革热
D．霍乱
E．传染性非典型肺炎

3. 利于保持良好护际关系的行为<u>不包括</u>
A．自行其是
B．相互理解
C．相互支持
D．相互配合
E．互尊互学

4. 绌脉常见于
A．心房颤动患者
B．动脉导管未闭患者
C．房室传导阻滞患者
D．心包积液患者
E．肺动脉高压患者

5. 用电动吸引器吸痰时，每次吸引时间<u>不宜</u>超过
A．5 秒
B．10 秒
C．15 秒
D．30 秒
E．40 秒

6. 对于“土”的特性，正确的描述是
A．炎上
B．肃革
C．寒润
D．曲直
E．稼穑

7. 负责医疗事故技术鉴定的部门是
A．法院
B．医院
C．医学会
D．医学院
E．卫生行政部门

8. 肝硬化腹水患者宜采用的饮食是
A．低盐饮食
B．低脂饮食
C．低纤维素饮食
D．高蛋白饮食
E．高维生素饮食

9. 根据组织设计原则，从高层领导到基层领导适宜的管理层次是
A．1~2 层
B．2~4 层
C．4~5 层
D．5~6 层
E．6~7 层

10. 宫颈癌的好发部位是
A．宫颈阴道部
B．宫颈鳞 - 柱状上皮交界处

C．宫颈管
D．子宫峡部
E．宫颈外口

11．沟通的基本层次中最高的层次是
A．互动性沟通
B．分享个人想法、感受
C．议论
D．一致性的沟通
E．陈述事实的沟通

12．关于葡萄胎的病理特点，正确的是
A．滋养细胞侵犯肌层
B．无胎儿及其附属物
C．滋养细胞不同程度增生
D．局限于宫腔内
E．滋养细胞出血坏死

13．关于医嘱的处理，不正确的是
A．临时医嘱一般只执行 1 次
B．长期医嘱有效时间在 24 小时以上
C．临时备用医嘱有效时间在 24 小时以内
D．长期备用医嘱须由医生注明停止时间
E．执行口头医嘱时，护士复述 1 遍，医护双方确认无误后方可执行

14．护患沟通的首要原则是
A．治疗性
B．保密性
C．规范性
D．艺术性
E．尊重性

15．护士输液时，因查对不严格，错把青霉素输给了王姓患者，导致其因过敏性休克死亡。该护士的行为属于
A．过失犯罪
B．渎职罪
C．四级医疗事故
D．意外事故
E．护理差错

16．男，35 岁。1 天前进食油腻的食物后出现上腹剧烈疼痛。查体：Murphy 征（+）。其压痛点位于
A．膈下
B．右肋下
C．右下腹
D．左肋下
E．脐周

17．静脉血标本检查须备抗凝试管的是
A．淀粉酶
B．尿素氮
C．胆红素
D．血钾
E．肌酸磷酸激酶

18．抗结核药物中，最易导致听力损害的是
A．丙硫异烟胺
B．对氨基水杨酸
C．链霉素
D．利福平
E．吡嗪酰胺

19．可能导致子宫内膜癌的因素是
A．肥胖
B．雌激素水平降低
C．多产
D．人乳头瘤病毒
E．不良生活习惯

20．口腔真菌培养采取分泌物的部位宜在
A．两侧腭弓
B．咽部
C．腭垂
D．溃疡面
E．口腔黏膜

21．慢性心力衰竭最常见的诱因是
A．呼吸道感染
B．快速型心律失常
C．过度劳累
D．摄入钠及补液过多
E．贫血或大出血

22．慢性子宫颈炎最常见的病理改变是
A．宫颈糜烂
B．宫颈肥大

C. 宫颈黏膜增生
D. 宫颈腺囊肿
E. 宫颈管炎

23. 某护理专业毕业生，2015 年通过护士执业资格考试，2019 年拟申请护士执业注册，她必须在符合规定的医疗卫生机构接受临床护理培训并考核合格的时间为
A. 1 个月
B. 12 个月
C. 3 个月
D. 6 个月
E. 8 个月

24. 某急性呼吸衰竭患者入住 ICU 病房治疗期间，发生继发性肺部感染，其病原体最可能为
A. 肺炎支原体
B. 肺炎链球菌
C. 大肠埃希菌
D. 肺炎克雷伯菌
E. 铜绿假单胞菌

25. 某孕妇，26 岁。妊娠 34 周，突然出现阴道流血，量多，伴轻微腹痛，遂入院就诊。胎心率 130 次 / 分，无宫缩迹象，子宫与胎盘关系如图所示，考虑为

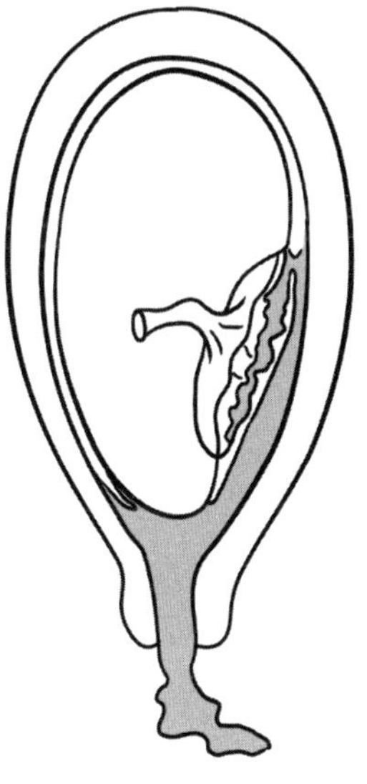

A. 前置胎盘
B. 胎盘早剥
C. 早产
D. 羊水栓塞
E. 胎膜早破

26. 某孕妇，28 岁。进入分娩状态，护士发现该孕妇在其宫口开大 3cm 后，出现烦躁不安，对于自然分娩没有信心，一再要求剖宫产。该护士对此孕妇应采取最主要的护理措施是
A. 提供心理支持，减轻焦虑
B. 做剖宫产准备
C. 监测胎心
D. 教会孕妇用力的方法
E. 鼓励孕妇多进食，恢复体力

27. 某孕妇，29 岁。妊娠 16 周时发现胎儿臀位。护士告知开始干预的最佳时间是
A. 妊娠 20 周
B. 妊娠 24 周
C. 妊娠 28 周
D. 妊娠 30 周
E. 妊娠 36 周

28. 某孕妇，30 岁。停经 7 周，阴道流血 3 天伴高热 2 天来院就诊，诊断为流产合并感染。目前最佳的治疗原则是
A. 立即清宫
B. 保胎治疗
C. 密切监测病情变化
D. 积极控制感染
E. 无须特殊处理

29. 男，18 岁。支气管哮喘 2 年，同时使用几种气雾剂治疗。正确的使用顺序是
A. 先用支气管扩张气雾剂，再用激素类气雾剂
B. 先用激素类气雾剂，再用支气管扩张药气雾剂
C. 先用激素类气雾剂，再用茶碱类气雾剂
D. 先用支气管扩张气雾剂，再用茶碱类气雾剂
E. 先用茶碱类气雾剂，再用支气管扩张药气雾剂

30. 男，20 岁。接种乙肝疫苗 1 天后出现低热，伴恶心、呕吐。该表现属于
A. 中毒反应
B. 一般反应
C. 过敏性皮疹
D. 全身感染
E. 晕针

31. 男，20 岁。疲乏无力、恶心、厌食 1 周，医师指示查谷丙转氨酶（丙氨酸氨基转移酶）。最佳的采血时间是
A．餐前空腹
B．晨起餐后 2 小时
C．睡前
D．随机
E．晨起空腹时

32. 男，24 岁。休克型肺炎。经抢救病情稳定，医嘱：10% 葡萄糖注射液 400ml ＋多巴胺 20mg，IV。若滴速 20 滴 / 分，点滴系数为 15 滴 /ml，则告诉家属输液可维持的时间是
A．1 小时
B．2 小时
C．3 小时
D．5 小时
E．6 小时

33. 男，25 岁。1 周前肛门周围持续性跳痛，皮肤红肿，并有局部压痛及波动感。诊断为肛门周围脓肿。行手术治疗，并应用抗生素。选择抗生素的方法，正确的是
A．对革兰阳性菌有效的抗生素
B．对厌氧菌有效的抗生素
C．对金黄色葡萄球菌有效的抗生素
D．对革兰阴性杆菌和厌氧菌有效的抗生素，宜联合用药
E．对铜绿假单胞菌有效的抗生素

34. 男，25 岁。十二指肠球部溃疡出血经住院治疗后病情稳定，即将出院。护士做出院前的健康指导，此时护患关系处于
A．准备期
B．初始期
C．工作期
D．结束期
E．熟悉期

35. 患者因咽部不适来院就诊。医嘱要求采集咽拭子标本，则采集分泌物的部位是图中的
A．①
B．②
C．③
D．④
E．⑤

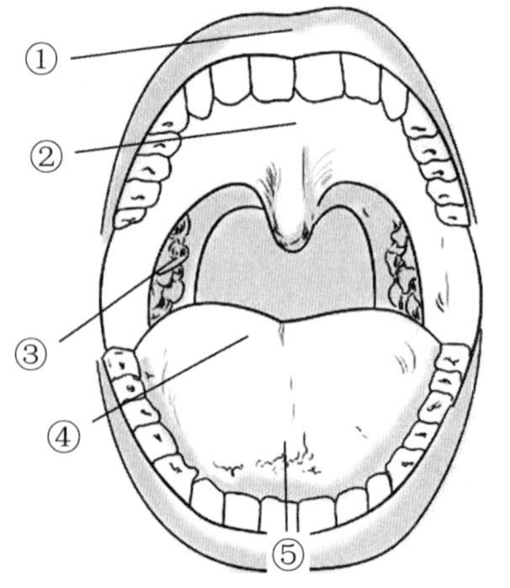

36. 男，35 岁。患糖尿病，尿糖（＋＋＋），医嘱：普通胰岛素（规格为 10ml，400U），12U，H。护士应抽取的药液剂量是
A．0.1ml
B．0.2ml
C．0.3ml
D．0.4ml
E．0.5ml

37. 男，38 岁。木刺刺伤右手中指末端，当即挑出木刺未出血，5 天后右手中指末节肿胀、剧痛、搏动性跳痛，彻夜难眠，诊断为脓性指头炎。首要的处理是
A．使用抗生素
B．使用镇痛药
C．切开引流
D．局部敷药
E．穿刺抽脓

38. 男，38 岁。突发右下腹剧烈疼痛 1 小时，腹痛剧烈，辗转不安，自我诊断为“急性阑尾炎”。护士在等待检查结果时可以
A．注射哌替啶（度冷丁）镇痛
B．立即行术前准备
C．与患者沟通
D．告知患者不是阑尾炎
E．责令患者安静等待

39. 男，40 岁。脊髓损伤，双下肢截瘫。住院近 2 周。

责任护士护理患者时，错误的做法是
A．帮助患者掌握正确的应对技巧
B．帮助患者建立有效的社会支持系统
C．让患者及其家属参与制订护理计划
D．根据奥伦（Orem）自理理论，给予患者全补偿护理
E．多听患者诉说

40．男，49岁。胃大部切除术后第2天尚未排气。患者向责任护士提出进食要求。恰当的护理措施是
A．告知患者询问医生
B．直接拒绝患者
C．告知患者可以进流质饮食
D．满足患者任何要求
E．告知患者不能进食的原因

41．男，4岁。曾与水痘患儿接触，护士应为其采取的措施是
A．多饮水
B．检疫
C．大剂量注射糖皮质激素
D．静脉注射抗病毒药物
E．补充维生素C

42．男，50岁。高血压病史5年，劳累后感到心前区疼痛，以冠心病收入院。护士需要重复测量血压，要驱净袖带内气体，使汞柱降至“0”点，其目的是
A．避免连续加压使肢体循环受阻
B．避免连续加压使肢体循环加快
C．避免加压过度给患者造成不适感
D．避免袖带长时间接触肢体造成不适
E．避免输气球冲压过度造成气球损坏

43．男，50岁。患亚急性感染性心内膜炎，得知有血管栓塞的危险，感到害怕、无助。护士对其进行的护理，最恰当的是
A．告知患者如不配合治疗，将会危及生命
B．鼓励患者听音乐
C．叮嘱患者严格卧床休息
D．解除患者疑惑，增强其信心
E．鼓励患者大量喝水

44．男，52岁。肝硬化10余年，伴大量腹水10天。近来出现意识障碍，考虑患者可能合并肝性脑病。对诊断肝性脑病最有价值的指标是
A．血尿素氮
B．ALT
C．血氨
D．血肌酐
E．血胆红素

45．女，55岁。在2015年1月26日因乳房疼痛入院，触摸乳房质硬，观察外形呈“酒窝征”，经进一步确诊后，于入院后第2天早10时20分行保留乳房的乳腺癌切除术。如图所示，护士在体温单记录其手术时间的位置是（附图见本卷末）
A．①
B．②
C．③
D．④
E．⑤

46．男，55岁。腹膜透析置管术后，在护士考核其腹透换液操作时，其操作未能达标。患者感到很沮丧，护士对患者说：“您的心情我很理解，我第一次考核的时候，还不如您呢！您就是太紧张了。”护士采用的交谈策略是
A．核实
B．移情
C．澄清
D．反应
E．阐释

47．男，60岁。因失眠服用地西泮20mg后不能被唤醒，压迫眶上缘有反应，瞳孔对光反射、角膜反射存在，考虑为地西泮中毒。此时患者的意识为
A．深昏迷
B．昏睡
C．浅昏迷
D．嗜睡
E．意识模糊

48．男，65岁。久病体弱、长期卧床、排痰无力，护士可协助胸部叩击以排痰，叩击方法错误的是
A．护士五指并拢形成空心状
B．患者取坐位或侧卧位
C．叩击应由内向外
D．叩击力量应适中
E．叩击应自下而上

49. 男，65 岁。因呼吸困难，行气管切开术，呼吸机辅助呼吸。对该患者病室环境的管理特别应注意
A. 适宜的温、湿度
B. 不摆设鲜花
C. 加强通风
D. 光线适宜
E. 减少陪护，防止感染

50. 男，68 岁。因胃癌晚期入院。查体时发现患者骶尾部皮肤发红，大小为 4cm×2cm，未破损。判断该患者的压疮是
A. 淤血红润期
B. 炎性浸润期
C. 炎性红润期
D. 溃疡红润期
E. 坏死溃疡期

51. 男，82 岁。输液 1 小时后出现寒战、发热，体温 39℃，伴有头痛、恶心、呕吐。患者家属质疑护士输液有误。此时护士适宜的处理措施是
A. 耐心解释输液反应可能的原因
B. 送检残余药液和输液器
C. 向护士长汇报详细情况
D. 向科室主任汇报详细情况
E. 与患者家属争辩，否认错误

52. 男，尿路损伤后出现排尿困难，护士遵医嘱为其留置导尿管，患者表情紧张地问:“会不会很疼呀？”回答较妥当的是
A.“放心，一点也不疼。”
B.“当然会疼，谁让你受伤了呢？”
C.“我也不太清楚。”
D.“为了治病，疼也得忍着。”
E.“会有一些疼痛，我会尽量帮你减轻痛苦。”

53. 能抑制腺体分泌、防止副交感神经兴奋的麻醉前用药是
A. 芬太尼
B. 阿托品
C. 哌替啶
D. 咪达唑仑
E. 吗啡

54. 女，24 岁。慢性原发免疫性血小板减少症，反复出血。经泼尼松治疗 7 个月后症状无好转。治疗可采用
A. 改用地塞米松
B. 输红细胞悬液
C. 输全血
D. 脾切除
E. 应用止血药

55. 胃癌的好发部位是下图中的

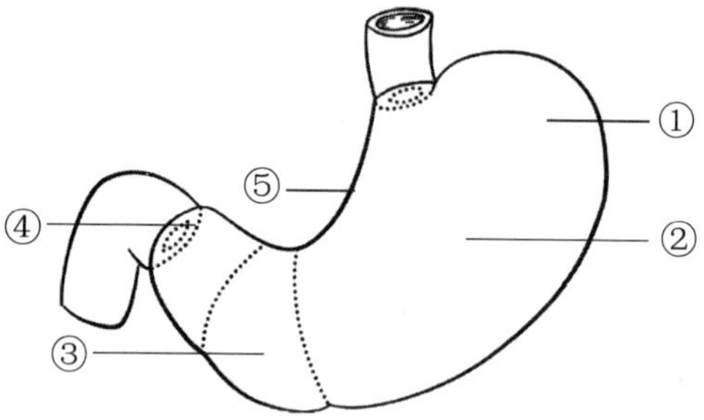

A. ①
B. ②
C. ③
D. ④
E. ⑤

56. 女，36 岁。因胆囊炎、胆石病，明天将做胆囊切除术。护士与患者交谈的首选主题是
A. 术前应保证充足的睡眠
B. 规律饮食的重要性
C. 术前需要做的准备
D. 鼓励患者战胜疾病
E. 预防术后并发症

57. 女，36 岁。因系统性红斑狼疮入院 1 周，无人探视。目前患者病情逐渐加重，导致情绪不安，难以入睡，对待医生护士不耐烦，不愿意配合治疗。分析患者目前最主要的心理问题是
A. 担心
B. 否定
C. 抑郁
D. 强迫
E. 焦虑

58. 女，38 岁。反复发作的上腹疼痛 2 个月，前往消化内科就诊，遵医嘱拟行胃镜检查。可用于胃镜消毒的方法是

A．甲醛熏蒸
B．2% 戊二醛浸泡
C．含氯消毒剂浸泡
D．碘酊消毒
E．过氧化氢浸泡

59. 女，39 岁。因宫颈癌入院，护士观察该患者常独自哭泣，并且焦虑不安。该护士为其采取的首选护理措施是
A．倾听其倾诉并给予安慰
B．请精神科会诊
C．让病友多与其交谈
D．同意家属陪伴
E．给予镇静药

60. 女，42 岁。被汽车撞上，右上腹剧痛，脉搏 100 次 / 分，呼吸 36 次 / 分，血压 90/65mmHg。诊断尚未明确时应禁用
A．地西泮
B．吗啡
C．苯巴比妥
D．非那根
E．6- 氨基己酸

61. 女，50 岁。诊断为冠心病、心绞痛，遵医嘱给予吸氧，操作不正确的是
A．停用氧气时先关流量开关
B．插管前检查导管是否通畅
C．插管前检查给氧装置是否漏气
D．给氧期间不可直接调节氧流量
E．用氧应注意防火、防热

62. 女，51 岁。因淋巴瘤入院接受化疗。护士在评估患者时发现其口腔黏膜有乳白色分泌物，在给予口腔护理时首选的溶液是
A．朵贝尔溶液
B．1%~4% 碳酸氢钠溶液
C．0.1% 醋酸溶液
D．1%~3% 过氧化氢溶液
E．生理盐水

63. 女，52 岁。得知自己确诊为食管癌后，表现为沉默，食欲减退，夜间入睡困难，易怒。护理工作中最应重视的问题是
A．增加巡视的频次
B．鼓励患者自我表达，宣泄情绪
C．可利用治疗效果好的患者现身说法，正面宣教
D．防自杀、防伤人、防出走
E．向家属询问患者的心理情况

64. 女，52 岁。因高热急诊入院，体温 39.9℃。应采取的物理降温措施是
A．冰敷 60 分钟后测体温
B．嘱患者多饮冰水
C．前额、头顶部置冰袋
D．心前区乙醇拭浴
E．全身温水拭浴

65. 女，52 岁。因糖尿病入院治疗，护士为其铺好床单位后，告诉患者:“我是您的责任护士，我姓李，叫我小李就行，有事请按床头呼叫器，我随时为您服务。”此时护士承担的主要角色是
A．热情的接待者
B．主动的介绍者
C．细心的照顾者
D．认真的计划者
E．耐心的教育者

66. 女，55 岁。因头痛、头晕 2 周就诊，测血压 150/95mmHg。医生为患者开具的降压药中卡托普利属于
A．利尿药
B．β 受体阻滞剂
C．血管紧张素转换酶抑制剂
D．钙通道阻滞剂
E．α_1 受体阻滞剂

67. 男，54 岁。劳累后感心悸。查脉搏，每隔 1 个正常搏动后出现 2 次过早的搏动。判断此脉律为
A．二联律
B．三联律
C．频发期前收缩
D．成对期前收缩
E．脉搏短绌

68. 女，56 岁。24 小时前因突发胸闷、胸痛、憋气，以冠心病、心绞痛急诊入院。经过治疗现病情基

本稳定，还未到医院规定的探视时间。家属强烈要求见患者。此时值班护士首先应该
A. 向家属耐心解释，取得家属理解
B. 让患者征得科主任的同意
C. 拒绝家属的不合理要求，无须解释
D. 悄悄让家属与患者见面
E. 让患者征得护士长的同意

69. 女，60 岁。肝性脑病。近日出现烦躁，有时神志不清，静脉输液时有躁动。护士为患者使用约束带时，应注意的要点不包括
A. 松紧合适
B. 局部置衬垫
C. 维护患者的自尊
D. 注意被约束肢体的皮肤颜色
E. 定时松解，1 次 /6 小时

70. 女，63 岁。反复发作呼气性呼吸困难 5 年。引起呼气性呼吸困难最常见的病因是
A. 支气管异物
B. 肺栓塞
C. 肺动脉高压
D. 气胸
E. 小支气管痉挛

71. 女，72 岁。因记忆力进行性下降、失语、经常外出后迷路不归，诊断为阿尔茨海默病。治疗该疾病目前最常用的药物是
A. 氯米帕明
B. 阿米替林
C. 氟西汀
D. 多奈哌齐
E. 丁螺环酮

72. 女，72 岁。因间断咳嗽，咳痰 10 余年，症状加重，伴下肢水肿 1 周入院，诊断为慢性肺源性心脏病。护士在健康评估时，有助于判断本次症状加重的可能因素是
A. 食物过敏史
B. 家族成员中有无同类疾病史
C. 有无受凉
D. 吸烟史
E. 是否坚持呼吸功能锻炼

73. 妊娠合并糖尿病患者首选的药物为
A. 格列本脲（优降糖）
B. 消渴丸
C. 胰岛素
D. 苯乙双胍（降糖灵）
E. 二甲双胍

74. 授权原则，不正确的是
A. 视能授权
B. 公平竞争
C. 合法合理
D. 监督控制
E. 权责对等

75. 为高热患者用乙醇拭浴时，禁忌擦拭的部位是
A. 头部和颈部
B. 手掌和四肢
C. 腋窝和腹股沟
D. 前胸和腹部
E. 两侧肾区

76. 女，35 岁。甲状腺囊肿切除术后。护士为患者采取半坐卧位的主要目的是
A. 有利于伤口愈合
B. 减轻颈部肿胀
C. 减少伤口出血
D. 减轻缝合处张力
E. 利于呼吸

77. 误服强酸后，不适宜的治疗是
A. 洗胃
B. 口服镁乳 60ml 导泻
C. 灌肠
D. 补液
E. 口服牛奶或生蛋清

78. 新生儿脐炎最常见的致病菌为金黄色葡萄球菌，治疗应首选的抗生素是
A. 庆大霉素
B. 头孢呋辛
C. 罗红霉素
D. 阿奇霉素
E. 环丙沙星

79. 血氨升高是肝性脑病的发病机制之一，氨吸收的主要部位在

A. 胃
B. 十二指肠
C. 小肠
D. 结肠
E. 直肠

80. 羊水的功能不包括
A. 保证胎儿活动度，防止与羊膜粘连
B. 气体交换
C. 保护胎儿不受外来损伤
D. 羊水检查可监测胎儿成熟度
E. 分娩时传导宫缩的压力

81. 氧气经呼吸进入血液，影响其与血红蛋白结合的最重要的因素是
A. 肺泡间质的厚度
B. 肺泡的表面积
C. 血红蛋白量
D. 微血管的密度
E. 肺泡内的氧分压

82. 一位刚刚失去亲人的患者家属扑到死者的身上嚎啕大哭，此时护士的最佳反应是
A. 用言语劝家属不要太难过
B. 劝家属尽快离开病房
C. 请护士长帮助处理
D. 让同室的其他患者帮助安慰患者家属
E. 使用沉默的沟通技巧让其发泄自己的情感

83. 一氧化碳重度中毒患者最佳的氧疗方式是
A. 持续高流量给氧
B. 持续低流量给氧
C. 50% 乙醇湿化后给氧
D. 高压氧治疗
E. 间歇高流量给氧

84. 一种向交流对方表达理解、同情、支持的方法，还可为交流双方创造整体思路和适应的过程，指的是非语言交流技巧的
A. 专业性皮肤接触
B. 保持眼神接触
C. 坐姿略向前倾
D. 握住患者双手
E. 短时间的沉默表达同情

85. 医疗和护理记录的书写要求错误的是
A. 如有错误可以轻轻刮去字迹再重新写
B. 在错误文字上画双横线，就近书写正确文字并签名
C. 不可主观臆断
D. 必须及时
E. 使用红、蓝笔

86. 医疗事故等级共有
A. 2 级
B. 4 级
C. 5 级
D. 6 级
E. 10 级

87. 医院每年安排护士进行健康检查，体现了护士的
A. 学习、培训的权利
B. 安全执业的权利
C. 获得物质报酬的权利
D. 获得表彰、奖励的权利
E. 获得履行职责相关的权利

88. 乙醇拭浴温度不高于
A. 5℃
B. 10℃
C. 20℃
D. 30℃
E. 35℃

89. 意识模糊的表现是
A. 错觉、幻觉
B. 处于嗜睡状态
C. 醒时答话含糊不清
D. 暂时性意识丧失
E. 尿失禁

90. 婴幼儿肌内注射的注意事项不正确的是
A. 严格执行无菌操作原则
B. 进针深度稍浅
C. 如无回血，缓慢注药
D. 选择臀大肌注射
E. 注意经常更换注射部位

91. 在传染病管理措施中，属于预防措施的是

A. 环境消毒
B. 接种疫苗
C. 交通检疫
D. 扑杀家禽
E. 封锁疫区

92. 在我国，成人白血病最多见的类型是
A. 急性淋巴细胞白血病
B. 急性单核细胞白血病
C. 急性髓系白血病
D. 慢性淋巴细胞白血病
E. 慢性髓系白血病

93. 指气的运动的是
A. 气升
B. 气行
C. 气机
D. 气运
E. 气消

94. 最易引起股骨头坏死的骨折是
A. 股骨上段骨折
B. 股骨头下骨折
C. 股骨中段骨折
D. 股骨颈基底骨折
E. 股骨开放性骨折

95. 左心房、左心室之间及右心房、右心室之间分别相通的瓣膜是
A. 三尖瓣、二尖瓣
B. 主动脉瓣、肺动脉瓣
C. 二尖瓣、三尖瓣
D. 肺动脉瓣、主动脉瓣
E. 动脉圆锥、静脉圆锥

二、共用题干单选题（每个提问 1 个得分点）：以下每道试题有 2~6 个提问，每个提问有 5 个备选答案，请选择 1 个最佳答案。提示：进入此部分试题后，您不能返回前面部分查看试题或修改答案；本部分在答题过程中不能回退（对已作答试题不能返回检查或修改答案）。您是否进入共用题干单选题部分？

（96~97 题共用题干）

男，13 岁。确诊 1 型糖尿病 5 年，患者需要终身注射胰岛素。因血糖控制不佳入院治疗，调整胰岛素用量后患者准备出院。

96. 第 1 问：护士对其及家长进行出院指导，<u>不正确</u>的是
A. 胰岛素治疗无须控制饮食
B. 可给予低热量、低碳水化合物、高维生素饮食
C. 定期监测血糖，不适随诊
D. 经常更换注射部位
E. 注射剂量要准确

97. 第 2 问：患者每次需要注射普通胰岛素 12U。护士指导家长每次抽取的胰岛素用量为
A. 0.1ml
B. 0.2ml
C. 0.3ml
D. 0.4ml
E. 0.5ml

（98~99 题共用题干）

男，32 岁。因出差劳累，发作性头晕、胸闷半月余，突发晕厥 1 小时，以晕厥原因待查、肥厚型梗阻性心肌病待查急诊收入院。有猝死家族史。

98. 第 1 问：入院当晚，患者情绪较为紧张，迟迟无法入睡，多次呼叫值班护士，诉“头晕、胸闷”，但每次床边检查生命体征，除脉搏稍快外，其余均正常。其发生上述表现最主要的原因是
A. 不习惯与陌生人同住
B. 环境陌生
C. 担心会突发死亡
D. 床铺不舒服
E. 不习惯熄灯睡觉

99. 第 2 问：对其健康指导，做法<u>错误</u>的是
A. 若失眠可独自出去活动，以改善睡眠
B. 避免屏气用力
C. 解释保持情绪稳定的重要性，必要时遵医嘱使用镇静药
D. 如厕、沐浴时，要告知陪护或同室病友，不可反锁房门
E. 保持二便通畅

（100~103 题共用题干）

男，3 岁。因化脓性扁桃体炎反复发作，本次体温 40.5℃，血白细胞和中性粒细胞均升高，医嘱青霉素皮试。

100. 第 1 问：青霉素皮试应使用的皮肤消毒液是
A. 75% 乙醇
B. 2% 碘酊
C. 3% 过氧乙酸
D. 2% 戊二醛
E. 95% 乙醇

101. 第 2 问：有关皮试的操作，正确的是
A. 针尖斜面向下
B. 注射完毕立即用棉签按压
C. 可用安尔碘消毒皮肤
D. 针尖与皮肤成 5° 刺入
E. 选择上臂三角肌下缘注射

102. 第 3 问：皮试 5 分钟后，患者出现胸闷、气急，面色苍白，出冷汗，脉搏细速，血压下降。患者可能出现
A. 青霉素毒性反应
B. 喉头水肿
C. 青霉素过敏性休克
D. 血清病型反应
E. 皮肤过敏反应

103. 第 4 问：根据患者目前情况，应首先采取的紧急措施是
A. 立即停药，平卧，皮下注射 0.1% 盐酸肾上腺素
B. 立即皮下注射异丙肾上腺素
C. 立即静脉注射地塞米松
D. 立即注射呼吸兴奋药
E. 立即静脉推注葡萄糖酸钙

（104~106 题共用题干）

男，41 岁。因上腹疼痛，饱胀不适，诊断为胰腺癌。拟行胰头十二指肠切除术。

104. 第 1 问：护士向患者交代术前注意事项，体现了护士的
A. 紧急救治患者的义务
B. 正确查对、执行医嘱的义务
C. 保护患者隐私的义务
D. 保证患者权益的义务
E. 积极参加公共卫生应急事件救护的义务

105. 第 2 问：患者希望护士能向来探视的同事隐瞒病情，体现了患者的
A. 隐私权
B. 分配性公平
C. 医疗费用知晓权
D. 基本信息了解权
E. 治疗方案知悉权

106. 第 3 问：患者术前签知情同意书，体现了伦理学的
A. 公正原则
B. 自主原则
C. 不伤害原则
D. 自由原则
E. 行善原则

（107~108 题共用题干）

男，65 岁。拟行结肠肿瘤手术，手术前做肠道准备。为刺激肠蠕动，促进排便，采用口服甘露醇法清洁肠道。

107. 第 1 问：口服甘露醇法中，甘露醇与葡萄糖的量为
A. 20% 甘露醇 1000ml ＋ 5% 葡萄糖 500ml
B. 20% 甘露醇 500ml ＋ 5% 葡萄糖 1000ml
C. 20% 甘露醇 500ml ＋ 10% 葡萄糖 500ml
D. 20% 甘露醇 1000ml ＋ 10% 葡萄糖 500ml
E. 20% 甘露醇 500ml ＋ 25% 葡萄糖 1000ml

108. 第 2 问：口服的时间为
A. 术前 1 天下午
B. 术前 1 天中午
C. 术前 1 天清晨
D. 术前 1 天晚上
E. 手术当天清晨

（109~111 题共用题干）

男，76 岁。慢性支气管炎 24 年，主诉发热、咳嗽，咳黄色黏痰 5 天，自觉咳嗽无力，痰液黏稠不易咳出。吸烟 40 年，20 支 / 天，难以戒除。查体：精神萎靡，

皮肤干燥，体温 38.7℃，肺部听诊可闻及干、湿啰音。

109. 第 1 问：属于主观资料的是
A. 皮肤干燥
B. 痰液黏稠
C. 体温 38.7℃
D. 无力咳嗽
E. 肺部干、湿啰音

110. 第 2 问：该患者的主要护理问题是
A. 清理呼吸道无效　与呼吸道炎症、痰液黏稠、咳嗽无力有关
B. 体温异常　呼吸道炎症导致
C. 活动无耐力　由呼吸道炎症、氧供应减少引起
D. 知识缺乏
E. 组织灌注量不足　与发热、皮肤干燥有关

111. 第 3 问：针对确定的护理诊断，预期目标是
A. 患者 3 天内体温下降
B. 患者 3 天内炎症控制，自行咳出痰液
C. 指导患者叙述有关呼吸道疾病的预防保健知识
D. 患病期间得到良好休息，体力得以恢复
E. 遵医嘱静脉输液，增加患者组织灌注

（112~114 题共用题干）

男，8 个月，肺炎。现突然烦躁不安、发绀，呼吸困难进行性加重。查体：呼吸 60 次 / 分，脉搏 180 次 / 分，心音低钝，双肺满布细湿啰音。给予强心苷治疗。

112. 第 1 问：预防强心苷中毒，应做到
A. 注射前先测心率
B. 心率＜ 90 次 / 分应报告医生
C. 避免高钾血症
D. 注射速度宜快
E. 及时补充含铁食物

113. 第 2 问：最能提示心力衰竭缓解的指标是
A. 烦躁不安缓解
B. 呼吸频率减慢
C. 呼吸困难缓解
D. 肺部湿啰音消失
E. 心率减慢

114. 第 3 问：指导患儿家长配制饮食时，应告诫选择
A. 多进甜食
B. 低纤维饮食
C. 按时按量进餐
D. 多饮水
E. 少盐或无盐饮食

（115~116 题共用题干）

男，8 岁。因眼睑水肿、尿少 4 天入院。精神差，眼睑及面部水肿、指压凹陷不明显。血压 135/80mmHg，尿量＜ 17ml/h，诊断为急性肾小球肾炎。

115. 第 1 问：护士为患儿制订饮食计划，每天每千克体重的蛋白质摄入量应是
A. 0.5g
B. 0.6g
C. 0.8g
D. 1.0g
E. 1.2g

116. 第 2 问：经治疗 2 周后，患儿水肿消退，血压正常，肉眼血尿消失。护士为其制订的活动强度和范围是
A. 应当绝对卧床休息
B. 可做户外剧烈活动
C. 可在室内做轻微活动
D. 恢复正常生活
E. 可上学，并可做体育锻炼

（117~118 题共用题干）

女，42 岁。患乳腺癌，拟行乳腺切除术。

117. 第 1 问：护士想了解患者对疾病的真实感受，最好采用的收集资料的方法是
A. 有关文献记录
B. 与本人交谈
C. 查阅护理记录或病历
D. 护理查体、观察
E. 与家属交谈

118. 第 2 问：护士在与其交流时不正确的做法是
A. 注意与患者的眼神交流
B. 可运用专业性皮肤接触鼓励患者将感受表达出来

C. 可适当运用沉默的技巧

D. 避免频繁打断患者谈话

E. 当患者担心手术后果时，安慰患者："放心，手术不会对您有任何影响。"

（119~120 题共用题干）

女，5 个月。突发高热烦躁，吃奶后频繁呕吐，眼神呆滞，意识模糊，前囟饱满。脑脊液细胞数 600×10^6/L，其中多核细胞分类 0.68，糖 2.1mmol/L，氯化物 126mmol/L，蛋白 1.4g/L。

119. 第 1 问：最可能的诊断为

A. 病毒性脑膜炎

B. 化脓性脑膜炎

C. 金黄色葡萄球菌脑膜炎

D. 结核性脑膜炎

E. 脑脓肿

120. 第 2 问：该患儿给予抗生素治疗，输液时间<u>不应超过</u>

A. 1 小时

B. 2 小时

C. 3 小时

D. 4 小时

E. 1.5 小时

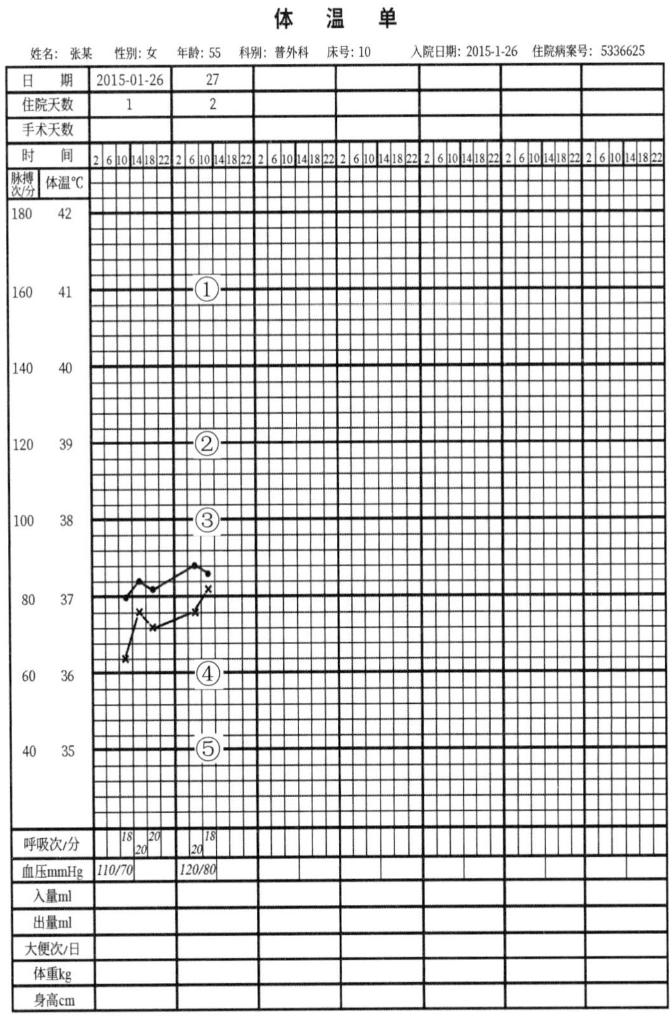

专业实务 45 题图

实践能力

一、单选题（每题1个得分点）：以下每道试题有5个备选答案，请从中选择1个最佳答案。提示：本部分在答题过程中可以回退（对已作答试题可以返回检查或修改答案）。

1. 阿尔茨海默病的临床表现不包括
   A．被窃妄想
   B．与遗传因素有关
   C．经积极治疗预后良好
   D．可有非认知性的精神症状
   E．脑重量减轻、脑萎缩

2. 不良反应为高尿酸血症的药物是
   A．氢氯噻嗪
   B．氯沙坦
   C．普萘洛尔
   D．哌唑嗪
   E．卡托普利

3. 初产妇，34岁。妊娠39周。因宫缩痛加剧入住产科待产。入院后10小时宫口开全，产妇疼痛难忍，自诉无力分娩，要求剖宫产，在家属的鼓励下，行产钳助产，胎儿娩出。分娩后产妇阴道持续流血，色鲜红，10分钟后胎盘娩出。查体：胎盘完整，宫底脐下2横指，质硬，阴道不断有鲜红色血流出，有凝血块。首选的措施是
   A．按摩子宫
   B．检查软产道
   C．注射止血药
   D．行宫腔镜检查
   E．做好输血准备

4. 初产妇，顺产。给予母乳喂养指导，正确的是
   A．婴儿吸吮时，要含住全部乳头和大部分乳晕
   B．每隔2小时喂哺1次
   C．婴儿睡眠期间禁忌喂养
   D．产后哺乳期不需要避孕
   E．早开奶指产后2小时即开始哺乳

5. 癫痫失神发作的典型表现是
   A．头晕、头痛
   B．恶心、呕吐
   C．全身抽搐
   D．口吐白沫，角弓反张
   E．短暂意识障碍、活动中断、呆滞凝视

6. 对晚期肾癌有疗效的药物是
   A．白细胞介素
   B．甲氨蝶呤
   C．氟尿嘧啶
   D．顺铂
   E．阿奇霉素

7. 对有机磷农药中毒具有诊断价值的检查是
   A．尿中有机磷代谢产物
   B．碱性磷酸酶测定
   C．氧合血红蛋白测定
   D．胆碱酯酶活力测定
   E．血、胃内容物有机磷测定

8. 反映新生儿肺透明膜病（新生儿呼吸窘迫综合征）的主要症状是
   A．犬吠样咳嗽
   B．体温降低
   C．拒乳、呕吐
   D．出现皮肤硬肿
   E．进行性呼吸困难、发绀

9. 肺癌的早期症状为
   A．咳嗽
   B．持续性胸痛
   C．大咯血
   D．发热
   E．Horner综合征

10. 风湿热患儿，无心脏受累，其恢复到正常活动量一般需要
    A．1~2周
    B．2~3周
    C．1个月

D. 2 个月
E. 3 个月

11. 服用硫酸亚铁几乎都会出现的不良反应是
A. 黑便
B. 便秘
C. 腹痛
D. 恶心
E. 腹泻

12. 关于复苏成功的标志，不恰当的是
A. 发绀减退
B. 收缩压＞ 90mmHg
C. 瞳孔缩小
D. 意识恢复
E. 自主呼吸恢复

13. 关于溃疡性结肠炎的叙述，正确的是
A. 病因明确，能够治愈
B. 急性发作或病情严重时，均可正常活动
C. 排便正常，无痛苦
D. 治疗效果好，症状消失后即可停药
E. 病因不明确，反复发作，迁延不愈

14. 关于妊娠期泌尿系统的生理变化，正确的是
A. 妊娠期肾小球滤过率增加
B. 无糖尿出现
C. 对葡萄糖及钠盐重吸收能力增加
D. 输尿管张力增加
E. 易发生肾盂肾炎，以左侧多见

15. 关于疫苗接种的注意事项，正确的是
A. 脊髓灰质炎糖丸应用温水送服
B. 发热、腹泻的患儿不宜接种疫苗
C. 过敏性皮疹属于接种疫苗的正常反应
D. 所有小儿都必须按时按量接种疫苗
E. 注射部位的皮肤应用碘伏消毒

16. 护理早产儿中最关键的是
A. 合理营养
B. 注意保暖
C. 预防感染
D. 强调脐部护理
E. 预防窒息

17. 轮状病毒肠炎的腹泻特点不包括
A. 多发生在秋、冬季
B. 可伴上呼吸道感染症状
C. 常伴腹痛、里急后重
D. 有轻度的全身感染中毒症状
E. 大便无腥臭味

18. 患者诊断为痈时，最可能出现的实验室检查结果是
A. 嗜酸性粒细胞分类升高
B. 中性粒细胞分类升高
C. 红细胞计数升高
D. 中幼粒细胞计数升高
E. 嗜碱性粒细胞分类升高

19. 焦虑症的核心症状是
A. 运动性不安
B. 焦虑和烦恼
C. 自主神经功能兴奋
D. 过分警觉
E. 情绪低落

20. 括约肛管以及控制排便的部位是
A. 肛管内括约肌
B. 肛管外括约肌
C. 直肠纵肌下部
D. 肛提肌
E. 肛管直肠环

21. 临床上最常见的联合瓣膜病是
A. 三尖瓣关闭不全、主动脉瓣关闭不全
B. 二尖瓣狭窄、主动脉瓣关闭不全
C. 二尖瓣狭窄、主动脉瓣狭窄
D. 二尖瓣狭窄、肺动脉瓣关闭不全
E. 二尖瓣狭窄、三尖瓣狭窄

22. 流行性脑脊髓膜炎的传播途径是
A. 呼吸道传播
B. 接触传播
C. 蚊虫传播
D. 血液 - 体液传播
E. 消化道传播

23. 流行性腮腺炎的并发症不包括
A. 睾丸炎

B．急性胰腺炎
C．肺炎
D．脑膜脑炎
E．心肌炎

24. 卵巢肿瘤术后随访的时间，正确的是
A．术后 1 年内每半个月 1 次
B．术后 1 年内每个月 1 次
C．术后 1 年内每 3 个月 1 次
D．术后第 2 年后每 3 个月 1 次
E．术后第 3 年每年 1 次

25. 胎儿为正常枕左前位，胎心音听得最清楚的位置为
A．①
B．②
C．③
D．④
E．⑤

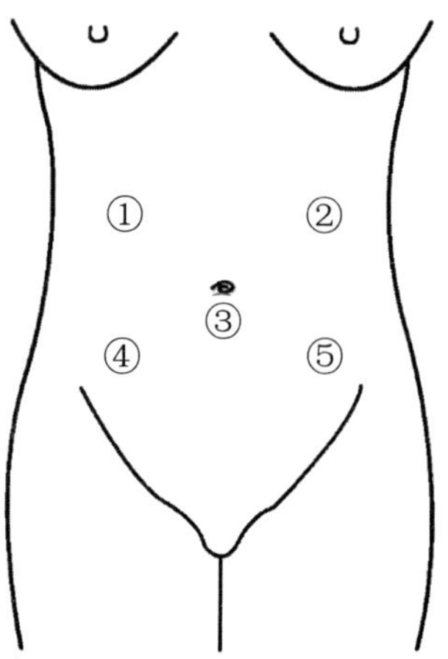

26. 慢性呼吸衰竭最早、最突出的临床表现是
A．咳痰
B．咳嗽
C．发绀
D．呼吸困难
E．心律不齐

27. 慢性肾衰竭最早和最常见的症状是
A．心血管系统症状
B．神经系统症状
C．消化系统症状
D．代谢紊乱
E．内分泌失调

28. 慢性支气管炎发展为慢性阻塞性肺疾病时，主要症状为
A．反复感染
B．吸气性呼吸困难
C．剧烈咳嗽
D．咳大量脓痰
E．进行性呼吸困难

29. 慢性阻塞性肺疾病患者需要接受持续低流量吸氧，每天给氧时间不少于
A．6 小时
B．9 小时
C．12 小时
D．15 小时
E．18 小时

30. 墨菲征阳性见于
A．急性腹膜炎
B．急性胃穿孔
C．急性胆囊炎
D．急性胰腺炎
E．肠扭转

31. 某产妇，足月顺产后 18 小时，评估其身体状况时，属于异常表现的是
A．血压 110/76mmHg
B．宫底脐下 1 横指
C．脉搏 116 次 / 分
D．体温 37.7℃
E．恶露鲜红色

32. 某孕妇，27 岁。停经 48 天，恶心、呕吐 1 周。呕吐 2~3 次 / 天，进食量减少，尿酮体阴性。护士采取的正确措施是
A．输液
B．高脂饮食
C．口服止吐药
D．绝对卧床休息
E．鼓励孕妇少食多餐

33. 男，1 岁 8 个月。反复出现高热后惊厥。本次因支气管肺炎致高热，体温最高 39.6℃，患儿再次发生抽搐，急诊入院。护士对该患儿采取的护理措施，应除外
A．严密监护患儿发作过程，防损伤

B. 平卧位，头偏向一侧
C. 轻轻将舌向外牵拉
D. 手心和腋下放纱布
E. 将牙垫置于上下门牙间

34. 男，20 岁。车祸后呼吸困难。查体：胸部可见约 3cm 的开放性伤口，胸部叩诊呈鼓音，呼吸时伤口发出“嘶嘶”声。首先考虑为
A. 闭合性气胸
B. 开放性气胸
C. 张力性气胸
D. 损伤性气胸
E. 自发性气胸

35. 女，51 岁。近端指关节和腕关节反复肿痛多年，近 1 个月病情加重，出现如图所示表现。该患者所患疾病是

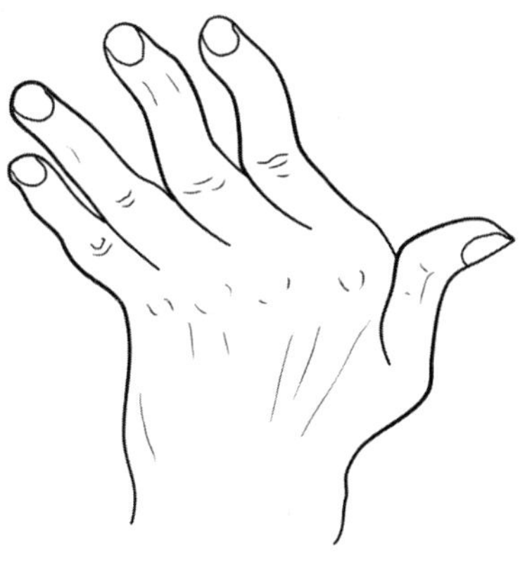

A. 痛风
B. 风湿性关节炎
C. 系统性红斑狼疮
D. 类风湿关节炎
E. 骨质疏松症

36. 男，35 岁。高温工作 4 小时。因出汗较多，口渴，饮水 3 大杯。30 分钟后自感乏力、腿痛，不能走路，并有腹痛。最可能出现的情况是
A. 先兆中暑
B. 热射病
C. 热衰竭
D. 热痉挛
E. 中暑高热

37. 男，35 岁。进食油腻食物后出现右上腹阵发性绞痛。为确定诊断，首选的辅助检查是
A. B 超
B. 血生化
C. ERCP
D. PTC
E. MRCP

38. 男，50 岁。因感冒使原有的哮喘症状加重。患者自感空气不足，胸闷，呼吸费力，端坐呼吸。护士为其采取的护理措施应除外
A. 给予心理护理，稳定患者情绪以配合治疗和护理
B. 遵医嘱给药，吸氧
C. 注意保暖，尽量避免受凉
D. 提高室内湿度，保持空气清新，鼓励患者多行户外运动
E. 及时清除呼吸道分泌物，保持呼吸道通畅

39. 男，52 岁。朋友聚餐时，突发心前区剧烈疼痛，呼叫 120 送入急诊室。心电图显示 T 波倒置，Q 波宽而深。最有可能的诊断是
A. 病毒性心肌炎
B. 急性感染性心内膜炎
C. 稳定型心绞痛
D. 急性心肌梗死
E. 急性心包炎

40. 男，53 岁。诊断为大量心包积液，治疗给予安置心包引流管。对该患者的护理措施，错误的是
A. 若出现血压下降、心率增快，应警惕心脏压塞
B. 若心包引流液＜ 50ml/d，则可以考虑拔除心包引流管
C. 保持心包引流管通畅，避免折叠
D. 引流袋要低于心包穿刺点，避免反流
E. 第 1 次引流心包积液不宜超过 300ml

41. 男，65 岁。慢性心力衰竭。使用洋地黄类药物后，频发室性期前收缩，每隔 1 个正常搏动后出现 1 次过早搏动，应采取的措施是
A. 不宜使用 β 受体阻滞剂
B. 减少洋地黄的用量
C. 停用洋地黄
D. 洋地黄维持原量
E. 停用洋地黄并处理洋地黄中毒

42. 男，66 岁。肺结核 14 年，突然咯血，颜面青紫，应首先考虑患者发生了
A. 肺结核扩散
B. 肺不张
C. 继发感染
D. 窒息
E. 失血性休克

43. 男，70 岁。慢性肺源性心脏病 5 年，近来受凉后病情恶化，肺、心功能失代偿。此时患者典型的临床表现是
A. 活动后心悸
B. 食欲减退
C. 神志恍惚
D. 呼吸困难加重，夜间尤甚
E. 躁动抽搐

44. 男，21 岁。运动时常有呼吸困难。查体：胸骨左缘第 3、4 肋间 3/6 级粗糙的喷射性收缩期杂音，父亲病故的原因是心源性猝死。该患者所患疾病最有可能的是
A. 冠心病
B. 高血压性心脏病
C. 主动脉瓣狭窄
D. 心内膜炎
E. 肥厚型心肌病

45. 男，8 岁。进食花生时出现如图所示的临床表现，考虑发生了

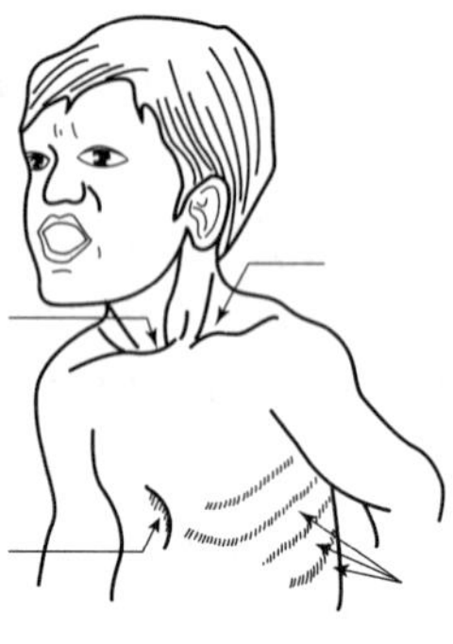

A. 气管异物阻塞
B. COPD
C. 自发性气胸
D. 支气管哮喘
E. 急性感染性喉炎

46. 女，22 岁。白带增多，外阴瘙痒，诊断为外阴阴道假丝酵母菌病。有关该疾病的描述，错误的是
A. 确诊用 10%KOH 悬滴法
B. 白带呈稀薄泡沫状
C. 典型症状是外阴奇痒
D. 用 4% 碳酸氢钠溶液冲洗
E. 滥用抗生素为诱发因素

47. 女，24 岁。诊断为急性白血病，在化疗期间发生尿酸性结石。护士判断其排尿情况为
A. 肉眼血尿
B. 蛋白尿
C. 少尿或无尿
D. 酱油色尿
E. 镜下血尿

48. 女，26 岁。患 1 型糖尿病 11 年，中断胰岛素治疗 1 周后发生酮症酸中毒，经治疗意识恢复，现患者突然感到心悸、饥饿、出汗，随即意识不清。应立即采取的措施是
A. 加用格列本脲
B. 静脉滴注碳酸氢钠
C. 应用呼吸兴奋药
D. 静脉注射 50% 葡萄糖溶液
E. 加大胰岛素剂量

49. 女，29 岁。口服地西泮（安定）100 片，家人发现时呼之不应，意识丧失，急诊入院。错误的护理措施是
A. 立即洗胃
B. 立即催吐
C. 硫酸钠导泻
D. 生理盐水洗胃
E. 监测生命体征

50. 女，30 岁。急性支气管炎，咳嗽剧烈，咳脓性痰、量较多，咽痛。查体：体温 37.3℃，脉搏 98 次 / 分。目前该患者最主要的护理问题是
A. 清理呼吸道无效
B. 疼痛
C. 气体交换受损
D. 体温过高
E. 知识缺乏

51. 女，30 岁。因淋雨受凉 2 天后出现咽痛、畏寒就诊。体温 38.0~39.0℃，伴头痛、乏力，食欲减退，体重下降。近 2 天体重减少 2kg。该患者目前<u>不存在</u>的护理问题是

A. 疼痛　与鼻、咽、喉感染有关
B. 体液过多　与体循环淤血有关
C. 营养失调：低于机体需要量　与食欲减退有关
D. 体温过高　与病毒或细菌感染有关
E. 潜在并发症：气管 - 支气管炎，肾小球肾炎

52. 女，30 岁。左手指头炎，尚未形成脓肿。护理措施<u>不正确</u>的是

A. 密切观察患者疼痛变化
B. 局部热敷
C. 注意观察患者手指有无明显肿胀
D. 遵医嘱合理应用抗生素
E. 尽量放低患指并制动

53. 女，31 岁。因大厦失火，浓烟滚滚，导致头面部烧伤入院。患者鼻毛烧焦、口腔黏膜苍白，声音嘶哑，刺激性咳嗽、痰中含炭粒。该患者目前最主要的危险是

A. 肺梗死
B. 肺部感染
C. 窒息
D. 肺不张
E. 肺栓塞

54. 女，31 岁。在田间劳动时突然出现发热、恶心、呕吐伴头痛、眼眶痛、腰痛，在家休息并服用退热药 3 天后病情无好转反而加重，前来就诊。查体：体温 39.5℃，脸部、颈部、胸背部潮红，球结膜水肿、出血，似醉酒貌。实验室检查：白细胞 26×10^9/L，中性粒细胞偏高。该患者最可能是

A. 血友病
B. 原发免疫性血小板减少症
C. 流行性出血热
D. 脓毒症
E. 维生素 C 缺乏症

55. 患儿，7 岁。排尿时突然尿流中断，哭喊疼痛，搓拉阴茎后症状消失。病变部位应为

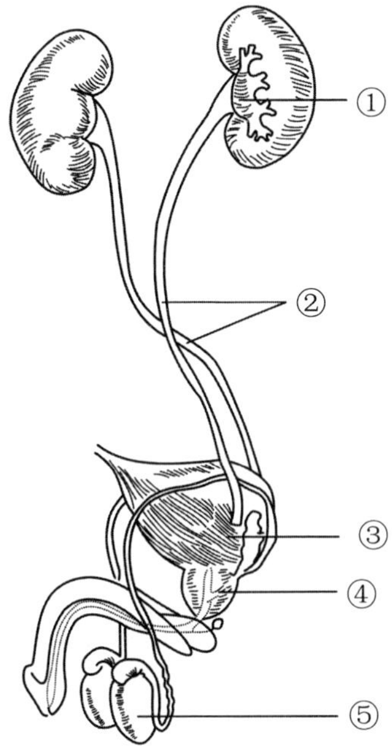

A. ①
B. ②
C. ③
D. ④
E. ⑤

56. 女，35 岁。被从 15m 高处落下的石块击中头顶，神志清楚，主诉头皮疼痛。查体：颅顶有一约 6cm 头皮裂伤。为明确诊断，首选的辅助检查是

A. 腰椎穿刺
B. 颅脑 PET
C. 血常规
D. 颅脑 X 线检查
E. 颅脑超声检查

57. 女，35 岁。车祸后半小时入院。现自觉右胸痛，口唇、面部发绀，呼吸急促，出现反常呼吸运动。现在护士评估的重点是

A. 意识
B. 心率
C. 呼吸
D. 血压
E. 精神状况

58. 女，36 岁。发热伴尿急、尿频、尿痛。尿镜检示白细胞 14 个 /HPF，结果是

A. 镜下脓尿
B. 镜下血尿

C．尿液被污染
D．肉眼血尿
E．管型尿

59. 女，40 岁。患系统性红斑狼疮 2 年。近期体温升高，因关节红肿、压痛，出现面部红斑、蛋白尿入院治疗。处理不妥的是
A．维持激素治疗
B．安排在背阳的病室
C．加强肢体锻炼
D．慎用阿司匹林
E．用清水洗脸

60. 女，40 岁。左侧乳腺癌改良根治术后第 1 天，绷带缠绕包扎切口。患者诉左臂胀痛，此时护士应特别注意观察的是
A．皮瓣颜色是否红润
B．引流管是否密闭
C．生命体征是否正常
D．胸壁敷料有无渗血
E．左手循环有无障碍

61. 女，42 岁。突感心悸、胸闷、气促，听诊心率 200 次 / 分，律齐，血压正常。若心电示波荧光屏上出现完全不规则的大波浪状曲线，且 QRS 波群与 T 波消失，护士根据患者的情况采取的处理应不包括
A．密切观察心电监护的变化
B．备好抢救物品和药品
C．给予普萘洛尔减慢心率
D．施行直流非同步电除颤
E．立即通知医生抢救

62. 女，43 岁。因重度二尖瓣狭窄行人工瓣膜置换术。2 个月后，患者出现长时间发热，贫血，球结膜瘀斑，诊断为感染性心内膜炎，须行急诊手术治疗。患者对再次手术焦虑不安。护理措施正确的是
A．介绍手术成功的病例
B．允许患者放弃手术
C．向患者保证手术很安全
D．报告医生并由医生出面解释
E．给予患者镇静药

63. 女，48 岁。踝部轻度肿胀，色素沉着，久站后出现酸胀，小腿有迂回的静脉团，诊断为原发性大隐静脉曲张。Perthes 试验阳性提示
A．大隐静脉瓣膜功能异常
B．交通静脉瓣膜异常
C．深静脉通畅
D．小隐静脉瓣膜功能异常
E．深静脉回流障碍

64. 能反映艾滋病预后和疗效的项目是
A．$CD4^+/CD8^+T$ 淋巴细胞
B．血清 p24 抗原水平
C．血清 HIV 抗体检测
D．淋巴细胞总值
E．淋巴结活检

65. 女，62 岁。由家属搀扶进入急诊就医，诉其“慢性肺源性心脏病发作”。急诊护士发现其面色发绀，呼吸困难，此时首要的处理措施是
A．优先挂号
B．立即通知医生
C．吸氧，测量血压
D．嘱患者深呼吸
E．让患者去枕平卧于平车上

66. 女，65 岁。行阴道全子宫切除术加阴道前后壁修补术。术后护士采取的护理措施正确的是
A．术后 3 天行盆浴
B．术后半流质饮食 3 天
C．留置导尿管 5~7 天
D．术后当天取平卧位，第 2 天取半坐卧位
E．术后阴道灌洗 2 次 / 天

67. 女，66 岁。慢性便秘 2 年，加重 1 周，遵医嘱给予缓泻药治疗。护士应着重观察患者的
A．生命意识
B．生命体征
C．肢体活动情况
D．水、电解质平衡情况
E．情绪变化

68. 女，68 岁。心肌梗死治疗后 2 个月，患者反复出现发热、胸痛等症状，考虑该患者发生了
A．乳头肌功能失调
B．心绞痛

C. 栓塞
D. 心室壁瘤
E. 心肌梗死后综合征

69. 女，68 岁。胰腺癌术后 5 天，医生检查后考虑发生了急性呼吸窘迫综合征。为明确诊断，最有价值的辅助检查是
A. 血气分析
B. X 线检查
C. B 超检查
D. 心电图检查
E. 呼吸功能监测

70. 女，7 岁。法洛四联症。严重呕吐、腹泻 2 天，急诊入院。候诊时，患儿突然出现头晕，右侧肢体肌力下降，考虑最可能的并发症是
A. 脑栓塞
B. 脑膜脑炎
C. 脑脓肿
D. 感染性心内膜炎
E. 中毒性脑炎

71. 气胸患者痊愈后，不宜剧烈运动的时间为
A. 3 个月
B. 1 个月
C. 4 个月
D. 5 个月
E. 2 个月

72. 妊娠合并心脏病孕妇，心功能Ⅲ级，行剖宫产术。术后安全返回病房，宫缩好，血压正常。护士对该产妇的护理措施中正确的是
A. 清淡饮食，防止便秘
B. 尽早协助哺乳，促进宫缩
C. 不宜再妊娠，产后 42 天行绝育术
D. 产后 3 天遵医嘱应用抗生素
E. 产后 72 小时严密观察生命体征，每 4 小时 1 次

73. 妊娠期高血压疾病重度子痫前期的临床表现不包括
A. 出现持续性头痛
B. 血小板＜ 100×10^9/L
C. 血压≥ 140/90mmHg
D. 视觉障碍
E. 尿蛋白（＋＋＋）

74. 绒毛膜癌最常见的转移部位是
A. 脑组织
B. 胃肠道
C. 肺
D. 肝
E. 骨骼

75. 上消化道出血患者胃镜检查的时间一般是
A. 出血后 6~8 小时
B. 出血后 10~12 小时
C. 出血后 12~24 小时
D. 出血后 24~48 小时
E. 出血后 48~72 小时

76. 属于胎儿窘迫的临床表现是
A. 胎心率＞ 120 次 / 分
B. 胎心率＜ 160 次 / 分
C. 胎心率＞ 140 次 / 分
D. 胎心率＜ 100 次 / 分
E. 胎心率＜ 80 次 / 分

77. 术后适宜早期下床活动的手术不包括
A. 阑尾切除术
B. 门静脉高压症分流术
C. 结肠息肉切除术
D. 胃大部切除术
E. 剖宫产术

78. 女，33 岁。因风湿性心脏病二尖瓣狭窄 6 年，近半个月重体力劳动时出现呼吸困难而入院治疗。今天凌晨患者睡眠中突然憋醒，被迫坐起，伴大汗、咳嗽、咳粉红色泡沫痰，心率 118 次 / 分，双肺满布湿啰音及哮鸣音。责任护士给予患者吸氧的正确方法是
A. 持续低流量、低浓度吸氧
B. 经 30%~50% 持续高流量吸氧
C. 经 30%~50% 乙醇湿化低流量吸氧
D. 经 20%~30% 乙醇湿化高流量吸氧
E. 经 20%~30% 乙醇湿化持续低流量吸氧

79. 胎盘剥离征象的表现为
A. 宫底下降

B．阴道大量流血
C．阴道口外露的脐带自行下降延伸
D．手按压子宫下段，阴道口外露的脐带回缩
E．子宫大小小于妊娠周数

80．为甲状腺全切术后的患者健康指导，关于甲状腺素的服用方法不包括
A．每天按时服药
B．出现畏寒、烦躁、乏力时及时报告医务人员
C．出现心悸时增加剂量
D．随年龄调整剂量
E．密切观察服药后病情变化

81．小儿结核性脑膜炎中期的主要临床表现为
A．颈强直，凯尔尼格征阳性
B．昏迷
C．频繁惊厥
D．神情淡漠
E．发热，盗汗

82．心电图检查不能反映的是
A．心律失常
B．心肌受损
C．心肌坏死
D．心肌缺血
E．瓣膜病变

83．休克早期的临床表现是
A．进行性呼吸困难，吸氧不能改善
B．意识模糊、昏迷
C．血压下降，脉搏细速
D．脉压缩小，尿量减少
E．抽血时血液黏稠易凝固

84．抑郁症特征性的睡眠障碍是
A．多梦
B．早醒
C．浅睡易醒
D．入睡困难
E．睡眠不足

85．有关直肠癌的描述，错误的是
A．多有里急后重、肛门下坠感
B．常以完全性肠梗阻就诊
C．组织学类型主要为腺癌
D．多有带黏液的血便
E．早期可表现为排便习惯改变

86．预防肠扭转最关键的措施是不能
A．腹部受凉
B．少食多餐
C．刺激性饮食
D．低脂饮食
E．餐后剧烈运动

87．再生障碍性贫血患者常出现的体征应除外
A．面色苍白
B．肺部感染
C．口咽、肛周感染
D．肝、脾大
E．皮肤黏膜出血

88．诊断腹腔内实质性脏器损伤的主要依据是
A．腹膜刺激征
B．膈下游离气体
C．移动性浊音阳性
D．肠鸣音减弱或消失
E．腹腔穿刺抽出不凝血

89．正常心脏心室肌的除极方向是
A．由心内膜到心外膜
B．由心外膜到心内膜
C．由心底到心尖
D．由心尖到心底
E．由左室到右室

90．重症哮喘是指经一般支气管扩张药治疗后仍有
A．广泛哮鸣音
B．哮喘 24 小时以上
C．明显发绀
D．烦躁不安
E．咳白色泡沫痰

91．最常见的颅内原发性恶性肿瘤为
A．垂体腺瘤
B．脑膜瘤
C．神经胶质瘤
D．听神经瘤
E．颅咽管瘤

92. 最能提示急性出血坏死型胰腺炎的实验室检查结果是
A. 血脂肪酶升高
B. 血钾增高
C. 白细胞计数明显增多
D. 血淀粉酶增高
E. CRP 异常增高

93. 最严重、最危险、最危急的心律失常类型是
A. 室性心动过速
B. 病态窦房结综合征
C. 心房颤动
D. 心室颤动
E. 三度房室传导阻滞

94. 最易引起原发性肝癌的疾病是
A. 脂肪肝
B. 血吸虫性肝硬化
C. 肝炎后肝硬化
D. 肝血管瘤
E. 肝内胆管结石

95. 左心衰竭患者的最主要临床表现是
A. 肝大
B. 呼吸困难
C. 下肢水肿
D. 心悸
E. 咳嗽

二、共用题干单选题（每个提问 1 个得分点）：以下每道试题有 2~6 个提问，每个提问有 5 个备选答案，请选择 1 个最佳答案。提示：进入此部分试题后，您不能返回前面部分查看试题或修改答案；本部分在答题过程中不能回退（对已作答试题不能返回检查或修改答案）。您是否进入共用题干单选题部分?

（96~98 题共用题干）

女，68 岁。因尿量减少 1 周，尿量 350~450ml/d，全身高度水肿入院。查体：血压 180/110mmHg。实验室检查：血肌酐 717μmol/L，尿素氮 35.8μmol/L，血钾 6.9mmol/L，红细胞计数 2.15×10^{12}/L，血红蛋白 65g/L。

96. 第 1 问：该患者高血压的最主要原因是
A. 肾素活性增高
B. 血液黏稠
C. 使用环孢素等药物
D. 水、钠潴留
E. 动脉弹性降低

97. 第 2 问：该患者每天摄入的液体量应为
A. 不应超过 1000ml
B. 前 1 天的尿量加上 800ml
C. 前 1 天的尿量减去 100ml
D. 前 1 天的尿量加上 300ml
E. 一般不需严格限水，但不可过多饮水

98. 第 3 问：患者最应该避免进食的食物是
A. 苹果
B. 芋头
C. 梨
D. 草莓
E. 橘子

（99~100 题共用题干）

女，58 岁。因肝硬化引起门静脉高压症，曾食管胃底静脉曲张破裂出血 3 次。经术前充分准备，明天在持续硬膜外阻滞下行脾切除、脾 - 肾静脉分流术。

99. 第 1 问：分流术的目的是
A. 降低腹腔压力
B. 阻断侧支循环
C. 减轻下肢水肿
D. 降低门静脉压力
E. 减少腹水形成

100. 第 2 问：术后 24 小时内应重点观察的内容是
A. 切口疼痛
B. 生命体征
C. 尿量
D. 腹痛、便血
E. 腹腔引流液性质

（101~103 题共用题干）

女，50 岁。十二指肠溃疡病史 10 余年。近几天患者自觉疼痛加剧，1 小时前突感上腹刀割样疼痛，很快蔓延到全腹。查体：全腹明显压痛、反跳痛，肌紧张板样强直。初诊为十二指肠穿孔。

101. 第 1 问：确诊肠穿孔的重要依据是
A. 既往病史

B．腹部立位 X 线检查示膈下游离气体
C．肛门停止排气排便
D．有无休克表现
E．腹痛程度

102．第 2 问：给予非手术治疗，其措施不包括
A．禁食
B．胃肠减压
C．静脉补液
D．应用抗生素
E．迷走神经切断术

103．第 3 问：护士指导患者应采取的适宜体位是
A．截石位
B．半坐卧位
C．平卧位
D．俯卧位
E．头高足低位

（104~105 题共用题干）

女，41 岁。进食油腻食物后 3 小时出现右上腹及剑突下钻顶样疼痛。

104．第 1 问：为明确诊断，首选的检查是
A．胆道镜
B．腹部 B 超
C．经皮肝穿刺胆管造影（PTC）
D．口服胆囊造影
E．经内镜逆行胰胆管造影（ERCP）

105．第 2 问：对该患者的治疗原则，不正确的是
A．解痉
B．镇痛
C．利胆驱虫
D．应用抗生素
E．立即手术治疗

（106~108 题共用题干）

女，32 岁。因咯血 3 天，憋喘、气促 2 天入院，血气分析示 II 型呼吸衰竭。

106．第 1 问：患者发生 II 型呼吸衰竭最可能的原因是
A．肺组织病变
B．肺血管疾病
C．胸膜病变
D．胸廓病变
E．气道阻塞

107．第 2 问：该患者首要的护理诊断为
A．潜在并发症：误吸
B．焦虑
C．清理呼吸道无效
D．自理缺陷
E．咯血

108．第 3 问：患者呼吸困难逐渐加重，听诊左肺呼吸音减弱，适宜的体位为
A．端坐位
B．右侧卧位
C．半坐卧位
D．左侧卧位
E．平卧位

（109~111 题共用题干）

男，50 岁。患高血压 15 年，间断服降压药，血压波动在（140/90）~（160/110）mmHg。

109．第 1 问：指导患者服用降压药不妥的是
A．小剂量开始，优先选择长效制剂
B．血压正常后停药
C．使用 2 种或以上药物可增强疗效
D．服药期间定期测血压
E．遵医嘱用药，不可自行增减

110．第 2 问：3 小时前患者因与人争吵后出现面色苍白、头痛、恶心呕吐，测血压为 220/138mmHg，考虑发生了
A．主动脉夹层
B．高血压急症
C．心力衰竭
D．心肌梗死
E．肾衰竭

111．第 3 问：护士应立即为患者准备的降压药是
A．硝苯地平
B．美托洛尔
C．卡托普利
D．硝普钠
E．氢氯噻嗪

（112~113 题共用题干）

男，46 岁。车祸后骨盆骨折、右侧股骨骨折。术后情绪低落、卧床休息，家人细心照料，复查时医生告知患者可以下床活动并做康复锻炼。患者自诉双腿无力不能行走，现患者整天卧床，生活不能自理，需要家人完全协助。查体：肌力正常。

112. 第 1 问：该患者的主要护理问题是
   A. 皮肤完整性受损的危险
   B. 睡眠型态紊乱
   C. 便秘的危险
   D. 个人应对无效
   E. 失用症的危险

113. 第 2 问：针对该患者最有效的护理措施是
   A. 给患者全方位的生活照顾
   B. 与患者深入沟通，了解患者不愿活动的原因
   C. 多给患者翻身、拍背
   D. 多吃粗纤维食物
   E. 积极鼓励、暗示患者，锻炼患者的生活能力

（114~115 题共用题干）

男，39 岁。工作中应酬较多。因左足第 1 跖趾关节红肿、疼痛就诊。查白细胞 14.6×10^9/L，血尿酸 673μmol/L，血沉 48mm/h。

114. 第 1 问：该患者最可能是
   A. 类风湿关节炎
   B. 痛风性关节炎
   C. 风湿性关节炎
   D. 多发性骨髓瘤
   E. 骨关节炎

115. 第 2 问：护士为该患者做饮食指导，患者采用的饮食方案正确的是
   A. 限制嘌呤、低热量、适量蛋白饮食
   B. 限制嘌呤、高热量、高蛋白饮食
   C. 低脂、高蛋白、低热量饮食
   D. 高脂、低蛋白、高热量饮食
   E. 低热量、高脂、高蛋白饮食

（116~117 题共用题干）

男，17 岁。因持续发热 1 周，伴咽痛、咳嗽，经胸部 X 线检查及血清学检查，拟诊为肺炎支原体肺炎入院。

116. 第 1 问：患者的呼吸道症状最常表现为
   A. 刺激性干咳
   B. 持续咳嗽伴大量粉红色泡沫痰
   C. 刺激性咳嗽伴持续咳血痰
   D. 阵发性气促伴大量泡沫痰
   E. 持续咳嗽大量黄色脓痰

117. 第 2 问：治疗的首选药物是
   A. 青霉素 G
   B. 阿米卡星
   C. 环丙沙星
   D. 苯唑西林
   E. 红霉素

（118~120 题共用题干）

初产妇，35 岁。妊娠 31 周，曾人工流产 2 次。因近半个月反复少量无痛性阴道流血入院。查体：血压 90/60mmHg，宫缩持续 20 秒，间歇 5~6 分钟，强度弱，胎方位骶左前（LSA），胎心率 140 次 / 分。

118. 第 1 问：最有助于诊断的病史是
   A. 高龄初产妇
   B. 人工流产史
   C. 胎儿情况
   D. 反复无痛性阴道流血
   E. 规律宫缩

119. 第 2 问：最佳的辅助检查方法是
   A. 阴道检查
   B. 腹部 B 超检查
   C. 腹腔镜检查
   D. 腹部 X 线检查
   E. 妇科检查

120. 第 3 问：入院待产 1 周时，阴道突然流血 500ml。查体：宫缩弱，血压 85/55mmHg，胎心率 153 次 / 分。最佳处理方法为
   A. 立即行剖宫产术
   B. 静脉滴注缩宫素
   C. 输血，继续观察
   D. 应用地塞米松促胎肺成熟后终止妊娠
   E. 待产，自然分娩

预测试卷四

专业实务

一、单选题（每题1个得分点）：以下每道试题有5个备选答案，请从中选择1个最佳答案。提示：本部分在答题过程中可以回退（对已作答试题可以返回检查或修改答案）。

1. “湿温”的好发季节是
A．春、夏、秋
B．春、秋
C．夏、冬
D．夏、秋
E．冬、春

2. 膀胱结石的典型症状是
A．进行性排尿困难
B．膀胱刺激症状
C．排尿突然中断，伴会阴部放射痛
D．疼痛性血尿
E．会阴部下坠感

3. 被视为护患关系中最高价值的伦理基本原则是
A．资助原则
B．真诚原则
C．尊重原则
D．公正原则
E．行善原则

4. 病毒性肝炎描述不正确的是
A．传染源均为患者和（或）带病毒者
B．乙型肝炎主要通过血液－体液传播
C．病后可获得免疫力，但彼此无交叉免疫保护力
D．甲型肝炎儿童多见，病程呈自限性
E，各型病毒性肝炎均应行抗病毒治疗

5. 病区在非探视时间来了5名家属探望一患儿，护士看到后，主动过去与家属打招呼，并耐心解答他们的疑惑，然后恳请他们尽快离开病房，让患儿休息，几位家属接受了劝告。此护士较好地应用了认知效应中的
A．首因效应
B．先礼效应
C．免疫效应
D．晕轮效应
E．近因效应

6. 初孕妇，妊娠9个月。宫口已开，急诊入院，住院处护士应首先做的护理工作是
A．给予孕妇心理护理
B．会阴部常规消毒
C．用平车送入产科
D．通知产科医生
E．立即建立静脉通道

7. 带教老师在临床带教过程中为了给实习护士创造机会，有合适的静脉穿刺对象时就对患者说：“她虽然是个学生，但穿刺技术非常好，每次都是她穿刺的，而且每次都能成功，您能给她一次穿刺的机会吗？”在此护患沟通的过程中，带教老师使用的是
A．劝说性语言
B．安慰性语言
C．指令性语言
D．鼓励性语言
E．积极的暗示性语言

8. 某产妇，双胎妊娠，产前合并妊娠期高血压，产后阴道持续流血，胎儿娩出后24小时出血量达600ml。查体：子宫软，按摩后子宫变硬，阴道流血减少。诊断为产后出血。造成产后出血最可能的原因是
A．子宫收缩乏力
B．胎盘残留
C．软产道裂伤

D. 凝血功能障碍
E. 胎膜残留

9. 肺结核患者使用链霉素抗结核治疗，护士指导患者观察药物不良反应，应重点监测
A. 循环系统反应
B. 消化系统反应
C. 神经系统反应
D. 肾功能
E. 造血系统反应

10. 根据人体器官移植法相关规定，活体器官接受者不包括
A. 配偶
B. 儿子
C. 姑姑
D. 姐姐
E. 朋友

11. 公共卫生突发事件应急预案的主要内容除外
A. 突发事件的监测与预警
B. 突发事件的分级
C. 突发事件的信息发布
D. 突发事件的应急处理技术和监测机构及其任务
E. 突发事件的应急处理工作方案

12. 沟通的说法，正确的是
A. 沟通过程中信息发出者和信息接收者不可能是同一个体
B. 打电话或口头沟通是组织沟通的主要形式
C. 沟通是个人与个人之间的信息交流
D. 公众沟通的特点是规模大，不易反馈
E. 头脑风暴是人际沟通的主要形式

13. 关于牛奶与母乳成分的比较，对牛奶的叙述正确的是
A. 乳糖含量高于母乳
B. 含不饱和脂肪酸较多
C. 矿物质含量少于母乳
D. 铁含量少，吸收率高
E. 蛋白质含量高，以酪蛋白为主

14. 男，20 岁。因肠扭转急诊入院，立即行手术治疗。术后对该患者宜采用的护患关系模式是
A. 协商型
B. 主动 - 被动型
C. 指导 - 合作型
D. 支配 - 服从型
E. 共同参与型

15. 过敏性紫癜最严重的类型是
A. 腹型
B. 单纯型
C. 关节型
D. 肾型
E. 混合型

16. 呼吸衰竭的病因不包括
A. 脑血管病变
B. 慢性阻塞性肺疾病
C. 肺栓塞
D. 心绞痛
E. 严重肺结核

17. 护士操作前的解释用语不包括
A. 操作目的
B. 操作意义和重要性
C. 操作过程和所需物品的介绍
D. 给予患者心理上的安慰，缓解其恐惧心理
E. 感谢患者的合作

18. 护士处理医嘱时，应首先执行的医嘱是
A. 停止医嘱
B. 临时医嘱
C. 临时备用医嘱
D. 长期备用医嘱
E. 长期医嘱

19. 护士在治疗性沟通中，正确的做法是
A. 不需要拟订计划，自由随意地交流
B. 用说教的口气发表自己的观点
C. 及时改换话题，缩短沟通时间
D. 问题符合患者的职业、年龄和文化程度
E. 一次性提出多个问题

20. 护士执业证被吊销后不能再注册的年限是
A. 1 年

B. 2年
C. 3年
D. 4年
E. 5年

21. 急性乳腺炎细菌入侵的主要途径是
A. 周围皮肤炎症蔓延
B. 乳晕皮肤
C. 淋巴系统
D. 血液系统
E. 破损乳头皮肤

22. 可能成为原发性肝癌最主要促进因素的是
A. 油腻饮食
B. 乙型肝炎病毒
C. 亚硝胺类化学物质
D. 酒精性肝硬化
E. 吸烟

23. 慢性肺源性心脏病导致的心脏形态改变是
A. 左心室扩大
B. 二尖瓣狭窄
C. 肺动脉关闭不全
D. 主动脉扩大
E. 右心室扩大

24. 某病区护理人员的工作方式是一位责任护士对其所管患者从入院到出院提供连续、全面、整体的护理。该种工作方式是
A. 个案护理
B. 责任制护理
C. 经验护理
D. 小组护理
E. 综合护理

25. 对急性胆囊炎患者行腹部触诊，最常见的压痛点在
A. ①
B. ②
C. ③
D. ④
E. ⑤

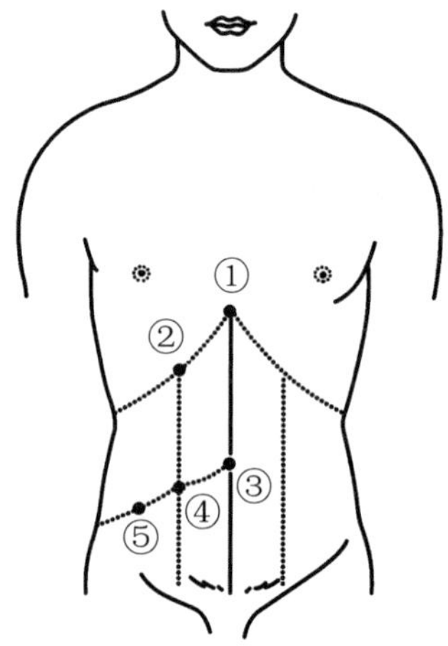

26. 某胆绞痛患者，因疼痛剧烈，医嘱吗啡5mg，IV。护士发现后，与医生沟通请其修改医嘱，但被拒绝。该护士做法<u>不恰当</u>的是
A. 报告给科主任
B. 暂缓执行医嘱
C. 遵医嘱执行
D. 报告上级医生
E. 报告给护士长

27. 某护士于2011年5月通过护士执业资格考试，该护士最晚注册护士资格证的时间为
A. 2013年4月
B. 2014年4月
C. 2015年4月
D. 2016年4月
E. 2017年4月

28. 某护士周末独自值班，下午3时应为某昏迷患者行雾化吸入。护士一个人特别忙特别累，觉得反正也没有其他同事在场，少做一次雾化吸入也不会怎么样。这种做法<u>不符合</u>
A. 自强精神
B. 真诚精神
C. 自省精神
D. 慎独精神
E. 宽容精神

29. 某孕妇，33岁。主诉停经48天，阴道不规则流血7天，左下腹痛1天。妇科检查：后穹隆穿刺抽出不凝血4ml，尿妊娠试验（+）。诊断为异位妊娠。其可能的病因是

A．外阴炎
B．子宫内膜炎
C．阴道炎
D．慢性盆腔炎
E．输卵管炎

30. 目前控制支气管哮喘最有效的抗炎药是
A．β_2 受体激动剂
B．吲哚美辛
C．糖皮质激素
D．色甘酸钠
E．第三代头孢菌素

31. 男，15 个月。发热、咳嗽、流涕 3 天，体温 39℃，呼吸 50 次 / 分，脉搏 140 次 / 分，口腔内有科氏斑，发际可见红疹，初步诊断为麻疹。应立即
A．送入诊室请医生诊治
B．检查血常规
C．送入隔离诊室就诊
D．胸部 X 线检查
E．注射退热药

32. 男，15 岁。原发免疫性血小板减少症。查体：唇和口腔有散在瘀点，轻触牙龈出血。护士对其行口腔护理时应特别注意
A．动作轻稳，勿损伤黏膜
B．棉球不可过湿
C．选用刺激性小的口腔护理液
D．止血钳夹紧棉球，1 个 / 次
E．擦拭时勿触咽部，以免恶心

33. 男，16 岁。起病急，咽痛明显，畏寒、发热，体温 39.2℃。查体可见扁桃体肿大，表面有脓性分泌物。诊断为细菌性扁桃体炎。引起该疾病最有可能的病原体是
A．金黄色葡萄球菌
B．柯萨奇病毒
C．溶血性链球菌
D．流感嗜血杆菌
E．白假丝酵母菌

34. 男，1 岁。诊断为低钙血症。护士遵医嘱静脉注射 10% 葡萄糖酸钙治疗时须注意观察的是
A．防止心动过缓，保持心率＞ 80 次 / 分
B．防止心动过缓，保持心率＞ 110 次 / 分
C．防止心动过缓，保持心率＞ 105 次 / 分
D．防止心动过速，保持心率＜ 100 次 / 分
E．防止心动过速，保持心率＜ 120 次 / 分

35. 关于胎头各径线，说法错误的是
A．①为胎头衔接时进入骨盆入口平面的径线
B．②是胎头最大径线
C．③长度约为 11.3cm
D．④胎头俯屈后以此径通过产道
E．①妊娠足月时均值为 9.5cm

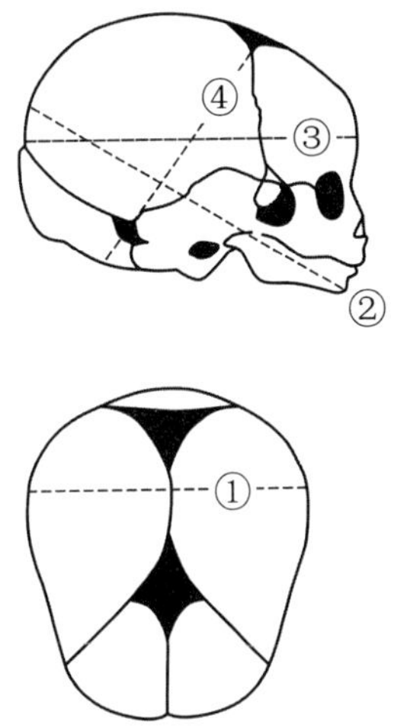

36. 男，27 岁。因急性感染性心内膜炎入院。患者左手手背静脉穿刺输注庆大霉素。半小时后，护士遵医嘱采集血培养标本，采血部位错误的是
A．左股静脉
B．右贵要静脉
C．左肘正中静脉
D．右头静脉
E．右股静脉

37. 男，34 岁。因直肠肛管周围脓肿切开引流，护理过程中应特别注意保持引流通畅，是为了预防
A．内痔
B．肛裂
C．肛瘘
D．肛门失禁
E．肛门狭窄

38. 男，35 岁。在炼钢炉前作业不慎发生大面积烧伤，烧伤面积约为 50%。入院后遵医嘱创面局部涂抹

磺胺嘧啶银。护士向患者解释该治疗的目的，不正确的是
A．促进创面干燥
B．促进创面结痂
C．促进创面愈合
D．防止感染
E．防止休克

39. 男，35 岁。在某三级甲等医院接受器官移植手术，医院不可收取的费用是
A．摘取和植入人体器官的手术费
B．摘取、植入人体器官所发生的医用耗材费
C．摘取、植入人体器官所发生的药费、检验费
D．保存和运送人体器官的费用
E．支付提供人体器官的费用

40. 男，40 岁。手指外伤后出现脓性指头炎，提示应行切开引流的表现是
A．高热
B．白细胞增多
C．局部红肿明显
D．局部波动感
E．搏动性跳痛

41. 男，41 岁。胆囊结石、胆管炎。患者尿液中含有胆红素，护士观察其尿液的颜色应为
A．淡黄色
B．红色
C．褐色
D．咖啡色
E．黄褐色

42. 男，45 岁。大面积烧伤，累及呼吸道，只能用简单的手势和表情与别人交流。此时非语言沟通发挥的作用是
A．强调目的
B．表达情感
C．补充修饰
D．替代语言
E．调节作用

43. 男，45 岁。有心脏病病史。坚持自测脉搏并随时记录，但最近其在做过心电图后发现自己的心率和脉率不一致，心率 90 次 / 分，脉率为 75 次 / 分。出现该现象最可能的原因是
A．患者颅内压过高
B．患者发生了三度房室传导阻滞
C．患者自测脉搏的方法有误
D．患者发生了心房颤动
E．患者出现了洋地黄中毒

44. 男，45 岁。骤起寒战、高热（40℃）、大汗，肝区或右上腹痛并伴有畏食、乏力。查体：右季肋区呈饱满状态，右下胸及肝区叩击痛。怀疑细菌性肝脓肿。分析细菌侵入的主要途径为
A．肝动脉
B．门静脉
C．肝外伤后肝内血肿感染
D．淋巴系统
E．胆道系统

45. 乳腺癌的常发部位是下图中的

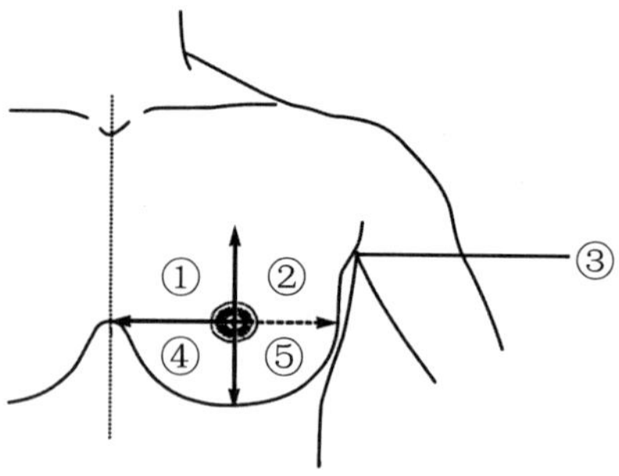

A．①
B．②
C．③
D．④
E．⑤

46. 男，55 岁。脑血栓形成溶栓治疗，病情危重，需要随时观察，以便进行抢救。有关护士观察患者病情及生命体征变化的周期，合适的是
A．24 小时专人护理
B．每 1 小时巡视 1 次
C．每 2 小时巡视 1 次
D．每天巡视 6 次
E．每天巡视 4 次

47. 男，58 岁。严重车祸后，大出血，意识模糊，送入就近医院急诊室。此时急诊护士的行姿应为

A. 快跑
B. 慢跑
C. 快走
D. 慢走
E. 正步走

48. 男，59 岁。糖尿病。入院时，护士说：“您好！我是您的责任护士。”这属于
A. 招呼用语
B. 介绍用语
C. 电话用语
D. 安慰用语
E. 迎送用语

49. 男，65 岁。因患慢性肺源性心脏病，咳嗽、气短、发绀，用鼻塞法持续给氧，鼻塞更换时间为
A. 每 4~6 小时
B. 每 7~8 小时
C. 每 9~10 小时
D. 每班
E. 每天

50. 男，66 岁。胃癌晚期，姑息手术术后采用化疗，应停用化疗药的指标是
A. 白细胞≤ 5×10^9/L，血小板≤ 80×10^9/L
B. 白细胞≤ 3.5×10^9/L，血小板≤ 80×10^9/L
C. 白细胞≤ 5×10^9/L，血小板≤ 100×10^9/L
D. 白细胞≤ 5×10^9/L，血小板≤ 90×10^9/L
E. 白细胞≤ 6×10^9/L，血小板≤ 90×10^9/L

51. 男，68 岁。肝硬化腹水，体质虚弱，生活不能自理。护士为患者做口腔护理时，应特别注意观察口腔有无
A. 糜烂
B. 烂苹果味
C. 臭鸡蛋味
D. 肝臭味
E. 腐臭味

52. 男，70 岁。3 天未排便，目前应采取的正确措施是
A. 增大运动量
B. 延长活动时间
C. 立即前往医院就医
D. 空腹饮水 500ml
E. 自右向左按摩腹部

53. 男，72 岁。高血压 30 年，昨天剧烈头痛，口角歪斜，左侧肢体偏瘫。查体：血压 190/100mmHg，脉搏 60 次 / 分，左侧肢体肌力 3 级，大、小便失禁。治疗需要首先解决的问题是
A. 剧烈头痛
B. 口角歪斜
C. 血压过高
D. 颅内压增高
E. 大、小便失禁

54. 男，82 岁。因呼吸道感染高热 40℃，家属给予吸氧后送诊。分诊护士接诊后的处理应为
A. 将患者带至隔离门诊就诊
B. 提前就诊
C. 将患者带至发热门诊就诊
D. 按挂号顺序就诊
E. 立即报告上级医生

55. 做心肺复苏时，开放气道的方法最适用于

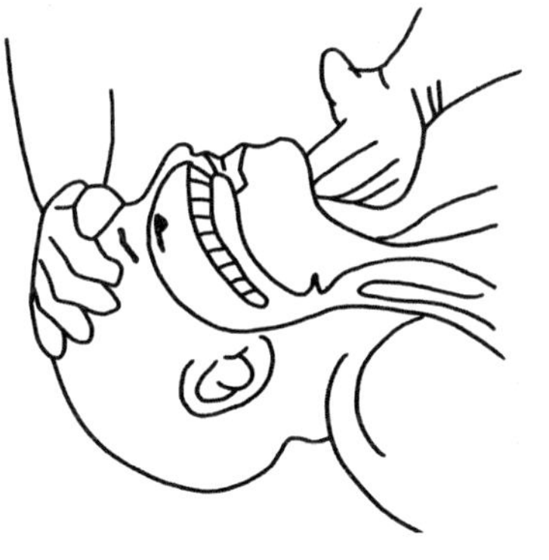

A. 呼吸道有异物
B. 颈部有外伤史
C. 无明显头、颈部外伤
D. 脑血管疾患
E. 血压过高

56. 脑动脉硬化的高危因素不包括
A. 高血压
B. 高脂饮食
C. 吸烟
D. 糖尿病
E. 精神因素

57. 女，10 个月。因腹泻就诊，诊断为轮状病毒肠炎。若此婴儿确诊为中度脱水，失水量为体重的
A. 5%
B. 5%~10%
C. 10%~15%
D. ＞ 15%
E. ＜ 5%

58. 女，12 岁。发热，咽痛，刺激性干咳，诊断为肺炎支原体肺炎。该患儿首选的治疗药物是
A. 甲硝唑
B. 红霉素
C. 头孢菌素
D. 链霉素
E. 青霉素

59. 女，20 岁。右上臂被摩托车撞伤导致右肱骨开放性骨折，软组织外露出骨折断端。采取的救治措施不正确的是
A. 局部彻底清创
B. 现场复位
C. 加压包扎止血
D. 注射破伤风抗毒素
E. 使用抗生素

60. 女，25 岁。体温 39℃，口腔糜烂，疼痛难忍。此患者应给予的饮食是
A. 软质饮食
B. 半流质饮食
C. 流质饮食
D. 要素饮食
E. 肠外营养

61. 女，30 岁。因外伤大量失血，选择股静脉加压输液，穿刺部位在
A. 股动脉外侧 0.5cm
B. 股动脉内侧 0.5cm
C. 股神经内侧 1cm
D. 股神经外侧 1cm
E. 股神经与股动脉之间

62. 女，30 岁。痔复发需要坐浴治疗。消毒坐浴盆最简单、有效的方法是
A. 乙醇燃烧法
B. 紫外线灯照射法
C. 氯己定溶液擦拭法
D. 煮沸法
E. 过氧乙酸浸泡法

63. 女，36 岁。因腹痛在门诊候诊，15 分钟后，突然出现眩晕、冷汗、腹痛加剧、四肢冰冷、呼吸困难。门诊护士应立即采取的措施是
A. 教会患者深呼吸以减缓焦虑
B. 立即送入病房
C. 安排提前就诊
D. 给予镇痛药
E. 请医生加快诊疗

64. 女，36 岁。因子宫内膜癌行手术治疗，术后第 5 天患者仍不愿意下床活动，吃饭、喝水、洗脸、洗手等都需要家人协助，患者觉得自己得了肿瘤，生活必须依赖别人。患者的这种反应属于
A. 患者角色行为消退
B. 患者角色行为冲突
C. 患者角色行为强化
D. 患者角色行为缺如
E. 患者角色行为适应

65. 女，45 岁。刚刚得知自己被诊断为原发性支气管肺癌，询问护士：“我是不是活不了多久了？”针对该患者的心理护理措施恰当的是
A. 告知家属患者的担忧
B. 安慰患者，保持积极情绪
C. 讲述化疗的弊端
D. 指导患者立遗嘱安排后事
E. 请医生讲解治疗方案及原则

66. 女，45 岁。慢性阿米巴痢疾。医嘱：2% 小檗碱灌肠治疗。护士实施治疗时，操作不正确的是
A. 晚上睡前于患者床旁灌肠
B. 灌肠前患者先排便
C. 灌肠时患者取左侧卧位
D. 灌肠时液面距肛门＜ 30cm
E. 灌入后保留 1 小时以上

67. 女，48 岁。2 天前与丈夫吵架时突然缓慢倒地，呼之不应，全身僵直，急诊收入院。今晨医生查房时，患者再次发生抽搐，表情痛苦，双眼噙泪，

角弓反张，无大小便失禁。此时进行紧急处理最常用的药物是

A．丁螺环酮
B．利培酮
C．地西泮
D．奋乃静
E．氟西汀

68. 女，48岁。因子宫肌瘤入院拟行手术治疗。护士为使患者适应医院环境所采取的护理措施应除外

A．增加患者的信任感
B．帮助患者解决一切困难
C．创造良好的护患沟通氛围
D．介绍同病室的患者互相熟悉，减少患者孤独感
E．介绍医院环境，消除陌生感

69. 女，52岁。身高155cm，体重75kg，诊断为2型糖尿病，“三多一少”症状不明显，空腹血糖9.8mmol/L。首选的口服降糖药物是

A．达美康
B．甲苯磺丁脲
C．美吡达
D．二甲双胍
E．格列本脲（优降糖）

70. 女，58岁。直肠癌晚期化疗，需要定期检查血常规。护士再次采血时患者拒绝，并说：“我太瘦了，血都快没了，不采了！”此时护士最适宜的回答是

A．“您怎么这么不听话啊？采血不是为你好吗？”
B．“那您找主治医生去吧！他若同意不检查就行。”
C．“不采就算了，反正您的血管也不好扎。”
D．“采血是为了监测您的病情，必须得采！”
E．“采血是为了更好地治疗，请您配合好吗？”

71. 女，64岁。脑卒中后卧床2周。护士查看患者臀部时，判断其压疮属于淤血红润期，该期主要特点是

A．局部皮肤红、肿、热、痛
B．皮肤有破溃
C．表皮有水疱形成
D．局部皮肤可闻及臭味
E．浅表组织有脓液流出

72. 女，64岁。胰腺癌广泛转移，病情日趋恶化。为其提供的临终护理，其主要目的不包括

A．让患者得到全面身心照顾
B．维护患者的尊严和权利
C．提高患者的生命质量
D．延长患者的生存时间
E．使患者平静地接受死亡

73. 女，65岁。尿毒症出现精神症状，左上肢输液，护士为防止患者自己拔针，限制其手腕活动，应用宽绷带打结，套在棉垫外，系于床缘。该结是

A．环形结
B．双套结
C．八字结
D．单套结
E．平结

74. 女，68岁。因病情危重入住ICU。第2天病情平稳后，对护士说：“我想见孩子、老伴，心里憋得慌。”该患者存在

A．自我实现需要
B．自尊需要
C．爱与归属需要
D．安全需要
E．生理需要

75. 女，75岁。因冠心病、慢性心力衰竭入院。入院后3天未排便，患者感到腹胀难受。责任护士利用润肠药使患者顺利排便。对便秘原因的解释，错误的是

A．患者精神抑郁，使排便习惯发生改变
B．心力衰竭使患者规律排便受抑制
C．长时间卧床，使肠蠕动减慢
D．胃肠道淤血，食欲减退，进食少
E．大肠排便反射障碍

76. 女，78岁。脑出血。上午10时出现有规律的呼吸几次后，突然暂停，间隔短时间后又开始呼吸，如此反复交替出现。这种呼吸称为

A．间停呼吸
B．浮浅性呼吸
C．深大呼吸
D．潮式呼吸
E．蝉鸣样呼吸

77. 女，80岁。肺癌晚期。患者全身衰竭，生命体征微弱。护士为其测量呼吸宜采取的观察方法是
A. 耳头贴近患者口鼻处，听其呼吸声响
B. 手背置于患者鼻孔前，以感觉气流
C. 眼睛平视胸、腹部，观察起伏次数
D. 测脉率除以3，为呼吸次数
E. 置少许棉花于鼻孔前，观察飘动次数

78. 男，50岁。消化性溃疡10年。近些天来胃部疼痛，排黑便。行大便隐血试验前3天起，患者不宜选用的食物是
A. 绿豆焖饭
B. 炸酱面条
C. 糖醋山药
D. 皮蛋瘦肉粥
E. 黄瓜拌粉丝

79. 申请护士执业注册，应具备“具有完全民事行为能力”条件，申请者年龄至少应在
A. 16周岁以上
B. 17周岁以上
C. 18周岁以上
D. 19周岁以上
E. 20周岁以上

80. 肾病综合征患者应给予的饮食类型为
A. 低蛋白、低脂饮食
B. 高蛋白、高脂饮食
C. 正常蛋白、低脂饮食
D. 低胆固醇饮食
E. 低蛋白、高脂饮食

81. 胎儿脐静脉有
A. 0条
B. 1条
C. 2条
D. 3条
E. 4条

82. 维生素D缺乏性佝偻病的特征性病变的部位是
A. 肌肉
B. 血液
C. 骨骼
D. 大脑
E. 皮肤

83. 系统性红斑狼疮最常见的死亡原因是
A. 心肌炎
B. 尿毒症
C. 消化道大出血
D. 颅内压增高
E. 肺炎

84. 心脏自身的血液供应主要来自
A. 胸主动脉
B. 锁骨上动脉
C. 锁骨下动脉
D. 冠状动脉
E. 肺动脉

85. 医院护理管理的组织原则不包括
A. 专业化分工与协作的原则
B. 职责与权限一致的原则
C. 任务和目标一致的原则
D. 分权和一票否决的原则
E. 等级和统一指挥的原则

86. 应避开明火保管的药物是
A. 次氯酸钠
B. 氯己定
C. 苯扎溴铵
D. 环氧乙烷
E. 漂白粉

87. 婴幼儿呼吸道黏膜缺乏，与导致呼吸道感染有关的物质是
A. IgM
B. 纤毛
C. 鼻毛
D. IgE
E. SIgA

88. 有关直肠的描述，不正确的是
A. 直肠一般长10~14cm
B. 齿状线以上受躯体神经支配
C. 以腹膜反折为界，分为上下两段
D. 直肠下段与肛管相接
E. 直肠肌层分为外层纵肌和内层环肌

89. 与病情不符的脉搏是

A. 交替脉见于左心衰竭患者
B. 丝脉见于休克患者
C. 缓脉见于高钾血症患者
D. 奇脉见于心包积液患者
E. 间歇脉见于心房颤动患者

90. 原发性肝癌首选的非手术疗法是
A. 肝动脉化疗栓塞
B. 中医中药治疗
C. 无水乙醇瘤内注射
D. 放疗
E. 生物导向治疗

91. 在损伤性气胸中，开放性气胸特有的病理生理是
A. 损伤裂口呈活瓣状
B. 胸膜腔内压高于大气压
C. 纵隔摆动
D. 气管向健侧移位
E. 回心血量减少

92. 在中医五行归类中，人体五官是
A. 筋、脉、肉、皮毛、骨
B. 筋、脉、肉、气血、髓
C. 目、舌、鼻、唇、耳
D. 目、舌、鼻、唇、喉
E. 目、舌、鼻、口、耳

93. 正常肉芽组织的特点是
A. 生长缓慢
B. 质地松软
C. 质软色灰暗
D. 可有少量脓液
E. 触之易出血

94. 治疗小儿肺炎时，抗生素的使用时间是体温正常后
A. 2~3 天
B. 4~5 天
C. 5~7 天
D. 8~9 天
E. 10~12 天

95. 男，8 岁。来院时表情痛苦、呼吸急促、面颊潮红、鼻翼扇动，这种面容表现称为
A. 甲状腺功能亢进症面容
B. 急性面容
C. 慢性面容
D. 脱水面容
E. 贫血面容

二、共用题干单选题（每个提问 1 个得分点）：以下每道试题有 2~6 个提问，每个提问有 5 个备选答案，请选择 1 个最佳答案。提示：进入此部分试题后，您不能返回前面部分查看试题或修改答案；本部分在答题过程中不能回退（对已作答试题不能返回检查或修改答案）。您是否进入共用题干单选题部分？

（96~97 题共用题干）

女，65 岁。入院后睡眠差，精神不振。

96. 第 1 问：患者入院当天，护士交班的报告顺序是
A. 首项交班内容
B. 位于转出患者之后交班
C. 位于出院患者之前交班
D. 位于手术患者之后交班
E. 位于转入患者之后交班

97. 第 2 问：医嘱给予地西泮 5mg，po，sos。此医嘱属于
A. 口头医嘱
B. 备用医嘱
C. 长期备用医嘱
D. 立即执行医嘱
E. 临时备用医嘱

（98~99 题共用题干）

女，58 岁。因冠心病入院治疗，现好转出院，但患者告知仍有便秘的问题。

98. 第 1 问：患者多吃水果可以通便，水果中能起通便作用的营养素是
A. 碳水化合物
B. 纤维素
C. 维生素 C
D. 蛋白质
E. 水果内胶原物质

99. 第 2 问：护士为患者行出院指导，错误的是

A. 保证足够的水分摄入
B. 定时采用简易通便药
C. 坚持腹部按摩
D. 指导养成定时排便的习惯
E. 多吃水果和蔬菜

（100~101 题共用题干）

女，35 岁。确诊骨肉瘤 2 个月，近来病情发展迅速，患者情绪低落、悲伤、沉默，常哭泣。

100. 第 1 问：患者的心理反应处于
A. 否认期
B. 愤怒期
C. 协议期
D. 抑郁期
E. 接受期

101. 第 2 问：护士给予患者的护理措施首选的是
A. 报告主管医生前来诊治
B. 给予镇静药以缓解症状
C. 通知患者家属来医院探视
D. 允许患者家属陪住，以避免焦虑
E. 加强与患者沟通，鼓励患者倾诉并给予疏导和安慰

（102~103 题共用题干）

女，21 岁。水库边玩耍时不慎溺水，被捞起后心跳、呼吸停止。

102. 第 1 问：现场施救首先进行的工作是
A. 联系患者家属
B. 紧急呼救
C. 通畅呼吸道，一般不控水
D. 立即口对口人工呼吸
E. 立即胸外按压

103. 第 2 问：下一步处置是
A. 现场守护
B. 送往医院
C. 立即心肺复苏
D. 建立静脉通道
E. 不做任何处理

（104~105 题共用题干）

男，68 岁。突发剧烈压榨性胸痛、呕吐伴窒息感 2 小时入院。查体：心率 150 次 / 分，心电图检查示 V_1~V_4 导联 ST 段呈弓背向上抬高，连续多个 QRS 波群宽大畸形，时限＞ 0.12 秒，RR 间期不绝对相等。

104. 第 1 问：给予抗心律失常的药物，应首选
A. 苯妥英钠
B. 阿托品
C. 胺碘酮
D. 美托洛尔
E. 硝酸甘油

105. 第 2 问：上述药物的常见不良反应是
A. 牙龈、皮肤、黏膜等小量出血
B. 头痛、面色潮红、头晕、心悸
C. 心动过缓、低血压、房室传导阻滞
D. 兴奋、嗜睡、眩晕、抽搐
E. 心脏毒性、血压下降、心率减慢

（106~107 题共用题干）

男，65 岁。胃癌术后第 1 天，护士就减轻术后疼痛的方法与其交谈时，恰逢患者的亲属探望，此时患者感到切口阵阵疼痛，略显烦躁，导致交谈难以继续。

106. 第 1 问：导致此次交谈困难的最主要的生理因素是患者
A. 高龄，身体衰弱
B. 切口疼痛
C. 情绪烦躁
D. 饥饿
E. 无法起床活动

107. 第 2 问：影响此次护患沟通的隐秘因素是
A. 患者性别
B. 患者情绪烦躁
C. 患者切口疼痛
D. 患者亲属在场
E. 患者文化程度

（108~110 题共用题干）

男，45 岁。胃、十二指肠溃疡出血。患者面色苍白，四肢湿冷，脉搏细速，尿少，血压 80/60mmHg。

108. 第 1 问：判断该患者的失血量占循环血量的百分比是
A. ＜ 10%
B. 10%~20%
C. ＞ 20%
D. ＞ 30%
E. ＞ 40%

109. 第 2 问：计划输液总量为 2500ml，若以 80 滴 / 分输注，则每小时可输入的液体量为
A. 320ml
B. 280ml
C. 260ml
D. 300ml
E. 240ml

110. 第 3 问：患者出血停止后，为明确病因，应首选的检查是
A. 大便常规
B. 内镜
C. 血常规
D. X 线钡剂造影
E. 选择性动脉造影

（111~112 题共用题干）

男，40 岁。因车祸导致脑外伤，出现昏迷。为保证营养的供给，需要长期鼻饲，取去枕平卧位，准备接受插胃管。

111. 第 1 问：为其插胃管至 15cm 时，应采取的护理措施是
A. 使患者头后仰便于胃管插入
B. 让患者取右侧卧位使插管顺利
C. 将患者头托起，使其下颌骨靠近胸骨柄
D. 将病床床头摇起，使患者呈半坐卧位
E. 使患者头偏向护士一侧方便胃管插入

112. 第 2 问：帮助患者更换胃管的时间为
A. 更换硅胶胃管 1 次 / 月，乳胶胃管 2 次 / 周
B. 更换硅胶胃管 2 次 / 月，乳胶胃管 1 次 / 天
C. 更换硅胶胃管 1 次 / 周，乳胶胃管 1 次 / 天
D. 更换硅胶胃管 1 次 / 周，乳胶胃管 1 次 / 月
E. 更换硅胶胃管 1 次 / 月，乳胶胃管 1 次 / 周

（113~114 题共用题干）

男，30 岁。患扩张型心肌病 3 年。近年食欲减退，夜间常憋醒。咳嗽、咳泡沫痰。查体：肝颈静脉反流征（＋），肝大，双下肢水肿。

113. 第 1 问：患者此时最可能发生了
A. 肾小球肾炎
B. 慢性胃炎
C. 心律失常
D. 心力衰竭
E. 肝硬化

114. 第 2 问：此时患者的饮食应特别强调的是
A. 高维生素
B. 低蛋白
C. 高热量
D. 高纤维素
E. 低盐

（115~116 题共用题干）

男，2 岁。腹泻 6 天，排便约 15 次 / 天，大便为蛋花汤样带黏液，无腥臭味；无尿 8 小时，眼窝凹陷明显，血钠 122mmol/L。

115. 第 1 问：根据患儿表现，判断其脱水的程度及性质是
A. 中度等渗性脱水
B. 重度等渗性脱水
C. 中度低渗性脱水
D. 重度低渗性脱水
E. 中度高渗性脱水

116. 第 2 问：护士制订的补液计划中应首先给予
A. 2∶1 含钠液
B. 1∶2 含钠液
C. 10% 葡萄糖注射液
D. 5% 葡萄糖氯化钠注射液
E. 0.45% 氯化钠注射液

（117~118 题共用题干）

男，25 岁。因外伤大出血急需输血治疗，在输入库存血 10 分钟后，患者感到头部胀痛，并出现恶心呕吐，腰背部剧痛。

117. 第 1 问：在给患者输血前的准备工作中，错误的是
A. 抽血做血型鉴定和交叉配血试验
B. 取血时与血库人员“三查八对”
C. 勿剧烈振荡血液
D. 为了尽早将血液输给患者，给血液加温
E. 输血前，先静脉滴注 0.9% 氯化钠溶液

118. 第 2 问：患者出现上述情况时，护士首先应
A. 停止输血，保留余血
B. 通知医生和家属，安慰患者
C. 碱化尿液
D. 密切观察生命体征和尿量
E. 热敷双侧腰部

（119~120 题共用题干）

某孕妇，28 岁。妊娠 38 周，规律宫缩 6 小时，入院待产。枕左前位，估计胎儿体重 2700g，胎心率 136 次 / 分。阴道检查：宫口开大 3cm，未破膜，S + 1，骨盆外测量未见异常。

119. 第 1 问：此时选择的恰当分娩方式是
A. 择期剖宫产
B. 自然阴道分娩
C. 胎头吸引器辅助阴道分娩
D. 会阴切开辅助阴道分娩
E. 急诊剖宫产术

120. 第 2 问：若宫缩逐渐减弱，总产程已 11 小时，胎膜已破，宫口开大 8cm，则恰当的处理是
A. 肌内注射哌替啶
B. 静脉滴注缩宫素
C. 肌内注射缩宫素
D. 补充营养，适当休息
E. 肌内注射地西泮

实践能力

一、单选题（每题 1 个得分点）：以下每道试题有 5 个备选答案，请从中选择 1 个最佳答案。提示：本部分在答题过程中可以回退（对已作答试题可以返回检查或修改答案）。

1. 初产妇，足月顺产，胎盘完全娩出后阴道流血量大，暗红色。检查发现宫体软。护士采取的首要措施是
A. 术前准备
B. 检查软产道有无裂伤
C. 抽血检查凝血功能
D. 按摩子宫
E. 纱条堵塞宫腔

2. 房性期前收缩心电图特征中，描述正确的是
A. P′ 波提早出现，形态与窦性 P 波相同
B. PR 间期＞ 0.20 秒
C. 期前收缩的代偿间歇多不完全
D. QRS 波群宽大畸形
E. 房性期前收缩的 P 波后可无 QRS 波群

3. 非特异性淋巴结炎的特点主要是
A. 直径＞ 2cm
B. 质地较硬
C. 压痛明显
D. 与周围组织粘连
E. 多成片存在

4. 分娩期产妇一旦发现先兆子宫破裂，首选的措施是
A. 抗休克，静脉输液、输血
B. 停止一切操作，抑制宫缩
C. 行阴道助产，尽快结束分娩
D. 大量抗生素预防感染
E. 开腹探查

5. 关于葡萄胎的临床表现，错误的是
A. 停经后出现不规则阴道流血
B. 子宫大小＞妊娠周数
C. 早孕反应较轻
D. 妊娠期高血压疾病出现早
E. 血清 hCG 水平异常升高

6. 关于子宫肌瘤的叙述，错误的是
A. 是一种卵巢激素依赖性肿瘤

B．肿瘤周围有假包膜覆盖
C．是女性生殖器中最常见的良性肿瘤
D．通常分为肌壁间肌瘤、浆膜下肌瘤、黏膜下肌瘤 3 类
E．肿瘤一般呈球形，质软

7. 护士为慢性支气管炎患者行健康宣讲，预防慢性阻塞性肺疾病急性发作的措施不正确的是
A．戒烟
B．冬季停止一切户外运动
C．加强锻炼，提高机体免疫力
D．减少有害气体或颗粒的吸入
E．加强呼吸训练

8. 患者行甲状腺部分切除术后，出现了手足抽搐，考虑最可能损伤了
A．甲状旁腺
B．双侧喉返神经
C．交感神经
D．迷走神经
E．喉上神经内支

9. 急性上呼吸道感染患者在恢复期出现了胸闷、心悸，提示患者可能并发了
A．心肌炎
B．心律失常
C．心包炎
D．心力衰竭
E．心内膜炎

10. 急性渗出性心包炎最突出的症状是
A．呼吸困难
B．心前区疼痛
C．下肢水肿
D．心悸
E．晕厥

11. 降低颅内压使用的甘露醇浓度是
A．15%
B．25%
C．20%
D．10%
E．5%

12. 结核菌素（PPD）试验常用的剂量是
A．1U
B．5U
C．10U
D．50U
E．100U

13. 经产妇，31 岁。顺产一健康新生儿后第 2 天，护士观察到该产妇的生命体征及表现，应立即报告医生的是
A．口腔温度 36.8℃
B．血压 120/80mmHg
C．脉搏 109 次 / 分
D．汗液分泌增多
E．呼吸频率 20 次 / 分

14. 叩背操作的描述，不正确的是
A．促使呼吸道或肺泡的痰液松动，有利咳出
B．叩击时宜使用单层薄布保护胸廓部位
C．护士站在患者背侧
D．可在餐后 30 分钟后操作
E．保证足够的水分摄入，以便稀释痰液

15. 临床表现中有呼气性呼吸困难的是
A．气道狭窄、梗阻
B．慢性阻塞性肺疾病
C．大叶性肺炎
D．肺癌
E．大量胸腔积液

16. 流行性脑脊髓膜炎患儿的皮疹特点是
A．斑丘疹
B．斑疹
C．荨麻疹
D．丘疹
E．瘀点、瘀斑

17. 慢性肾小球肾炎必有的表现是
A．肉眼血尿
B．水肿
C．贫血
D．高血压
E．蛋白尿

18. 慢性阻塞性肺疾病患者给氧原则的叙述，正确

的是
A．每天氧疗时间不少于15小时，睡眠期间不可间断
B．每天氧疗时间不多于15小时，睡眠期间可不吸氧
C．每天氧疗时间15小时以下，做各种活动时不间断
D．每天感觉呼吸困难严重时吸氧
E．每天氧疗时间不少于15小时，可在睡眠、进食时间断

19. 某孕妇，24岁。妊娠37周后来院产前检查，目前产妇进行产前检查的频率应当是
A．1次/周
B．3次/周
C．5次/周
D．1次/2周
E．1次/4周

20. 某孕妇，32岁。G_1P_0，妊娠33周，胎位正常，该孕妇羊水中不应含有
A．胎脂
B．胎粪
C．无机盐
D．毛发
E．有机物质

21. 某孕妇，妊娠37周。第1胎，头先露。临产11小时，宫口开全30分钟，见“拨露”及流出的羊水浑浊，医师立即产钳助产，娩出一体重2800g活女婴。该孕妇需要产钳助产的原因是
A．早产
B．胎儿窘迫
C．第一产程延长
D．第二产程延长
E．屏气用力欠佳

22. 某孕妇，妊娠38^{+2}周，规律宫缩6小时，阴道流液1小时入院。产科检查：宫口开大5cm，试纸由红色变为蓝色，胎头尚未入盆。护士应采取的护理措施是
A．温肥皂水灌肠
B．每2小时观察1次宫缩
C．每4小时听1次胎心
D．注意观察羊水的性状
E．产妇可适当活动

23. 男，10个月。因肺炎入院。现突然呼吸困难，烦躁不安，发绀，且进行性加重。查体：呼吸70次/分，脉搏185次/分，出现奔马律，双肺满布细湿啰音，肝迅速增大。诊断为肺炎合并心力衰竭。当班护士首先采取的护理措施是
A．吸氧
B．保持呼吸道通畅
C．观察病情变化
D．应用抗生素
E．应用强心药

24. 男，13岁。近期出现不听从父母安排，常用自己的标准衡量是非曲直的情况。该男孩青春期心理特征属于
A．情绪两极化
B．独立性增强
C．心理“上锁”
D．心理向成熟过渡
E．行为易冲动

25. 男，35岁。上班途中遭遇车祸，急诊入院。胸部X线检查可见多根肋骨骨折，伴呼吸困难。该患者最可能发生骨折的部位是

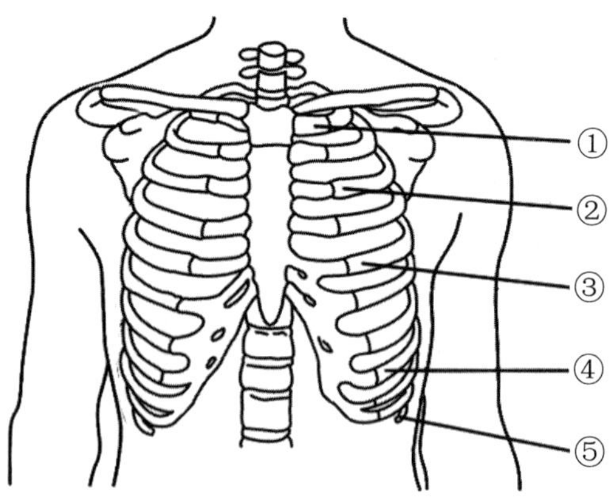

A．①
B．②
C．③
D．④
E．⑤

26. 男，23岁。野外露营时不慎被毒蛇咬伤，现场急救不包括

A. 切勿奔跑
B. 用口吮吸伤口
C. 安静休息
D. 用止血带或就地取材加以缚扎
E. 抬高伤肢

27. 男，32 岁。肛瘘切除术后行高锰酸钾坐浴。护士指导患者坐浴方法错误的是
A. 高锰酸钾全部溶解后方可坐浴
B. 用 1∶5000 高锰酸钾溶液
C. 水温 30~32℃
D. 2~3 次 / 天
E. 沸水放凉后再放入高锰酸钾

28. 男，34 岁。因车祸致右下肢开放性骨折大出血被送来急诊。在医生到达之前，接诊护士应立即
A. 详细询问车祸发生的原因
B. 向医院有关部门报告
C. 注射镇静药
D. 使用止血药
E. 止血，测量血压，建立静脉通道

29. 男，20 岁。近 3 年逐渐出现注意力不集中，先厌学后不去上学，一直待在家里，不出门，不愿意见人，生活懒散，不修边幅，1~2 个月不洗澡，情感淡漠，对未来没有打算。最可能的诊断是
A. 精神发育迟滞
B. 适应障碍
C. 抑郁症
D. 神经症
E. 精神分裂症

30. 男，38 岁。大量饮酒后出现上腹部持续性剧痛并向左肩、腰背部放射，阵发性加剧，伴恶心、呕吐 8 小时，体温 38.5℃。查体呈急性病重面容，痛苦表情，脉搏增快，呼吸急促。拟诊为急性胰腺炎。为明确诊断，最重要的检查是
A. 白细胞计数
B. 血淀粉酶
C. 腹部 B 超
D. C 反应蛋白
E. 血脂肪酶

31. 男，38 岁。经皮肝穿刺胆管造影术后 2 小时，患者面色苍白，脉搏 115 次 / 分，血压 80/60mmHg，全腹有压痛、反跳痛及肌紧张。考虑最可能的并发症是
A. 感染性休克
B. 腹腔内出血
C. 膈下脓肿
D. 急性胰腺炎
E. 急性梗阻性化脓性胆管炎

32. 男，38 岁。因腹泻、腹痛 2 年，诊断为溃疡性结肠炎，本次急性加重 5 天入院。患者行大便检查，大便的形态是
A. 米泔水样便
B. 黑便
C. 羊屎便
D. 白陶土色便
E. 黏液脓血便

33. 男，3 岁。因寒战、高热伴咳嗽、声音嘶哑入院，查体：咽部明显急充血，扁桃体肿大。考虑为急性咽 - 扁桃体炎。正确的护理措施是
A. 给予温度适宜的流质或半流质饮食，多饮水
B. 每小时测量 1 次体温
C. 并发细菌感染时只给予对症治疗即可
D. 允许经常探视
E. 可以吃辛辣刺激的食物

34. 男，3 岁。自 1 岁时出现活动后气促，乏力，常喜下蹲位，发绀，胸骨左缘第 2~4 肋间闻及 3/6 级收缩期杂音，可见杵状指。首先考虑
A. 房间隔缺损
B. 动脉导管未闭
C. 法洛四联症
D. 室间隔缺损
E. 右位心

35. 男，56 岁。长期伏案工作。近期自觉肩颈痛，用力咳嗽、喷嚏、颈部活动时加重。查体：臂丛牵拉试验阳性，压头试验阳性。该患者最可能发生病变的部位是
A. ①
B. ②
C. ③
D. ④
E. ⑤

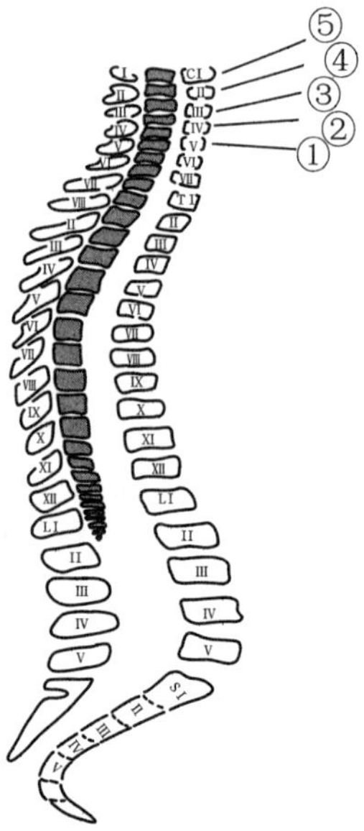

36. 男，53 岁。饮酒史 25 年，每天饮酒约 250g。近 1 个月双下肢远端感觉运动减退，手足麻木、烧灼感、无力，来院就诊。查体：跟腱反射消失。考虑该患者出现了慢性乙醇中毒的
A. 戒断综合征
B. Korsakoff 综合征
C. 周围神经麻痹
D. 震颤谵妄反应
E. Wernicke 脑病

37. 男，54 岁。外伤性肠穿孔修补术后 2 天，肠蠕动未恢复，腹胀明显。其护理最重要的是
A. 禁食、输液
B. 半坐卧位
C. 肛管排气
D. 胃肠减压
E. 针刺穴位

38. 男，50 岁。过去 2 年经常大便后有出血症状，鲜血，不与大便相混，无其他症状。近 2 个月便血加重，便后不适。为明确诊断，应立即进行的检查是
A. 乙状结肠镜
B. 直肠指诊
C. 结肠镜
D. 血常规
E. X 线钡剂灌肠

39. 男，60 岁。经尿道前列腺电切除术后，护士的健康教育措施中，不正确的是
A. 预防便秘，给予易消化、高纤维食物
B. 多饮水，预防尿路感染
C. 尽早锻炼，如跑步等
D. 锻炼肛提肌，以预防和治疗尿失禁
E. 2 个月内禁止性生活

40. 男，68 岁。慢性肺源性心脏病。患者呼吸困难、发绀，食欲减退，口腔溃疡，焦虑。应为患者首先采取的护理措施是
A. 加强沟通，减轻紧张焦虑
B. 卧床休息，减少探视
C. 通知家属来医院探望
D. 测量生命体征
E. 吸氧，缓解缺氧状态

41. 男，68 岁。肾癌。行肾部分切除术治疗，术后指导患者卧床休息正确的是
A. 尽早下床活动
B. 卧床休息 1~2 小时
C. 卧床休息 1~2 个月
D. 卧床休息 1~2 周
E. 卧床休息 1~2 天

42. 男，70 岁。阵发性、刺激性呛咳 2 个月。查体：右锁骨上窝淋巴结肿大；胸部 X 线检查示右侧肺门阴影增大。首先应考虑
A. 胸膜炎
B. 肺结核
C. 胸腔积液
D. 支气管肺癌
E. 慢性支气管炎

43. 男，出生后 10 天。因口腔黏膜有异常来院就诊，查体可见口腔黏膜有白色乳块样小点，汇聚成小片，家长称不易拭去，目前患儿饮食正常，无全身症状。为该患儿行口腔黏膜局部治疗时应选用
A. 2% 利多卡因
B. 3% 过氧化氢溶液
C. 5 万 U/ml 制霉菌素鱼肝油混悬溶液
D. 2% 碳酸氢钠溶液
E. 2.5% 金霉素鱼肝油

44. 内痔的主要表现是
A. 肛门不适

B. 排便时无痛性间歇性出血
C. 肛门环状肿物
D. 肛周红肿
E. 有脓液流出

45. 如图所示，该患者的心律失常类型为（附图见本卷末）
A. 室性心动过速
B. 心房扑动
C. 阵发性室上性心动过速
D. 窦性心动过速
E. 心房颤动

46. 女，20岁。头部撞伤急诊入院。患者鼻腔有血性脑脊液流出。为预防颅内感染，采取的护理措施<u>不包括</u>
A. 外耳道滴入抗生素
B. 避免剧烈咳嗽
C. 外耳道放置干棉球，渗湿及时更换
D. 遵医嘱应用抗菌药及TAT
E. 劝告患者勿挖鼻孔

47. 女，26岁。支气管哮喘病史4年，去植物园春游后诱发哮喘。该患者的呼吸困难属于
A. 劳力性呼吸困难
B. 心源性呼吸困难
C. 吸气性呼吸困难
D. 呼气性呼吸困难
E. 混合性呼吸困难

48. 女，30岁。2年前确诊艾滋病，现因合并肺结核出现发热、盗汗、淋巴结肿大、咳嗽、咳痰、咯血、呼吸困难入院治疗。护士为患者吸痰，操作正确的是
A. 吸痰操作后可不洗手
B. 吸痰时可不戴手套，操作后洗手即可
C. 吸痰时不慎将痰液溅到地面，先用漂白粉消毒后再做清洁处理
D. 吸痰管用毕丢入污物桶后再集中处理
E. 吸痰管用毕放入结实的一次性袋内，直接焚烧处理

49. 女，32岁。因“急性尿路感染”口服抗生素治疗。进行尿细菌培养检查前，嘱患者停用抗生素的时间是
A. 1天
B. 3天
C. 5天
D. 7天
E. 10天

50. 女，32岁。因心悸、水肿、端坐呼吸入院，诊断为肥厚型心肌病。护士采集健康史时，针对病因，首先应询问的是患者有无
A. 应用化疗药物
B. 病毒感染史
C. 家居装修史
D. 酗酒史
E. 家族史

51. 女，33岁。颅脑损伤住院治疗，行亚低温冬眠疗法。护理<u>错误</u>的是
A. 患者在注射冬眠药物后半小时内不宜翻身或搬运
B. 用药前量体温、脉搏、呼吸、血压
C. 物理降温后用冬眠药物
D. 维持直肠内温度在32~34℃
E. 维持电解质及酸碱平衡

52. 女，35岁。肠梗阻。非手术治疗期间，腹部出现固定压痛、反跳痛及腹肌紧张，提示肠梗阻的性质演变为
A. 完全性
B. 动力性
C. 机械性
D. 绞窄性
E. 单纯性

53. 女，36岁。心悸、气促2年。夜间喘息半年，下肢水肿3个月。查体：心脏大、心音低钝、肝大、下肢水肿，考虑为肥厚型心肌病。为明确诊断，最有意义的检查是
A. X线钡剂
B. 超声心动图
C. 胸部CT
D. 冠状动脉造影
E. 心电图

54. 女，3岁。2周前洗澡后出现流涕、干咳。3天前咳嗽加重，咳痰量较多，发热，体温39.0℃，伴

有呕吐、腹泻，诊断为小儿急性支气管炎。易导致患儿病情加重的药物是
A．沙丁胺醇
B．糖皮质激素
C．可待因
D．盐酸氨溴索（沐舒坦）
E．复方甘草合剂

55. 如图所示，气胸患者行胸膜腔闭式引流术的穿刺点应选择在

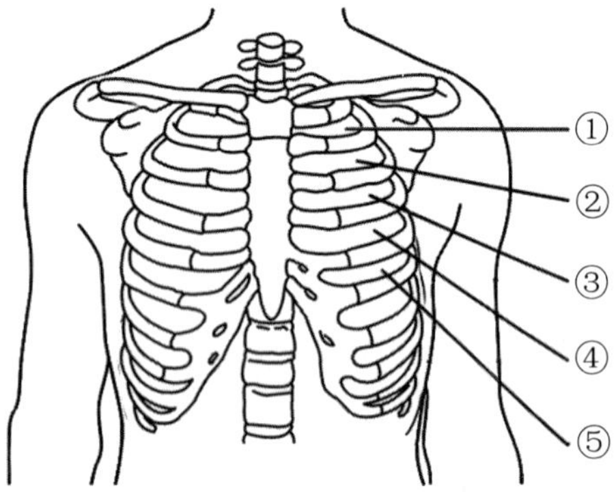

A．①
B．②
C．③
D．④
E．⑤

56. 女，45 岁。肝硬化 8 年。近 1 个月肝大、持续肝区疼痛、明显消瘦。查体：腹部膨隆，移动性浊音（＋），肝大、质硬，表面凹凸不平。患者最可能并发了
A．上消化道出血
B．电解质紊乱和酸中毒
C．原发性肝癌
D．胆管感染
E．胆管阻塞和腹水

57. 女，45 岁。呕吐、腹泻 1 天，意识模糊、行为异常来急诊。查体：生命体征正常，有乙型肝炎病史 15 年，胸部有蜘蛛痣，心、肺、腹未见异常，脾大，双上肢散在出血点，血糖 7.1mmol/L，尿糖（＋），尿酮（－），尿镜检（－）。最有价值的辅助检查是
A．CT
B．甲胎蛋白
C．B 超
D．血氨
E．乙肝五项

58. 女，47 岁。患大隐静脉曲张。站立时在大腿中部扎止血带，嘱患者下蹲 16 次后，曲张静脉空虚萎陷，提示的情况是
A．大隐静脉侧支循环良好
B．大隐静脉瓣膜功能良好
C．小隐静脉瓣膜功能良好
D．交通支瓣膜功能良好
E．下肢深静脉回流通畅

59. 女，48 岁。阑尾炎术后第 2 天，患者自觉腹胀，术后尚未排气、排便。护理措施错误的是
A．针灸疗法
B．腹部热敷
C．床上多翻身
D．阿托品肌内注射
E．床边多活动

60. 女，56 岁。反复水肿 6 年，近半年来血压明显升高，血 BUN 35mmol/L。护士向其解释血压升高的最主要原因是
A．水、钠潴留
B．肾动脉痉挛
C．肾素活性增高
D．肾动脉硬化
E．前列腺素分泌过多

61. 女，58 岁。急性前壁心肌梗死 4 小时后出现左心衰竭的表现。能正确评价左心功能的检查是
A．心电图检查
B．中心静脉压监测
C．超声心动图检查
D．胸部 X 线检查
E．24 小时动态血压

62. 女，63 岁。高血压病史 10 年。门诊口服降压药治疗，血压控制效果不稳定。上午生气后出现剧烈头痛，呕吐，烦躁不安。测血压 210/145mmHg。急诊入院遵医嘱给予硝普钠降压。关于硝普钠的用药护理正确的是
A．快速静脉滴注
B．肌内注射

C．停止注射后作用仅维持 3~5 分钟
D．可与其他药物混合使用
E．用药过程无须监测血压

63. 女，65 岁。突发头痛、心悸、胸闷，脉搏 47 次 / 分，可能的情况是
A．心力衰竭
B．慢性肺源性心脏病
C．洋地黄中毒
D．房室传导阻滞
E．周围循环衰竭

64. 女，66 岁。诊断为风湿性心脏病，昨天夜间患者突然从睡梦中憋醒，坐在床边，咳嗽、气促，烦躁不安，当班护士听诊患者双肺满布湿啰音，血压 180/95mmHg，心率 125 次 / 分。该护士为患者采取的护理措施应除外
A．立即通知值班医生
B．给予氧气吸入
C．静脉注射呋塞米利尿
D．静脉给予吗啡镇静
E．给予头低足高位引流痰液

65. 女，73 岁。丧偶 2 年，自丈夫病故后，情绪低落，记忆力明显减退，经常忘记进食或物品放置处，外出找不到回家路。考虑患者最可能发生的情况是
A．老年精神病
B．抑郁症
C．大脑慢性缺血改变
D．早期阿尔茨海默病
E．脑肿瘤

66. 贫血中存在网织红细胞减少的是
A．缺铁性贫血
B．溶血性贫血
C．失血性贫血
D．珠蛋白生成障碍性贫血
E．再生障碍性贫血

67. 轻症、重症肺炎区别的重要依据是
A．发热程度
B．呼吸困难程度
C．痰液性状
D．除呼吸系统表现外有其他系统受累的表现
E．肺部啰音的位置

68. 妊娠期妇女便秘的护理措施应除外
A．排便时尽量保持体位舒适
B．多饮水
C．适当运动
D．自行服用缓泻药
E．多食蔬菜、水果

69. 溶血性链球菌感染时的脓液特点是
A．脓液稠厚，黄绿色
B．脓液稀薄，血性
C．脓液稀薄，有粪臭味
D．脓液淡绿色，有特殊甜腥臭味
E．脓液稀薄，泡沫样

70. 尿毒症晚期患者的呼气中可有
A．尿味
B．樱桃味
C．大蒜味
D．甜味
E．烂苹果味

71. 女，40 岁。儿童期有麻疹、肺炎病史。咳嗽、咳痰 1 个月，痰量多，晨起和夜间卧床时加重。为减少患者肺部继发感染和全身中毒症状，护士首先应采取的措施是
A．应用广谱抗生素
B．糖皮质激素雾化吸入
C．氨茶碱静脉滴注
D．加强痰液引流
E．沙丁胺醇雾化吸入

72. 乳腺囊性增生病的主要特点是
A．乳头溢血
B．乳房周期性胀痛
C．乳房“酒窝”征
D．乳房表面红、肿、热、痛
E．乳房无痛性结节

73. 输尿管结石的疼痛特点是
A．向胸部放射
B．向背部放射

C．向左腹部放射
D．向右腹部放射
E．向会阴部放射

74. 胎儿娩出后的第一步处理是
A．清洗胎脂
B．称体重
C．断脐
D．清理呼吸道
E．新生儿 Apgar 评分

75. 为防止青紫型先天性心脏病患儿发生血管栓塞，出现高热时应采取的护理措施是
A．绝对卧床休息
B．多喝水或静脉补液
C．吸氧
D．减少活动量
E．避免哭闹

76. 为降低血氨浓度，肝性脑病昏迷患者可鼻饲给予
A．牛奶
B．蛋汤
C．豆浆
D．25% 葡萄糖液
E．鸡汤

77. 系统性红斑狼疮患者敏感性最高的实验室检查是
A．红细胞增多
B．抗核抗体
C．抗 Sm 抗体
D．淋巴细胞增多
E．血小板减少

78. 细胞内液最主要的阳离子为
A．K^+
B．Ca^{2+}
C．H^+
D．Na^+
E．Mg^{2+}

79. 消化性溃疡的主要并发症不包括
A．大出血
B．感染
C．幽门梗阻
D．癌变
E．急性穿孔

80. 小儿流行性腮腺炎不会发病的年龄是
A．5 岁之前
B．6 岁之前
C．1 岁之前
D．2 岁之前
E．7 岁之前

81. 小儿气管异物多发生于
A．5 岁以下
B．6 岁以下
C．7 岁以下
D．8 岁以下
E．9 岁以下

82. 心肌缺血急性发作造成影响的时间为
A．3~5 分钟
B．10~15 分钟
C．15~30 分钟
D．5~10 分钟
E．30~60 分钟

83. 新生儿窒息行气管插管加压给氧，患儿的呼吸频率一般维持在
A．10 次 / 分
B．20 次 / 分
C．25 次 / 分
D．30 次 / 分
E．40 次 / 分

84. 血栓闭塞性脉管炎早期的典型症状是
A．肢端发绀
B．指端干性坏疽
C．静息痛
D．间歇性跛行
E．下肢肌肉萎缩

85. 羊水过多是指妊娠期羊水量超过
A．800ml
B．2000ml
C．2500ml
D．3000ml
E．3500ml

86. 胰头癌最典型、最突出的症状是
A. 上腹部持续性胀痛
B. 上腹饱胀不适感
C. 呕吐隔夜宿食
D. 进行性加重的黄疸
E. 高热伴上腹刀割样剧痛

87. 癔症患者最典型的性格特点是
A. 虚伪
B. 多疑
C. 执着
D. 冲动任性
E. 富于幻想

88. 婴儿，2个月。根据儿童免疫规划程序，目前应接种的疫苗是
A. 乙脑疫苗
B. 脊髓灰质炎疫苗
C. 卡介苗
D. 乙肝疫苗
E. 麻疹疫苗

89. 有机磷农药中毒的主要死因是
A. MODS
B. 全心衰竭
C. 脑水肿
D. 呼吸衰竭
E. 肝性脑病

90. 原发免疫性血小板减少症贫血及出血的特点为
A. 贫血重而出血轻
B. 贫血轻而出血重
C. 有贫血而无出血
D. 可无贫血但有皮下出血
E. 贫血与出血一致

91. 诊断急性呼吸窘迫综合征的必要条件是
A. PWCP ＜ 18mmHg
B. PaO_2/FiO_2 ＜ 200mmHg
C. PaO_2/FiO_2 ＜ 300mmHg
D. $PaCO_2/FiO_2$ ＜ 300mmHg
E. $PaCO_2/FiO_2$ ＜ 200mmHg

92. 直肠癌根治术后的患者在人工肛门开放初期宜采取的体位是
A. 左侧卧位
B. 右侧卧位
C. 头低足高位
D. 1/4侧卧位
E. 半坐卧位

93. 治疗腺病毒肺炎首选药物是
A. 青霉素
B. 氨苄西林
C. 利巴韦林
D. 庆大霉素
E. 红霉素

94. 治疗消化性溃疡的药物中，可以引起神经毒性的是
A. 西咪替丁
B. 枸橼酸铋钾
C. 多潘立酮
D. 铝碳酸镁（达喜）
E. 硫糖铝

95. 最常见于风湿性二尖瓣狭窄患者的心律失常是
A. 房性期前收缩
B. 心房颤动
C. 窦性心动过速
D. 右束支传导阻滞
E. 室性心动过速

二、共用题干单选题（每个提问1个得分点）：以下每道试题有2~6个提问，每个提问有5个备选答案，请选择1个最佳答案。提示：进入此部分试题后，您不能返回前面部分查看试题或修改答案；本部分在答题过程中不能回退（对已作答试题不能返回检查或修改答案）。您是否进入共用题干单选题部分？

（96~98题共用题干）

足月新生儿，体重3500g。出生后36小时出现皮肤、巩膜黄染，血清总胆红素290μmol/L。

96. 第1问：根据现有新生儿的情况判断，应属于
A. 新生儿溶血病
B. 高胆红素血症
C. 生理性黄疸
D. 新生儿缺氧缺血性脑病
E. 新生儿低钙血症

97. 第 2 问：目前应采取的最有效的处理措施是
A．光照疗法
B．吸氧疗法
C．换血疗法
D．补钙疗法
E．保暖疗法

98. 第 3 问：新生儿病情变化的观察应重点放在
A．尿量
B．心率
C．皮肤、巩膜黄染的程度
D．血钙
E．血氧饱和度

（99~101 题共用题干）

女，61 岁。左肘部摔伤 2 天。查体：左肘关节肿胀，压痛明显，活动受限，内上髁处有骨擦感。

99. 第 1 问：最容易出现的并发症是
A．创伤性关节炎
B．尺神经损伤
C．损伤性骨化
D．骨筋膜隔室综合征
E．桡动脉损伤

100. 第 2 问：最有诊断意义的检查是
A．X 线检查
B．磁共振
C．尿常规
D．血钙
E．PET

101. 第 3 问：最恰当的处理是
A．手法复位＋小夹板固定
B．手法复位＋吊带牵引
C．切开复位内固定
D．持续皮牵引
E．石膏固定

（102~103 题共用题干）

女，60 岁。剧烈压榨性胸痛、呕吐伴窒息感 4 小时。心率 120 次 / 分，血压 80/60mmHg，心电图示 V_1~V_4 导联 ST 段弓背向上抬高，心律失常。

102. 第 1 问：患者可能发生的情况是
A．不稳定型心绞痛
B．急性心肌梗死
C．肺栓塞
D．支气管哮喘
E．室性心律失常

103. 第 2 问：应为患者采取的护理措施不包括
A．卧床休息，谢绝探视
B．立即开放静脉通道
C．密切观察心电变化
D．给予直流非同步电除颤
E．鼻导管吸氧

（104~105 题共用题干）

女，58 岁。有糖尿病史 9 年，身高 163cm，体重 48kg。查体：下肢水肿，查血糖 12mmol/L，尿糖（＋），尿蛋白（＋），血尿素氮和肌酐正常。

104. 第 1 问：患者可能并发的情况是
A．下肢静脉血栓形成
B．肾血管病变
C．自主神经病变
D．营养不良
E．酮症酸中毒

105. 第 2 问：护士为患者设立的食谱中，每天碳水化合物摄入量应为
A．200g
B．250g
C．300g
D．150g
E．100g

（106~108 题共用题干）

女，34 岁。胸部锐器伤后半小时，出现呼吸困难，伴烦躁，出冷汗入急诊。查体：脉搏 102 次 / 分，血压 85/55mmHg，口唇发绀，气管左移。右侧胸部的中部有一伤口，随呼吸有“嘶嘶”声，右胸叩诊鼓音，呼吸音消失。拟行清创术及胸膜腔闭式引流。

106. 第 1 问：急诊护士应首先采取的急救措施是
A．开放静脉通道
B．封闭胸部伤口

C. 用敷料覆盖
D. 镇静、镇痛
E. 胸膜腔穿刺抽气

107. 第 2 问：护士检查胸膜腔闭式引流装置，错误的是
A. 水封瓶内放入定量的无菌生理盐水
B. 长玻璃管插入液面下 4cm
C. 水封瓶瓶口要密封好
D. 胸膜腔引流管与短玻璃管上端相接
E. 水封瓶低于胸膜腔出口 60cm

108. 第 3 问：患者在行胸膜腔闭式引流期间，水封瓶不慎被打破，病区护士首先应
A. 嘱患者平卧
B. 重新更换水封瓶
C. 将胸膜腔导管反折捏紧
D. 立即用无菌纱布覆盖引流管
E. 拔除引流管

（109~110 题共用题干）

女，32 岁。急性髓系白血病。化疗 1 周出现肛周感染，体温高达 40.0℃，伴烦躁不安，血压下降，脉搏细速。血常规示白细胞 $25\times10^9/L$，血红蛋白 60g/L，血小板 $35\times10^9/L$。

109. 第 1 问：考虑患者最可能的并发症是
A. 心源性休克
B. 中枢神经系统白血病
C. 蛛网膜下腔出血
D. 感染性休克
E. 心力衰竭

110. 第 2 问：护士为该患者采取的降温措施，不包括
A. 调整室温
B. 乙醇拭浴
C. 头颈部放置冰袋
D. 应用解热镇痛药
E. 大动脉放置冰袋降温

（111~112 题共用题干）

女，28 岁。外阴瘙痒伴尿频、尿痛就诊。妇科检查：阴道黏膜红肿，可见白色豆渣样分泌物少许。

111. 第 1 问：为进一步确诊，首选的检查是
A. 尿常规
B. 阴道镜检查
C. 血常规
D. 分泌物滴虫检查
E. 分泌物真菌检查

112. 第 2 问：该病原体的致病特点是
A. 耐热，不耐紫外线
B. 主要通过性交直接传染
C. 为条件致病菌
D. 多见于老年人
E. 夫妻双方均需要治疗

（113~114 题共用题干）

女，25 岁。2 周前因受凉出现上呼吸道感染，自服“感冒冲剂”后出现腹痛、腹泻及便血，第 2 天双下肢膝关节以下出现散在性紫癜。血红蛋白 120g/L，白细胞 $12\times10^9/L$，中性粒细胞分类 0.80，血小板 $160\times10^9/L$，尿蛋白（+），红细胞 10~20 个 /HPF，白细胞 5~10 个 /HPF，颗粒管型 1~2 个 /HPF。

113. 第 1 问：该疾病的临床表现不包括
A. 水肿
B. 紫癜
C. 腹痛，伴恶心、呕吐或便血
D. 关节肿痛，呈游走性
E. 血尿、蛋白尿及管型

114. 第 2 问：该病预后较差的临床表现类型是
A. 紫癜型
B. 肾型
C. 腹型
D. 关节型
E. 腹型与关节型并存

（115~116 题共用题干）

男，75 岁。平时喜欢饮浓茶，今晨进食 2 个油煎荷包蛋后突发右上腹阵发性绞痛，向右肩部放射，伴全身冷汗，送至急诊。

115. 第 1 问：为判断患者病情，最有价值的辅助检查是
A. B 超

B．X 线
C．经内镜逆行胰胆管造影
D．CT
E．经皮肝穿刺胆管造影

116．第 2 问：经过检查，确诊为胆囊结石，入院后在腹腔镜下行胆囊切除术，患者术后恢复良好。出院前护士给患者进行健康宣教，建议患者的饮食应该
A．低蛋白、低脂、高维生素饮食
B．低碳水化合物、低盐、低脂饮食
C．低盐、低蛋白、低脂饮食
D．高蛋白、低脂、高维生素饮食
E．高蛋白、低盐、低脂饮食

（117~118 题共用题干）

男，55 岁。高血压 12 年，昨天晚餐饮白酒半斤，回家后突感剧烈头痛，随之发生半侧肢体瘫痪、呕吐、意识障碍、大小便失禁。

117．第 1 问：若患者频繁呕吐，呼吸慢而不规则，心率减慢，两侧瞳孔大小不等，在通知医生的同时，应准备给予
A．吸氧
B．静脉滴注甘露醇
C．静脉滴注 5% 葡萄糖液
D．置于高枕位
E．服用止吐药

118．第 2 问：患者经治疗后病情好转，处于恢复期。护理措施不妥的是
A．帮助心理康复
B．开始功能训练
C．进食后保持平卧位
D．训练自行排便
E．培养定时排便习惯

（119~120 题共用题干）

某孕妇，35 岁。G_2P_1，妊娠 28 周。反复多次无痛性阴道流血，量大，查体无异常。

119．第 1 问：此患者最可能是
A．完全性前置胎盘
B．会阴部撕裂伤
C．边缘性前置胎盘
D．Ⅲ度胎盘早剥
E．早产迹象

120．第 2 问：期待疗法的护理措施不包括
A．保证休息，减少刺激
B．禁止做阴道检查，可以做肛门检查
C．补充含铁丰富的食物
D．严密监测胎心率
E．禁止盆浴，预防感染

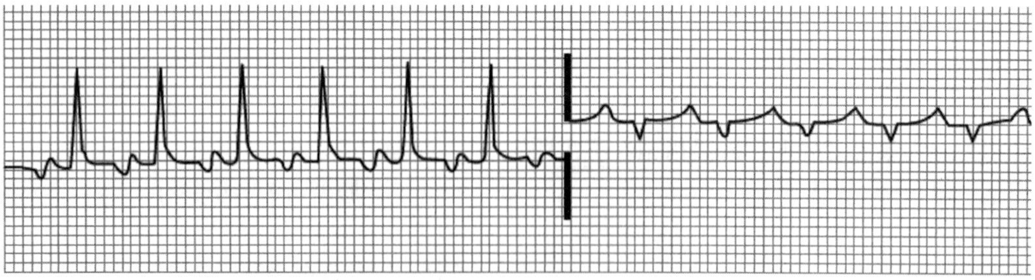

实践能力 45 题图

预测试卷五

专业实务

一、单选题（每题 1 个得分点）：以下每道试题有 5 个备选答案，请从中选择 1 个最佳答案。提示：本部分在答题过程中可以回退（对已作答试题可以返回检查或修改答案）。

1. 癫痫持续状态的药物治疗首选
   A. 双嘧达莫
   B. 苯妥英钠
   C. 地西泮
   D. 水合氯醛
   E. 异戊巴比妥钠

2. 某护士能及时发现患者的病情变化并正确处理，说明该护士
   A. 具备诚实的品格
   B. 具备扎实的理论基础
   C. 具备较强的实践能力
   D. 具备敏锐的观察和分析能力
   E. 具备较强的责任感

3. 二尖瓣狭窄并发心房颤动，转复心律首选的治疗药物是
   A. 维拉帕米
   B. 硝酸甘油
   C. 普萘洛尔
   D. 酚妥拉明
   E. 胺碘酮

4. 腹膜炎非手术治疗不包括
   A. 禁食、胃肠减压
   B. 严密观察病情
   C. 使用哌替啶镇痛
   D. 半坐卧位
   E. 物理降温

5. 高血压危险分层是指
   A. 10 年内发生肾脏疾病事件概率的大小
   B. 5 年内发生心脑血管病事件概率的大小
   C. 10 年内发生心脑血管病事件概率的大小
   D. 10 年内发生视网膜病变概率的大小
   E. 5 年内发生肾脏疾病事件概率的大小

6. 个人与社会中其他人或集体的互动需要属于
   A. 生理性需要
   B. 社会性需要
   C. 情绪性需要
   D. 知识性需要
   E. 精神性需要

7. 关于产褥感染的护理措施，错误的叙述是
   A. 保证足够液体摄入
   B. 每 4 小时测体温 1 次
   C. 给予高蛋白饮食
   D. 产妇取平卧位，臀部抬高
   E. 遵医嘱使用广谱抗生素

8. 关于急性渗出性心包炎的叙述，错误的是
   A. 早期壁层和脏层出现纤维蛋白、白细胞渗出
   B. 病变不累及心外膜下心肌
   C. 渗液常为浆液性
   D. 积液在数周至数个月吸收
   E. 大量积液可引起心脏压塞

9. 护患沟通的首要原则是
   A. 尊重性
   B. 艺术性
   C. 规范性
   D. 保密性
   E. 治疗性

10. 护士对医嘱的执行应除外
    A. 根据需要自行调整医嘱

B. 凡需要下一班执行的临时医嘱应交班
C. 有疑问时重新核对医嘱
D. 医嘱执行者须在医嘱单上签全名
E. 抢救时执行医生的口头医嘱

11. 护士对于上消化道大出血伴休克的患者施行的首要护理措施是
A. 稳定患者情绪
B. 去枕平卧位
C. 建立静脉通道
D. 准备三腔二囊管
E. 准备手术

12. 护士应尽的法律义务不包括
A. 保护患者隐私
B. 遵守法律、法规、规章和诊疗技术规范的规定
C. 在紧急情况下为抢救垂危患者生命，应当先行实施必要的紧急救护
D. 发现患者病情危急，立即通知医生
E. 对医疗卫生机构和卫生主管部门的工作提出意见和建议

13. 护士在病房注射时不慎将10床患者的维生素B_{12}给11床的患者注射。该护士注射完毕后立即发现了错误，该护士应该直接将此事汇报给
A. 主管医生
B. 科护士长
C. 病房护士长
D. 护理部主任
E. 医院值班室

14. 患者对所发的药物提出疑问，护士应
A. 报告护士长
B. 报告医生
C. 向患者保证无误后再给药
D. 重新核对，无误后解释，再给药
E. 弃去药物重新配药

15. 患者支气管哮喘急性发作，咳嗽、咳黏液痰，此时需要
A. 呼吸锻炼
B. 补充液体
C. 高蛋白饮食
D. 吸氧
E. 加强口腔护理

16. 吉兰-巴雷综合征的发病机制是
A. 细菌感染
B. 真菌感染
C. 病毒感染
D. 自身免疫
E. 营养不良

17. 急性上呼吸道感染最常见的病原体是
A. 细菌
B. 病毒
C. 真菌
D. 支原体
E. 葡萄球菌

18. 急性肾小球肾炎患儿服用苄星青霉素，其作用是预防
A. 心房颤动
B. 风湿热
C. 高钾血症
D. 肺部感染
E. 右心衰竭

19. 将麻醉药注入蛛网膜下腔的麻醉方法是
A. 腰麻
B. 神经阻滞
C. 硬膜外阻滞
D. 区域阻滞
E. 局部浸润

20. 结肠癌发生血行转移的常见部位是
A. 骨骼
B. 胰
C. 肝
D. 肾
E. 脊椎

21. 颈部蜂窝织炎患者行气管切开是为了防止患者发生
A. 脓毒症
B. 血栓性静脉炎
C. 纵隔脓肿

D. 吞咽困难
E. 窒息

22. 链霉素过敏的救治与青霉素过敏不同的是
A. 加用葡萄糖酸钙
B. 加用乳酸钙
C. 加用柠檬酸钙
D. 加用碳酸钙
E. 加用硫酸钙

23. 弥散性血管内凝血（DIC）常见的病因不包括
A. 感染
B. 严重创伤
C. 恶性肿瘤
D. 高血压
E. 休克晚期

24. 某护士轮值夜班，凌晨2时应为某患者翻身。护士觉得很困乏，认为反正护士长也没在，别人也没有看到，少翻一次身不会这么巧就出现压疮。这种做法违反了
A. 舒适感
B. 慎独精神
C. 奉献精神
D. 自强精神
E. 安全感

25. 胃溃疡多发生于

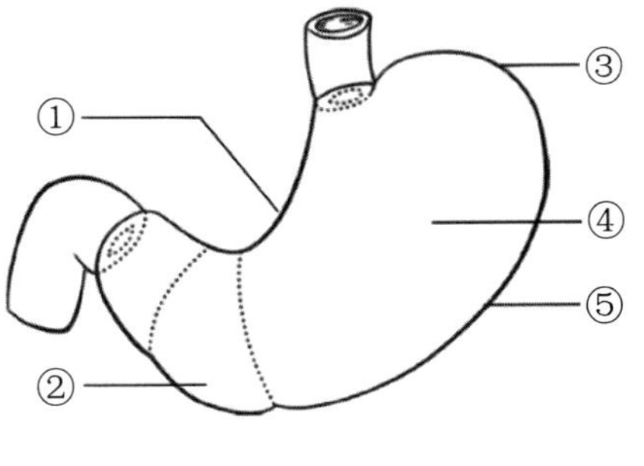

A. ①
B. ②
C. ③
D. ④
E. ⑤

26. 某护士在临床带教老师的指导下，正在进行无菌技术操作，其任务为铺无菌盘及戴无菌手套。铺好的无菌盘有效期不得超过
A. 4小时
B. 8小时
C. 12小时
D. 24小时
E. 48小时

27. 某医院在为患者体检时发现其感染人类免疫缺陷病毒，不能采取的措施是
A. 应立即向当地卫生防疫机构报告
B. 身体约束
C. 不歧视艾滋病病毒感染者
D. 对艾滋病病毒感染者行医学随访
E. 严格消毒管理制度，防止医源性感染

28. 某孕妇，26岁。因重度子痫前期应用硫酸镁治疗，发生中毒现象，应该进行的处理是
A. 肌内注射山莨菪碱
B. 静脉滴注50%葡萄糖
C. 静脉注射低分子右旋糖酐
D. 静脉滴注5%葡萄糖
E. 静脉滴注10%葡萄糖酸钙

29. 某孕妇除了去妇幼医院做过检查，自己怀孕的消息只有自己和家人亲属知道，可总是有尿不湿、婴儿奶粉等推销广告推销到自己的手机上。妇幼医院可能侵犯了该孕妇的
A. 隐私权
B. 名誉权
C. 自由权
D. 肖像权
E. 健康权

30. 目前治疗和改善慢性心力衰竭预后的首选用药是
A. 地高辛
B. 毛花苷丙
C. 卡托普利
D. 硝苯地平
E. 吗啡

31. 男，15岁。放羊时从山上滚落，入院时发现有头虮，应为患者提供的护理是
A. 皮肤护理
B. 用百部酊灭虱
C. 淋浴洗头

D. 擦外用药
E. 床上洗头

32. 男，16岁。肺炎链球菌肺炎。医嘱：青霉素80万U，IM，bid。护士执行医嘱的正确时间为
A. 8am，1次
B. 8am，4pm各1次
C. 8am，12n，4pm，8pm各1次
D. 8am，12n，4pm，睡前各1次
E. 8am，8pm，各1次

33. 男，18岁。因恶心、呕吐、脐周疼痛5小时后开始右下腹疼痛，急诊收入院。诊断为急性化脓性阑尾炎。首选的治疗方法是
A. 禁食
B. 胃肠减压
C. 应用抗生素
D. 手术
E. 补液

34. 男，28岁。车间干活时右胸部被重物撞击后，患者出现极度呼吸困难，发绀，呼吸音消失，出现严重的皮下气肿，气管向健侧偏移，叩诊呈高度鼓音。判断为张力性气胸。急救应立即
A. 吸氧
B. 封闭伤口
C. 输血
D. 气管切开
E. 胸膜腔穿刺排气

35. 如图所示，最常发生压疮的部位是

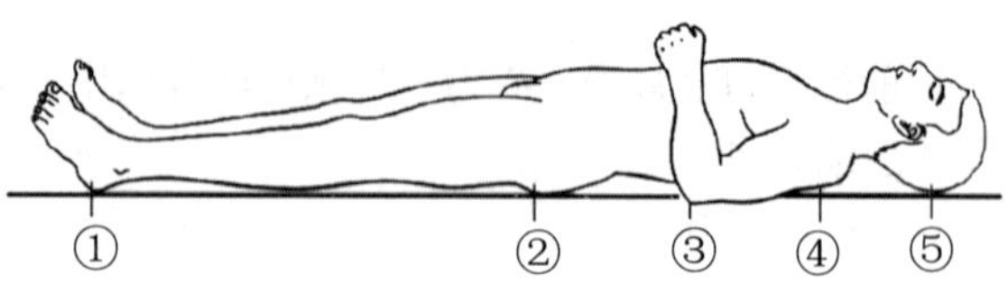

A. ①
B. ②
C. ③
D. ④
E. ⑤

36. 男，36岁。躯干烧伤。若采用暴露疗法，可选用的保护具是
A. 床栏
B. 宽绷带
C. 支被架
D. 肩部约束带
E. 膝部约束带

37. 男，39岁。诊断为发热原因待查入院。因对治疗效果不满意，又无法承受高额的医疗费用，迁怒于护理人员，肆意辱骂。该患者侵犯了护士的
A. 履行职责相关权利
B. 人身安全不受侵犯权利
C. 安全执业权利
D. 人格尊严不受侵犯权利
E. 特殊干涉权利

38. 男，3岁。因先天性心脏病入院，3天后并发心力衰竭，转入重症监护病房。患儿家长非常担心患儿情况，病房护士正确的处理是
A. 工作太忙可问其他护士
B. 问值班医生比较好
C. 告知其完全正常
D. 客观介绍患者情况
E. 要注意隐私权，须保密患儿病情

39. 男，46岁。因坠落致颅脑损伤，病情危急入院，家属痛不欲生，一度晕厥。沟通内容最合理的是
A. "请不要影响到其他患者休息。"
B. "请您尽量保持镇静，您的配合也会帮助我们对患者的抢救和治疗。"
C. "您这样哭是没用的，请坚强一点。"
D. 让其自己发泄内心的情绪，不予过多理睬
E. "我们一定能救活他，您别着急。"

40. 男，56岁。因心前区压榨性疼痛4小时，伴出汗、恐惧来诊。为评估病情，护士应重点收集的患者资料是
A. 生活习惯
B. 心绞痛病史
C. 酗酒史
D. 吸烟史
E. 遗传史

41. 男，57岁。因严重肝病导致昏迷，呼吸微弱、浅慢。护士为其测量呼吸的正确方法是

A. 以 1/4 的脉率计算
B. 测脉率后观察胸腹起伏次数
C. 计算所得到的呼吸音的次数
D. 用于感觉呼吸气流通过的次数
E. 用少许棉花置患者鼻孔前观察棉花飘动次数

42. 男，5 个月。因反复惊厥 3 次来诊，诊断为维生素 D 缺乏性手足搐搦症。家长情绪紧张，担心惊厥再次发生，护士进行健康教育时，尤其应注意的是
A. 家庭居住环境
B. 家长的学历程度
C. 家长对疾病的了解程度
D. 家庭经济状况
E. 家庭成员的职业

43. 男，60 岁。高血压脑出血后造成一侧肢体偏瘫，护士小刘指导患者患侧肢体功能训练的方法。护士小刘的角色应该属于
A. 护理者
B. 管理者
C. 教育者
D. 科研者
E. 协调者

44. 静脉补钾护理第一重要的是
A. 尿量≥ 40ml/h 时补钾
B. 浓度不得高于 0.3%
C. 滴速≤ 60 滴 / 分
D. 补钾量≤ 6~8g/d
E. 注意药物配伍禁忌

45. 输液中发生空气栓塞，导致患者死亡的主要原因是阻塞图中的

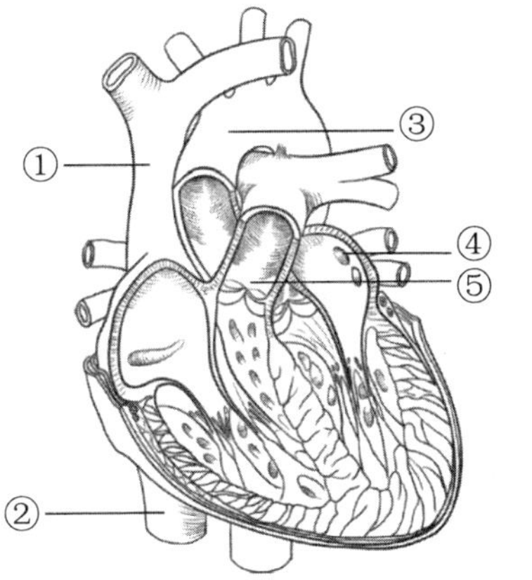

A. ①
B. ②
C. ③
D. ④
E. ⑤

46. 男，6 个月。肺炎。现精神不振，食欲减退。对该患儿饮食指导错误的是
A. 继续母乳喂养
B. 少食多餐
C. 尽量少饮水
D. 耐心喂养，防呛咳
E. 给予营养丰富半流质饮食

47. 男，73 岁。心肌梗死冠脉搭桥术后出院，护士对床单位进行终末消毒，使用紫外线灯管的操作正确的是
A. 关灯后冷却 1~2 分钟再开
B. 灯管清洁用无水乙醇纱布擦拭
C. 物品距灯管 100~150cm
D. 照射可随时开始
E. 灯亮开始计时

48. 男，75 岁。1 天前因右腹股沟疝嵌顿，施行手法回纳后，继发肠坏死穿孔、弥漫性腹膜炎、感染性休克，护士迅速建立静脉通道，并遵医嘱静脉滴注头孢地秦。在用药前护士向患者说明此药物的作用是
A. 纠正电解质紊乱
B. 镇痛
C. 增强机体免疫力
D. 抗感染
E. 补充血容量

49. 男，8 岁。因胆道蛔虫病入院，医嘱使用阿托品，其目的是
A. 解痉镇痛
B. 消炎
C. 保护肝脏
D. 利胆
E. 驱虫

50. 女，10 岁。因误服洗洁精 1 小时到医院急诊。目前患儿神志清楚，能合作，暂无其他不适。护士

应为其采取的措施是
A. 指导口服催吐
B. 应用洗胃机洗胃
C. 给予泻药口服
D. 急送血液透析
E. 待洗洁精自行排出

51. 女，19岁。主诉因“怕脏反复洗手，双手变得粗糙皲裂，明知没必要却无法控制”来就诊。最佳治疗方案是
A. 药物治疗＋心理治疗
B. 抗精神病药物治疗
C. 工娱治疗
D. 电休克治疗
E. 精神分析治疗

52. 女，20岁。因车祸急诊入院，抢救无效死亡。家属情绪激动，冲医护人员喊道:“这么年轻的姑娘，进医院的时候还可以和我说话，怎么就死了！你们怎么治的？”此时影响家属心理状态的主要原因是
A. 医院的救治不得力
B. 医护人员与家属沟通不够
C. 家属对结果无法接受
D. 医护人员技术水平欠佳
E. 缺乏对医护人员的信任

53. 女，24岁。外伤后。护士欲询问外伤史，有助于建立有效沟通的措施是
A. 患者处于昏迷状态时暂不沟通
B. 患者情绪处于激动时及时沟通
C. 沟通距离尽可能靠近
D. 用通俗易懂的语言沟通
E. 与患者讲话要诚实、严肃

54. 女，28岁。因触电致心脏、呼吸骤停，现场护士行胸外按压，其操作要点应除外
A. 按压部位在胸骨下段
B. 按压与松开的时间比为1:1
C. 每次按压胸骨下陷5cm以上
D. 每分钟至少100次
E. 与人工呼吸配合的比率为2:1

55. 二尖瓣狭窄伴心房颤动患者最易发生栓塞的部位是

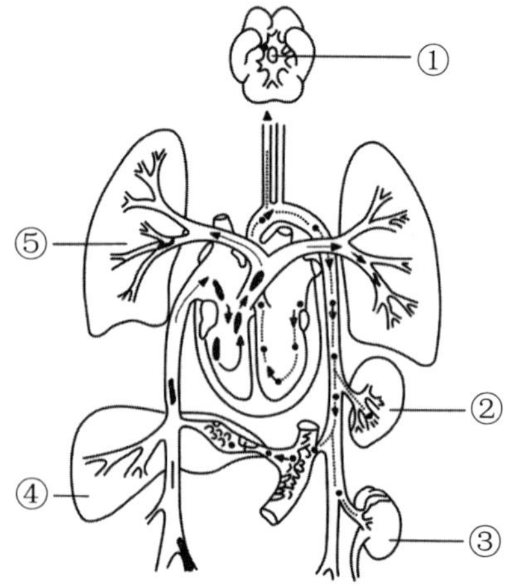

A. ①
B. ②
C. ③
D. ④
E. ⑤

56. 女，31岁。甲状腺手术后。医嘱给予头孢唑林钠静脉注射。护士行皮试后结果为阴性，该护士遵医嘱给药，但是患者突然自觉不适，随即发生了休克表现。该事件属于
A. 严重的护理差错
B. 一级医疗事故
C. 责任心不强
D. 突发的意外事件
E. 护理质量缺陷

57. 女，32岁。医嘱行甲状腺 ^{131}I 功能测定，护士指导患者在试验期间应禁食的食物是
A. 芹菜
B. 紫菜
C. 花菜
D. 黄瓜
E. 西红柿

58. 女，36岁。左上腹痛伴进行性血压下降6小时。因诊断不明须做开腹探查，患者担心“白挨一刀”，此时护士为其进行心理疏导，目的应除外
A. 消除患者顾虑
B. 提高手术成功率
C. 增加人性化服务
D. 增加护患间沟通
E. 增加患者合作度

59. 女，40 岁。G_2P_2，子宫肌瘤切除术后 1 天。此时应为患者采取的体位是
A. 中凹卧位
B. 右侧卧位
C. 半坐卧位
D. 左侧卧位
E. 去枕平卧位

60. 女，45 岁。因患子宫肌瘤需要接受经腹子宫切除术。护士为其行皮肤准备的范围是
A. 上自剑突下，两侧至腋中线，下至大腿上 2/3
B. 上自脐下，两侧至腋前线，下至外阴部
C. 上自剑突下，两侧至腋前线，下至外阴部
D. 上自剑突下，两侧至腋中线，下至外阴部及大腿上 1/3
E. 上自脐下，两侧至腋前线，下至外阴部及大腿上 1/3

61. 女，45 岁。直肠癌距离肛缘 9cm 以上，宜采取的手术方式为
A. Miles 手术
B. Dixon 手术
C. 毕Ⅰ式手术
D. 局部切除术
E. 远端封闭术

62. 女，47 岁。腰椎损伤 2 个月，长期留置导尿管，今晨护士发现患者尿液浑浊并有大量沉淀。护士应该采取的护理措施是
A. 用 0.1% 苯扎溴铵消毒尿道口
B. 为患者翻身更换卧位
C. 热水袋热敷下腹部
D. 鼓励患者多饮水促进排尿
E. 膀胱内滴入抗生素

63. 女，57 岁。慢性肺源性心脏病病史 10 年，近 5 天咳嗽、气促加重。查体示肺气肿体征。动脉血气分析：pH 7.30，PaO_2 50mmHg，$PaCO_2$ 60mmHg。给氧的正确方式是
A. 持续吸入高浓度氧
B. 持续吸入低浓度氧
C. 间歇吸入低浓度氧
D. 间歇吸入高浓度氧
E. 交替吸入低浓度和高浓度氧

64. 女，63 岁。肺气肿多年。近来因咳嗽、咳痰、气促、精神恍惚、发绀入院。动脉血气分析：pH 7.3，PaO_2 50mmHg，$PaCO_2$ 60mmHg。评估该患者的首优护理问题是
A. 气体交换受损
B. 营养缺乏：低于机体需要量
C. 清理呼吸道无效
D. 有组织完整性受损的危险
E. 体液不足

65. 女，66 岁。脑卒中后左下肢瘫痪。护士在制订预防压疮的护理措施中，最好的护理方法是
A. 每 2 小时为患者翻身 1 次
B. 每天请家属检查皮肤是否有破损
C. 骨隆突处用气圈
D. 使患者保持右侧卧位
E. 帮助患者做肢体功能锻炼

66. 女，68 岁。1 年前因车祸导致脑外伤，术后成为植物状态，长期卧床，极度消瘦，现给予鼻饲和深静脉营养。患者最可能发生的是
A. 压疮
B. 口腔溃疡
C. 便秘
D. 坠积性肺炎
E. 尿路感染

67. 女，6 岁。因面部及双下肢凹陷性水肿以及大量蛋白尿诊断为原发性肾病综合征，给予糖皮质激素治疗半年，出现水肿减轻、食欲增加、双下肢疼痛。最应关注的药物不良反应是
A. 高血压
B. 胃肠道反应
C. 血糖升高
D. 诱发或加重感染
E. 骨质疏松

68. 女，72 岁。因风湿性心脏病、心房颤动入院。患者主诉心悸、头晕、胸闷、四肢乏力。护士为其测脉搏时发现脉搏细速、不规则，同一单位时间内心率大于脉率，听诊心率快慢不一，心律完全不规则，心音强弱不等。正确的测量方法是
A. 1 人听心率，1 人测脉率，同时测 1 分钟
B. 1 人同时测心率和脉率

C. 先测心率，再测脉率
D. 先测脉率，再测心率
E. 1人测心率和脉率，1人计时

69. 女，77岁。每当咳嗽等腹压增加时，尿液不随意地流出，此种尿失禁属于
A. 充溢性尿失禁
B. 压力性尿失禁
C. 急迫性尿失禁
D. 真性尿失禁
E. 假性尿失禁

70. 女，8岁。确诊猩红热2周后并发急性肾小球肾炎，其并发症的主要原因是链球菌及其毒素入侵人体后产生的
A. 化脓性病变
B. 非特异性炎症
C. 感染性病变
D. 中毒性病变
E. 变态反应性病变

71. 男，35岁。与家人争吵后服敌敌畏100ml，送往医院急救。在使用阿托品治疗时，提示患者已阿托品化的指标是
A. 瞳孔直径2mm
B. 心率58次/分
C. 颜面潮红、口干
D. 皮肤潮湿
E. 肺部湿啰音明显

72. 社区护士在新生儿护理的讲座中，介绍婴儿对某些传染病有一定抵抗力，其主要是通过胎盘从母体获得
A. IgD
B. mIgD
C. sIgD
D. IgG
E. IgM

73. 申请护士执业注册时，不影响申请者申报的情况是
A. 精神病史
B. 色盲
C. 色弱
D. 近视
E. 双耳听力障碍

74. 适用于婴儿护理的心理沟通方式是
A. 因势利导
B. 搂抱与抚摸
C. 安慰性语言
D. 社会交流
E. 适时鼓励

75. 男，69岁。脑出血。入院时意识不清，左侧肢体偏瘫。护士为其测量血压、体温，正确的操作是
A. 测直肠温，测上肢血压
B. 测口温，测上肢血压
C. 测腋下温，测右上肢血压
D. 测腋下温，测左下肢血压
E. 测直肠温，测左上肢血压

76. 胎盘合成的激素不包括
A. 雌三醇
B. 孕酮
C. 人胎盘生乳素
D. 肾上腺皮质激素
E. 人绒毛膜促性腺激素

77. 糖尿病酮症酸中毒的诱因不包括
A. 严重感染
B. 外伤
C. 大手术
D. 不规律胰岛素治疗
E. 定时、定量进食

78. 萎缩性阴道炎局部用药应选用
A. 0.5%醋酸
B. 1%醋酸
C. 2%乳酸
D. 2%碳酸氢钠
E. 4%碳酸氢钠

79. 女，30岁。外伤后昏迷伴尿路感染。医嘱：尿培养。留取尿标本的正确方法是
A. 导尿术留取
B. 留取前段尿
C. 留取晨尿

D．采集 24 小时尿
E．留取 12 小时尿

80. 我国急性呼吸窘迫综合征的发病因素中，最主要的危险因素是
A．各种类型的休克
B．肺挫伤
C．重症肺炎
D．药物或麻醉药品中毒
E．误吸胃内容物

81. 关于献血者的叙述，错误的是
A．献血者年龄 18 周岁至 55 周岁
B．献血 1 次不超过 400ml
C．献血间隔要＞ 3 个月
D．献血者要身体健康，符合献血的条件
E．血站对献血者必须免费行必要的健康检查

82. 血栓闭塞性脉管炎的周围血管病变属于
A．急性化脓性炎症
B．慢性化脓性炎症
C．急性非化脓性炎症
D．慢性非化脓性炎症
E．亚急性化脓性炎症

83. 亚急性感染性心内膜炎的患者抽取血培养标本，最合适的采血量是
A．3~5ml
B．6~10ml
C．10~15ml
D．20~22ml
E．23~25ml

84. 羊水过多的孕妇，每次放羊水的量不可超过
A．500ml
B．800ml
C．1200ml
D．1500ml
E．2000ml

85. 一般情况下，护患关系发生障碍时，主要责任人是
A．医生
B．护士
C．患者
D．患者家属
E．护士长

86. 医生在一般情况下不得下达口头医嘱。护士可以执行医生口头医嘱的是
A．外出会诊时
B．医生下班后
C．病房忙碌时
D．抢救患者时
E．医生换药时

87. 胰腺癌最常见的组织类型是
A．实性癌
B．黏液癌
C．未分化癌
D．黏液性囊腺癌
E．导管细胞腺癌

88. 婴儿，8 个月。社区护士行麻疹疫苗接种时，应采用的消毒剂是
A．2.5% 碘酊
B．0.5% 碘伏
C．75% 乙醇
D．0.1% 过氧乙酸
E．2.5% 的碘酊＋ 75% 乙醇脱碘

89. 与溶血性链球菌感染有关的疾病是
A．痛风
B．大叶性肺炎
C．急性肾小球肾炎
D．带状疱疹
E．类风湿关节炎

90. 在病情观察中，中医的“四诊”方法是
A．视、触、叩、听
B．望、触、问、切
C．望、闻、问、切
D．望、摸、按、切
E．触、摸、叩、听

91. 在临床工作中，护士坐姿不正确的是
A．坐在椅子的前部 1/3~1/2 处
B．抬头，上身挺直，双目平视前方

C. 双膝自然并拢，男士可略分开，但不可超过肩宽
D. 双手交叉相握于腹前
E. 躯干与大腿、大腿与小腿之间均成直角

92. 在我国，肝硬化最常见的病因为
A. 血吸虫
B. 乙醇中毒
C. 饮水污染
D. 病毒性肝炎
E. 黄曲霉毒素

93. 早产儿，女，日龄3天。查体时发现胸骨左缘第2肋间可闻及粗糙响亮的连续性机器样杂音，肺动脉瓣第二心音增强，胸部X线检查示肺野充血。首选的治疗药物是
A. 青霉素
B. 普萘洛尔
C. 呋塞米
D. 吲哚美辛
E. 地高辛

94. 支气管扩张症最为常见的病因是
A. 婴幼儿期麻疹、支气管肺炎
B. 肺结核
C. 慢性支气管炎
D. 体液免疫和（或）细胞免疫功能异常
E. 肺癌

95. 中医"六气"指的是
A. 风、寒、表、里、水、土
B. 寒、热、虚、实、表、里
C. 寒、热、温、凉、燥、湿
D. 风、寒、暑、湿、燥、火
E. 辛、甘、暑、湿、凉、热

二、共用题干单选题（每个提问1个得分点）：以下每道试题有2~6个提问，每个提问有5个备选答案，请选择1个最佳答案。提示：进入此部分试题后，您不能返回前面部分查看试题或修改答案；本部分在答题过程中不能回退（对已作答试题不能返回检查或修改答案）。您是否进入共用题干单选题部分？

（96~97题共用题干）

某产妇，28岁。剖宫产术后42天。今天返院复查，自诉产后纯母乳喂养，经查体产后恢复良好，可以开始性生活。

96. 第1问：护士应指导其产后坚持纯母乳喂养的时间是
A. 6个月
B. 4个月
C. 10个月
D. 2个月
E. 8个月

97. 第2问：目前最适合该女士避孕的措施是
A. 口服避孕药
B. 宫内节育器
C. 避孕套
D. 紧急避孕
E. 体外排精

（98~100题共用题干）

男，16岁。化脓性扁桃体炎。护士遵医嘱行青霉素过敏试验。

98. 第1问：护士发现该患者过敏试验1分钟后，出现注射部位皮肤发红，面色苍白。护士分析患者可能出现的反应<u>除外</u>
A. 晕针
B. 血清病型反应
C. 呼吸道过敏反应
D. 消化道过敏反应
E. 皮肤过敏反应

99. 第2问：注射完试验液1分钟后患者出现濒死感，伴烦躁不安，出冷汗，血压下降。护士判断患者出现
A. 致病菌毒性反应
B. 晕针
C. 呼吸道过敏反应
D. 过敏性休克
E. 全身炎性反应

100. 第3问：护士首先采取的紧急措施是
A. 立刻平卧，皮下注射0.1%肾上腺素

B. 立刻给予升压药血管升压素
C. 立即静脉注射抗组胺药
D. 立即给予呼吸兴奋药物山梗菜碱（洛贝林）
E. 立即准备心肺复苏

（101~102 题共用题干）

男，32 岁。车祸。患者外伤致脾破裂，除立即手术外尚需要输入大量血液。

101. 第 1 问：护士向家属解释输血的目的是补充
A. 白蛋白和补体
B. 血红蛋白
C. 血小板
D. 血容量
E. 凝血因子

102. 第 2 问：给患者输入大量库存血，护士应注意防止发生
A. 低钾血症，酸中毒
B. 低钾血症，碱中毒
C. 高钠血症，酸中毒
D. 高钾血症，酸中毒
E. 高氯血症，碱中毒

（103~104 题共用题干）

男，3 岁。因发热、结膜充血、呼吸道卡他症状就诊。接诊护士怀疑该患儿为麻疹。

103. 第 1 问：接诊护士正确的处理方式是
A. 让家长和患儿继续在门诊候诊
B. 立即让家长带患儿到传染病医院就诊
C. 让家长和患儿先回家隔离观察
D. 引导家长和患儿到隔离门诊就诊
E. 立即对患儿采取隔离措施

104. 第 2 问：如该患儿确诊为麻疹，诊室或检查室空气净化最简单、最有效的方法是
A. 熏蒸法消毒
B. 化学消毒剂喷雾消毒
C. 紫外线照射
D. 空气净化器
E. 开窗通风

（105~106 题共用题干）

男，7 岁。因发热、头痛、呕吐、腹泻 2 天入院。患儿精神萎靡，抽搐 2 次。查体：嗜睡，颈强直，凯尔尼格征（+）；实验室检查：血白细胞 14×10^9/L，脑脊液外观无色透明，白细胞 110×10^6/L，中性粒细胞分类 0.82。

105. 第 1 问：该患者最可能的疾病是
A. 中毒型细菌性痢疾
B. 化脓性脑膜炎
C. 热性惊厥
D. 流行性乙型脑炎
E. 流行性脑脊髓膜炎（脑膜脑炎型）

106. 第 2 问：护士发现患儿出现反复抽搐，意识不清，伴高热不退，呼吸节律异常。首选的抢救措施是
A. 脱水药
B. 呼吸兴奋药
C. 糖皮质激素
D. 退热药
E. 抗生素

（107~110 题共用题干）

女，15 岁。近期出现发热、疲倦、乏力、体重下降，面部蝶形红斑严重，全身水肿 1 周，患者入睡困难，不愿照镜子，常从梦中惊醒。查体：血压 120/70mmHg，移动性浊音（+）。实验室检查：尿蛋白（+++），尿沉淀红细胞 0~2 个 /HPF，血丙氨酸氨基转移酶 30U/L，血白蛋白 22g/L，胆固醇 8mmol/L，血尿素氮 10.5mmol/L，Scr 98μmol/L，抗核抗体（+），抗双链 DNA 抗体（+）。

107. 第 1 问：该患者最有可能的诊断是
A. 慢性肾小球肾炎急性发作
B. 急性肾小球肾病
C. 肾病综合征
D. 急性肾小球肾炎
E. 系统性红斑狼疮

108. 第 2 问：关于该病的叙述不正确的是
A. 心肌可出现“洋葱皮样病变”
B. 是自身免疫性疾病

C．大多数患者的首发症状是关节肿痛
D．大多数患者有轻至中度贫血
E．急性呼吸衰竭是患者死亡的常见原因

109．第3问：在对患者行健康评估时，不正确的是
A．注意了解起病的时间、病程及病情变化
B．注意评估患者的心理状态
C．询问与本病有关的病因及诱因
D．在评估患者全身及局部症状时，要注意诱导性提问
E．重点了解患者皮疹出现的时间及变化情况，关节和肌肉疼痛及部位、性质、特点等

110．第4问：该患者目前次要的护理诊断是
A．体液过多
B．自我形象紊乱
C．焦虑
D．知识缺乏
E．皮肤完整性受损

（111~112题共用题干）

女，27岁。转移性右下腹痛8小时。查体：右下腹有固定压痛、肌紧张及反跳痛，诊断为化脓性阑尾炎。

111．第1问：患者腹肌紧张，考虑炎症侵犯到
A．腹壁肌肉
B．阑尾浆膜层
C．脏腹膜
D．壁腹膜
E．大网膜

112．第2问：患者半坐卧位时，腹腔渗出液最易蓄积的部位是
A．腹膜后间隙
B．横结肠上方
C．盆腔
D．肠间隙
E．膈肌下

（113~115题共用题干）

女，55岁。因脑出血昏迷1年余，每天给予鼻饲、翻身等处理，眼睑不能闭合，有尿失禁，已留置导尿管。

113．第1问：对该患者留置导尿管的护理应注意
A．保持导尿管引流通畅，防止逆行感染
B．每天倾倒1次集尿袋并记录引流量
C．每天消毒1次导尿管
D．每天膀胱冲洗1次
E．每天更换导尿管1次

114．第2问：保护患者眼睛，最好的方法是
A．液状石蜡纱布覆盖
B．眼周擦润滑剂
C．定时点眼药水
D．凡士林纱布覆盖
E．按揉到闭合

115．第3问：向家属解释保护眼睛的目的主要是预防
A．结膜炎
B．角膜溃疡
C．红眼病
D．不适感
E．睫状体炎

（116~117题共用题干）

女，58岁。乳腺癌。行化疗前一天，护士告知患者化疗的药物名称、药理作用、不良反应、预防护理措施、化疗后的饮食、休息、康复等知识，但患者能够记住的知识很少。

116．第1问：造成沟通效果不佳的原因是
A．信息发出者能力差
B．接收者对信息不感兴趣
C．信息量超载
D．信息发出者不注重信息反馈
E．接收者缺乏信息接受能力

117．第2问：护士确保信息传递准确无误的技巧是
A．幽默
B．沉默
C．核实
D．触摸
E．自我暴露

（118~120题共用题干）

女，72岁。右上臂外侧疖肿2天。拟给予疖肿局部热敷。

118. 第 1 问：护士向患者解释局部热敷的目的是
A. 降低神经兴奋性
B. 减轻深部组织充血，促进吸收
C. 促进渗出物吸收、消散
D. 使局部肌肉松弛
E. 加快血液循环，增强细胞代谢

119. 第 2 问：护士为患者准备热水袋的温度是
A. 40~65℃
B. 50~60℃
C. 65~70℃
D. ＜ 50℃
E. ＞ 50℃

120. 第 3 问：使用该温度的原因是
A. 患者体质虚弱，抵抗力低
B. 患者对热不敏感
C. 血管反应敏感
D. 局部感觉差，易致烫伤
E. 皮下脂肪组织薄，皮肤易受损

实践能力

一、单选题（每题 1 个得分点）：以下每道试题有 5 个备选答案，请从中选择 1 个最佳答案。提示：本部分在答题过程中可以回退（对已作答试题可以返回检查或修改答案）。

1. Ⅰ型呼吸衰竭主要见于
A. 肺泡血流不足
B. 肺泡通气不足
C. 耗氧量增加
D. 肺换气功能障碍
E. 肺内动 - 静脉解剖分流增加

2. 潮气量为 500ml，呼吸频率为 14 次 / 分，无效腔气量为 150ml，则肺泡通气量为
A. 4400ml/min
B. 4900ml/min
C. 6600ml/min
D. 6000ml/min
E. 7000ml/min

3. 大咯血时患者宜采取
A. 咳嗽
B. 绝对卧床
C. 应用吗啡
D. 屏气
E. 多交谈

4. 胆碱酯酶复能药用于抢救急性有机磷农药中毒患者时，正确的使用原则是
A. 应尽量少用
B. 不可重复使用
C. 应尽早使用
D. 阿托品使用无效时再使用
E. 应快速注射

5. 第一产程结束的标志为
A. 胎头拨露
B. 胎膜破裂
C. 排便感
D. 宫口全开
E. 胎头着冠

6. 对宫颈黏液结晶描述<u>不正确</u>的是
A. 经前出现羊齿状结晶，提示无排卵
B. 经前出现卵圆体，提示有排卵
C. 闭经患者持续出现羊齿状结晶，说明孕激素过高
D. 排卵期结晶不典型或无结晶，说明雌激素过低
E. 早期妊娠者宫颈黏液检查不见结晶

7. 法洛四联症患儿必须保证充足水分，其主要目的是
A. 预防形成脑血栓
B. 预防心力衰竭
C. 减轻心脏后负荷
D. 预防并发肺感染
E. 保证水、电解质平衡

8. 反映胎盘功能的检查不包括
   A. 胎动计数
   B. 血液和尿液中 hCG 测定
   C. 尿雌三醇（E_3）测定
   D. 人胎盘生乳素
   E. B超检查

9. 肥厚型心肌病猝死前的先兆症状是
   A. 心前区疼痛
   B. 呼吸困难
   C. 心悸
   D. 晕厥
   E. 口唇发绀

10. 肺炎链球菌肺炎最具特征性的痰液特点是
   A. 粉红色泡沫痰
   B. 铁锈色痰
   C. 黄色脓性痰
   D. 少量白色黏痰
   E. 砖红色胶冻样痰

11. 门静脉高压症患者出血的特点是
   A. 以呕血为主，可自行停止
   B. 以便血为主，可自行停止
   C. 有呕血、便血，可自行停止
   D. 有呕血、便血，不能自行停止
   E. 出血量小，可自行停止

12. 肝性脑病昏迷前期患者可食用的食物不包括
   A. 大米粥、炒生菜
   B. 小松糕、什锦菜
   C. 蔬菜汁、小馒头
   D. 西红柿面条、拌蘑菇
   E. 肉末蛋羹、拌菠菜

13. 感染性心内膜炎最常见的心脏并发症是
   A. 心房颤动
   B. 心律失常
   C. 心力衰竭
   D. 心肌梗死
   E. 脑栓塞

14. 感知觉障碍中对精神分裂症的诊断，最有价值的是
   A. 幻想性错觉
   B. 感觉过敏
   C. 心因性幻觉
   D. 言语性幻听
   E. 内感性不适

15. 给高钾血症患者静脉注射 10% 葡萄糖酸钙，主要目的是
   A. 促进糖原合成
   B. 促进钾的排出
   C. 对抗钾离子对心肌的抑制
   D. 促进蛋白质合成
   E. 对抗钾离子对神经的毒害作用

16. 骨质疏松症患者最主要的临床表现为
   A. 疼痛
   B. 关节活动度受限
   C. 关节僵硬
   D. 骨折
   E. 身高变矮

17. 关节脱位的特征性表现是
   A. 肿胀
   B. 休克
   C. 弹性固定
   D. 骨擦音
   E. 异常活动

18. 含铜宫内节育器的避孕原理是
   A. 干扰受精卵着床
   B. 精子不能获能
   C. 干扰细胞代谢
   D. 抑制排卵
   E. 改变宫颈黏液

19. 护士指导肾盂肾炎患者多饮水，其目的是
   A. 降低体温
   B. 防止尿路结石
   C. 减少药物不良反应
   D. 保持口腔清洁
   E. 促进细菌、毒素排出

20. 患侧肺可发生进行性压缩的是
   A. 开放性气胸
   B. 闭合性气胸

C. 张力性气胸
D. 自发性气胸
E. 损伤性气胸

21. 老年人每天总的运动时间<u>不超过</u>
A. 0.5 小时
B. 2 小时
C. 3 小时
D. 4 小时
E. 6 小时

22. 流行性脑脊髓膜炎患者在败血症期会出现皮肤黏膜病变，典型的变化是
A. 红斑和水疱
B. 色素沉着
C. 瘀点、瘀斑
D. 网状青斑
E. 溃疡

23. 麻疹患儿的隔离期是
A. 发热后 5 天
B. 热退后 1 周
C. 疹退后 10 天
D. 疹退后 5 天
E. 出疹后 5 天

24. 慢性化脓性骨髓炎患者的主要临床表现是
A. 起病急骤
B. 患肢活动受限
C. 白细胞计数明显升高
D. 窦道反复流出臭味脓液
E. 全身感染症状

25. 腹外疝患儿采用如图所示治疗方法，患儿年龄应为

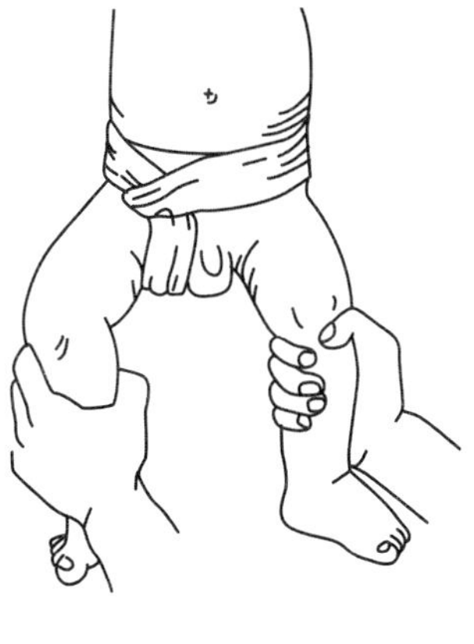

A. 1 岁以下
B. 2 岁以下
C. 3 岁以下
D. 4 岁以下
E. 5 岁以下

26. 某产妇，足月顺产，产后 4 小时主诉腹胀、腹痛。查体：膀胱区隆起，叩诊耻骨联合上呈浊音。护士为患者制订护理计划，主要的健康问题是
A. 产后宫缩痛
B. 体液过多
C. 排尿异常
D. 尿潴留
E. 尿路感染

27. 男，20 岁。托举重物时发生自发性气胸，急诊行胸膜腔闭式引流术。胸膜腔闭式引流的护理措施，<u>不正确</u>的是
A. 嘱患者勿折叠、扭曲、压迫管道
B. 嘱患者翻身时勿牵拉引流管
C. 若引流管从胸膜腔滑脱，立即用手捏闭引流口处皮肤
D. 保持水封瓶长管没入水中 6~8cm
E. 嘱患者下床活动时，引流瓶位置应低于膝关节

28. 某社区妇幼保健院行孕期检查，护士应指导孕妇正确进行产前检查的孕期是
A. 妊娠 13~19 周，每个月检查 1 次
B. 妊娠 20~36 周，每 4 周检查 1 次
C. 妊娠 7~12 周，每周检查 1 次
D. 妊娠 32~37 周，每 4 周检查 1 次
E. 妊娠 32~40 周，每 4 周检查 1 次

29. 某孕妇，24 岁。已婚，平时月经规律。现停经 45 天，阴道少量流血伴左下腹隐痛 1 天来院就诊。B 超检查示左侧宫旁见低回声区并探及胚芽，诊断左侧输卵管妊娠，采用甲氨蝶呤治疗。患者在治疗期间提示病情发展的指征是
A. 腹痛加剧
B. 腹泻
C. 食欲减退
D. 脱发
E. 药物性皮炎

30. 某孕妇，27岁。妊娠30周，休息时有胸闷、气促等症状。查体：脉搏120次/分，心音向左侧扩大，心尖区有2/6级收缩期杂音，性质粗糙，肺底有湿啰音。该疾病对妊娠和分娩的影响<u>不正确</u>的是

A. 因心力衰竭可致胎儿宫内窘迫

B. 分娩中第二产程心脏的负担最重

C. 因心力衰竭需要增加休息时间

D. 因心力衰竭可致早产

E. 产后2~3天心脏负担减轻最快

31. 目前能同时诊断和治疗子宫内膜异位症的最可靠方法是

A. 腹腔镜

B. B超

C. 血清CA125

D. 诊断性刮宫

E. 阴道镜

32. 男，51岁。食管癌，进食困难3个月。患者乏力、极度口渴、尿少色深。查体：体温、血压正常，唇干舌燥，皮肤弹性差。考虑患者的脱水类型是

A. 轻度低渗性脱水

B. 中度高渗性脱水

C. 重度高渗性脱水

D. 轻度等渗性脱水

E. 中度等渗性脱水

33. 男，18岁。急性肾小球肾炎。查体：踝部水肿明显，尿蛋白（+）。经治疗患者症状消失，拟于明天出院。护理措施存在缺陷的是

A. 全身未见水肿

B. 未发现感染等并发症

C. 能说出药物的作用及不良反应

D. 能说出自我护理方法

E. 打算出院后长期低盐饮食

34. 男，20岁。自行挤破清除面部“危险三角区”的疖。该患者最可能出现的严重后果是

A. 沙眼

B. 中耳炎

C. 上颌骨骨髓炎

D. 化脓性海绵状静脉窦炎

E. 面部蜂窝织炎

35. 某患者行妇科检查，如图所示，此诊法<u>不适用</u>于

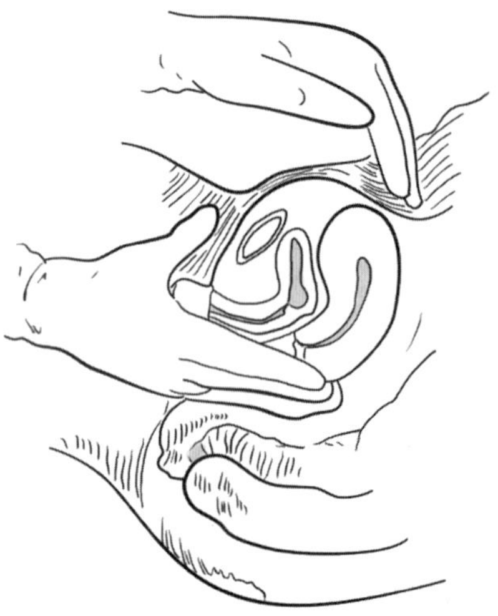

A. 子宫颈炎

B. 无性生活女性

C. 孕妇

D. 老年女性

E. 阴道异常流血

36. 男，25岁。在水库游泳溺水后出现呼吸困难，入院后患者呼吸困难加重，面色发绀，听诊双肺有中小水泡音。动脉血气分析 $PaO_2$55mmHg，$PaCO_2$35mmHg。临床诊断为急性呼吸窘迫综合征。给予机械通气，最有效的通气方式是

A. 间歇正压通气

B. 双水平气道正压通气

C. 分钟指令性通气

D. 持续气道正压通气

E. 呼气末正压通气

37. 男，2岁。诊断为急性上呼吸道感染，体温38.2℃。存在的护理问题是食欲减退，护士可为患儿提供的饮食是

A. 流质饮食

B. 半流质饮食

C. 无渣饮食

D. 低盐饮食

E. 低蛋白饮食

38. 男，35岁。左上腹外伤后出现面色苍白，四肢冰冷，血压下降，全腹轻度压痛、反跳痛伴肌紧张，腹部叩诊有移动性浊音。该患者最可能发生了

A. 小肠破裂

B. 结肠破裂
C. 脾破裂
D. 肝破裂
E. 胃破裂

39. 男，38 岁。患者的呕吐物内除消化液和食物外，还混有大量胆汁。护士将其呕吐物的特点描述为
A. 黄绿色
B. 褐色
C. 腥臭味
D. 咖啡色
E. 暗红色

40. 男，3 岁。因进食花生米时突然剧咳、面色发绀入院。在支气管镜取出异物后，护士告诉家长该患儿可以进食的时间是
A. 24 小时后
B. 即刻
C. 12 小时后
D. 2 小时后
E. 4 小时后

41. 男，43 岁。患肝硬化 8 年。近期感腹胀、呼吸困难；B 超示大量腹水。护士采取的护理措施不包括
A. 安置患者平卧位
B. 严格限制水、盐摄入
C. 预防压疮
D. 严格记录尿量
E. 预防感染

42. 男，43 岁。小腿石膏绷带包扎 2 小时后，出现足趾剧痛，苍白发凉，足背动脉搏动减弱。护士应立即采取的措施是
A. 注意保暖
B. 抬高患肢
C. 给予活血化瘀药物
D. 做下肢被动活动
E. 适当松解石膏绷带

43. 男，45 岁。患慢性肾小球肾炎 10 年。近期感乏力、胸闷、气促、尿少、食欲减退、呕吐，加重 1 天入院。查体：血压 160/90mmHg，呼吸 26 次 / 分；呼气有尿臭味，贫血貌，双下肢水肿。实验室检查：红细胞 3.1×10^{12}/L，尿蛋白（+++），空腹血糖 4.45mmol/L，血肌酐 601μmol/L。患者最可能的诊断是
A. 急性肾小球肾炎
B. 肾病综合征
C. 急性肾损伤
D. 慢性肾衰竭
E. 肾盂肾炎

44. 男，45 岁。体外冲击波碎石术后有结石排出，经分析其主要成分为尿酸盐。应限制摄入的食物是
A. 牛奶
B. 土豆
C. 浓茶
D. 动物内脏
E. 菠菜

45. 男，10 个月。突然发生四肢抽动，两眼上翻，持续 1 分钟，手足抽搐状如图所示。该患儿牛奶喂养，未添加鱼肝油，户外活动少。查体：体温 37.3℃；颈软，前囟 2cm×2cm；神经系统检查（－）。该患儿的初步诊断是

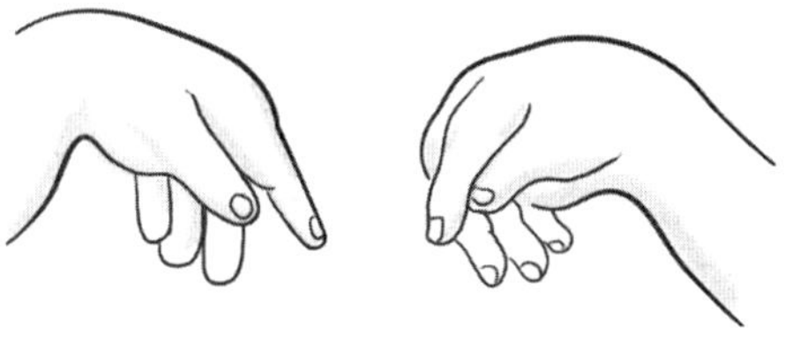

A. 癫痫
B. 维生素 D 缺乏性手足搐搦症
C. 低血糖
D. 化脓性脑膜炎
E. 热性惊厥

46. 男，52 岁。转移性右下腹痛 5 小时，伴恶心、呕吐、发热。最能提示该患者患有阑尾炎的体征是
A. 移动性浊音
B. 右下腹固定压痛
C. 腹胀明显
D. 肠鸣音减弱或消失
E. 腹肌紧张

47. 男，55 岁。咳嗽、咳痰 3 年，咳嗽呈高调金属音，痰中带血，食欲减退，体重下降。胸部 X 线检查示右肺局限性小斑片状阴影，密度较淡。最有诊断意义的检查是

A. 血培养
B. 痰结核分枝杆菌检查
C. 胸部CT检查
D. 胸部MRI检查
E. 痰脱落细胞学检查

48. 男，58岁。渐发双上肢震颤、活动不利半年，诊断为帕金森病，给予左旋多巴等药物治疗，症状缓解。护士给患者进行健康指导，正确的内容是
A. 坚持主动运动
B. 减少社交活动
C. 症状缓解后停药
D. 限制进餐时间
E. 减少家务活动

49. 男，58岁。今晨慢跑时突然左腰部阵发性剧痛，向下腹部放射。入院查尿常规见镜下血尿。考虑可能的疾病是
A. 肾肿瘤
B. 肾结石
C. 尿道结石
D. 良性前列腺增生
E. 膀胱结石

50. 男，60岁。自述双下肢静脉曲张，酸胀、疼痛20年，加重2个月，门诊以双下肢静脉曲张收治入院，行手术治疗。关于该患者术后护理表述正确的是
A. 患者术后绝对卧床休息，抬高床尾60°
B. 按摩患肢，促进血液循环
C. 若出现血栓，24小时内患者应加强活动
D. 术后72小时鼓励患者床上活动
E. 术后宜继续使用弹力袜或弹力绷带1~3个月

51. 男，62岁。胆源性胰腺炎发作数次。护士给予胰腺炎发作预防的指导，能够提示患者理解指导内容的复述是
A. 采用低脂饮食
B. 坚持服用抗生素
C. 进食宜少食多餐
D. 积极治疗胆道疾病
E. 医生指导下补充血钙

52. 男，62岁。左侧腹股沟斜疝嵌顿1小时，经手法复位成功。护士应观察的重点是
A. 疝块有无再次出现
B. 恶心、呕吐
C. 腹痛、腹膜刺激征
D. 感染中毒症状
E. 疝块部位红、肿、痛

53. 男，65岁。头晕、耳鸣来诊。服药1周后又第2次门诊就诊。测血压为（145/90）~（150/90）mmHg。健康指导时护士嘱其复诊的时间最好是
A. 1周后
B. 1年后
C. 3个月后
D. 半年后
E. 2周后

54. 男，65岁。诊断为慢性呼吸衰竭，经过积极治疗，病情好转。护士指导患者呼吸功能锻炼前，应评估的是
A. 脉搏
B. 活动能力
C. 尿量
D. 营养
E. 体温

55. 自动体外除颤仪一电极板放置于心尖部，护士应将另一电极板放置于

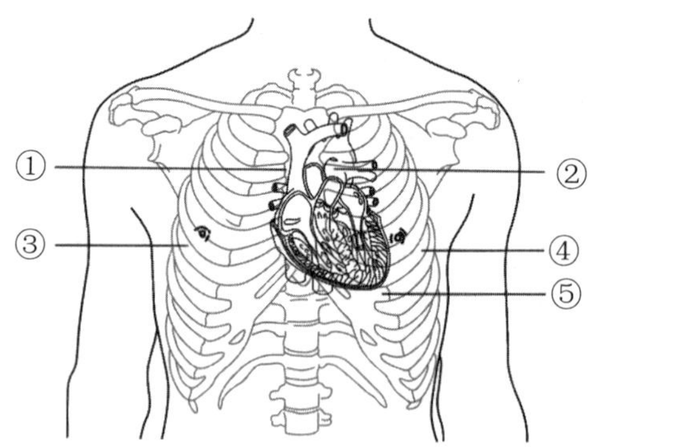

A. ①
B. ②
C. ④
D. ③
E. ⑤

56. 男，72岁。患高血压性心脏病9年，近1年患者明显感觉体力下降，低于平时一般活动即感心悸、呼吸困难。护士判断此患者目前的心功能处于

A. 代偿期
B. Ⅰ级
C. Ⅱ级
D. Ⅲ级
E. Ⅳ级

57. 男，75 岁。因胃部不适入院治疗，诊断为胃溃疡，医嘱法莫替丁 20mg bid 口服。因患者同时服用心得安，此时护士需要重点关注患者的
A. 疼痛
B. 心率
C. 心理
D. 进食
E. 排便

58. 男，8 岁。水痘痊愈 1 周后，下肢出现大小不等的瘀斑，压之不褪色，经检查诊断为原发免疫性血小板减少症。为预防颅内出血，护士最重要的观察项目是
A. 嗜酸性粒细胞计数
B. 白细胞计数
C. 巨核细胞分类
D. 网织红细胞分类
E. 血小板计数

59. 女，18 岁。自诉乏力、心悸、头晕 3 月余。查体：面色、口唇苍白，甲床也较苍白。护士遵医嘱抽血查血常规，向患者解释该检查的目的是
A. 检查血小板功能是否正常
B. 检查凝血功能是否正常
C. 检查是否有贫血及其程度
D. 检查肝脏功能是否有损害
E. 检查是否有感染迹象

60. 女，19 岁。急性白血病。实验室检查：白细胞 $43\times10^9/L$，红细胞 $2.7\times10^{12}/L$，血红蛋白 67g/L，血小板 $10\times10^9/L$。此时，应着重观察患者的
A. 活动耐力
B. 尿量
C. 营养状况
D. 月经周期
E. 颅内出血征兆

61. 女，29 岁。约 10 天前感冒发热后，一直有疲劳感，昨天起感心悸、胸闷。心电图示二度Ⅱ型房室传导阻滞，通过实验室检查结果，临床考虑为病毒性心肌炎。对诊断疾病最有价值的实验室检查是
A. 超敏 C 反应蛋白增加
B. 血白细胞增多
C. 血清中同型病毒抗体滴度升高 4 倍以上
D. 肌钙蛋白、肌酸激酶及其同工酶增高
E. 血沉加快

62. 女，29 岁。足月自然分娩后 4 天，出现下腹痛，体温正常，恶露多，有臭味，宫底脐上 1 横指，子宫体软。应考虑为
A. 子宫肌炎
B. 盆腔结缔组织炎
C. 子宫内膜炎
D. 急性输卵管炎
E. 腹膜炎

63. 女，36 岁。呼吸困难干咳 7 天，伴发热、乏力、烦躁、上腹胀痛来诊。诊断为急性渗出性心包炎，心包积液。在为患者查体时，最<u>不可能</u>出现的体征是
A. 心浊音界扩大
B. 心包积液征
C. 吸停脉
D. 动脉血压升高
E. 心音遥远

64. 女，37 岁。因颈部蜂窝织炎入院。护士为其制订护理计划，其中正确的护理措施<u>不包括</u>
A. 物理降温
B. 观察呼吸状况
C. 营养支持
D. 待脓肿形成后切开引流
E. 使用大剂量抗生素

65. 女，42 岁。车祸伤及骨盆。X 线显示骨盆环单处骨折，耻骨联合轻度分离。给予骨盆兜带悬吊牵引，正确的护理措施是
A. 臀部抬离床面
B. 8 周后可以下床行走
C. 限水控便以减少污染
D. 牵引期间下肢伸屈运动
E. 排便时间可以做牵引

66. 女，42岁。混合痔行痔核切除术后，出院时护士的健康指导中不正确的是
A. 高纤维素饮食
B. 保持排便通畅
C. 便秘可口服缓泻药
D. 保持肛门清洁
E. 可以适当进食辛辣饮食

67. 女，45岁。风湿性心脏瓣膜病史6年，查体：心尖部闻及舒张期隆隆样杂音，典型的二尖瓣面容。其面容特点是
A. 两颊部环形红斑
B. 两颊紫红，口唇发绀
C. 两颊蝶形红斑
D. 午后两颊潮红
E. 面部毛细血管扩张

68. 女，50岁。慢性纤维空洞性肺结核病史5年，本次因大咯血急诊入院。护理措施不妥的是
A. 暂禁食
B. 静卧休息
C. 心理安慰
D. 嘱屏气以止血
E. 取患侧卧位

69. 女，50岁。因胸闷、胸痛持续发作6小时急诊入院，入院诊断：急性前壁心肌梗死，医嘱行心电图检查。护士协助进行心电图检查时，单极胸导联 V_2 电极应放在
A. 胸骨右缘第4肋间
B. 胸骨左缘第4肋间
C. 左腋中线第5肋间
D. 左腋前线第5肋间
E. 左锁骨中线与第4肋间相交处

70. 女，54岁。因心前区压榨性疼痛2小时伴冷汗、恐惧来院就诊。护士给予的护理措施不包括
A. 监测生命体征的变化
B. 立即抽血送检心肌酶
C. 胸部CT检查
D. 吸氧
E. 心电监护

71. 女，57岁。胃癌，胃大部切除术后第3天。护士为患者取半坐卧位，并解释该卧位的主要作用是
A. 减少腹部切口出血
B. 减少静脉回心血量
C. 减轻肺部淤血
D. 减少腹腔渗出液
E. 减轻切口缝合处的张力

72. 女，61岁。因高位肠梗阻频繁剧烈呕吐4天，基层医院给予输液治疗。查体：血压95/75mmHg，中心静脉压（CVP）4cmH₂O，尿量＜25ml/h。考虑患者可能出现的情况是
A. 血容量不足
B. 血容量过多
C. 肺功能不全
D. 心力衰竭
E. 容量血管过度扩张

73. 女，65岁。长期便秘，突发腹痛、腹胀3天，无呕吐，少量黏液便1次，未排气，1年前曾有类似发作。查体：全腹高度膨胀，右下腹可见巨大肠型并有轻度压痛、反跳痛，肠鸣音亢进。为明确诊断，患者应做的检查是
A. MRI
B. 腹部立位X线
C. 开腹探查
D. 直肠指诊
E. CT

74. 女，6岁。患流行性腮腺炎后第3天，高热不退，头痛，呕吐。该患儿可能出现的并发症是
A. 喉炎
B. 心肌炎
C. 脑膜脑炎
D. 支气管肺炎
E. 支气管炎

75. 女，70岁。急性下壁心肌梗死，收入CCU病房。患者出现最危险的心律失常是
A. 窦性心动过速
B. 偶发房性期前收缩
C. 窦性心律不齐
D. 三度房室传导阻滞
E. 偶发室性期前收缩

76. 女，日龄 5 天。食欲及精神较好，母亲在给其换尿布时发现其会阴部有血性分泌物。护士向母亲解释该现象属于
A. 生理现象
B. 肉眼血尿
C. 外阴出血
D. 肛门出血
E. 肛周出血

77. 全身麻醉患者清醒前最危险的并发症是
A. 窒息
B. 低血压
C. 苏醒延迟
D. 躁动
E. 意外损伤

78. 确诊肺结核最重要的依据是
A. 痰液中找到结核分枝杆菌
B. 结核菌素试验强阳性
C. 胸部 X 线检查示片状、絮状阴影
D. 患者低热、乏力、体重下降
E. 肩胛区咳嗽后闻及湿啰音

79. 妊娠试验是检测孕妇的血、尿中含有
A. 雌激素
B. 孕激素
C. 黄体生成素
D. 雄激素
E. 人绒毛膜促性腺激素

80. 属于闭合性损伤的是
A. 爆震伤
B. 擦伤
C. 刺伤
D. 切割伤
E. 火器伤

81. 属于无分流型先天性心脏病的是
A. 室间隔缺损
B. 法洛四联症
C. 动脉导管未闭
D. 房间隔缺损
E. 肺动脉狭窄

82. 体位引流的适应证是
A. 慢性阻塞性肺疾病患者
B. 支气管肿瘤患者
C. 昏迷患者
D. 重症肺炎患者
E. 支气管扩张症患者

83. 外伤性血气胸最简便可靠的诊断依据是
A. 呼吸困难
B. 气管移位
C. 胸部 X 线检查见有液平面
D. 胸膜腔穿刺抽出血液和气体
E. 胸部 B 超检查有液平面

84. 外源性哮喘患者血清中增高的是
A. IgA
B. IgE
C. IgM
D. IgG
E. γ- 球蛋白

85. 心肺复苏的首选药物是
A. 氯化钙
B. 阿托品
C. 碳酸氢钙
D. 利多卡因
E. 肾上腺素

86. 心绞痛的特点不包括
A. 疼痛可伴有濒死感
B. 常有诱发因素
C. 休息可缓解疼痛
D. 疼痛多数持续在 15 分钟以上
E. 疼痛位于胸骨体中与上段之后

87. 新生儿，男。出生后四肢青紫、稍屈，呼吸表浅、不规则，心率 90 次 / 分，插鼻管时有皱眉动作。该新生儿 Apgar 评分是
A. 1 分
B. 2 分
C. 3 分
D. 4 分
E. 5 分

88. 胸外伤后，胸壁软化多见于
A. 多根肋软骨骨折
B. 单根肋骨破碎性骨折
C. 开放性骨折
D. 相邻多根多处肋骨骨折
E. 闭合性单根肋骨骨折

89. 血栓闭塞性脉管炎早期的典型症状是
A. 经久不愈的溃疡
B. 间歇性跛行
C. 肢端湿性坏疽
D. 足背动脉搏动消失
E. 血栓形成

90. 抑郁症患者，近来病情加重入院，晚上失眠，医嘱予地西泮治疗。护士正确的做法是
A. 监测生命体征
B. 将药移交给家属，让其督促患者服用
C. 将药物混合在患者的食物内，一同服用
D. 护士看护患者服药，确认服下后离开
E. 患者拒绝服药时，应以命令或强制的方法执行

91. 诊断结肠癌最可靠的检查方法是
A. 大便隐血检查
B. B超检查
C. 直肠指诊
D. X线钡剂灌肠造影检查
E. 结肠镜检查

92. 治疗小儿肺炎支原体肺炎首选的抗生素是
A. 青霉素
B. 氨苄西林
C. 头孢噻肟
D. 庆大霉素
E. 阿奇霉素

93. 中暑患者居住的病室环境，其温度可调至
A. 5~10℃
B. 15~20℃
C. 20~25℃
D. 25~28℃
E. 11~15℃

94. 重症肺炎患儿发生腹胀是由于
A. 低钠血症
B. 消化不良
C. 中毒性肠麻痹
D. 低钾血症
E. 低钙血症

95. 男，70岁。慢性支气管炎病史10年，慢性阻塞性肺疾病病史3年，查体肺部叩诊音为
A. 清音
B. 浊音
C. 过清音
D. 鼓音
E. 实音

二、共用题干单选题（每个提问1个得分点）：以下每道试题有2~6个提问，每个提问有5个备选答案，请选择1个最佳答案。提示：进入此部分试题后，您不能返回前面部分查看试题或修改答案；本部分在答题过程中不能回退（对已作答试题不能返回检查或修改答案）。您是否进入共用题干单选题部分？

（96~97题共用题干）

某孕妇，28岁。妊娠12周，下腹阵发性疼痛，阴道排出一大块肉样组织，仍有阴道大量出血，呈贫血貌。妇科检查：宫口已开，有组织堵塞宫口，子宫较妊娠周数小。

96. 第1问：该孕妇发生了
A. 早期流产
B. 先兆流产
C. 不全流产
D. 复发性流产
E. 感染性流产

97. 第2问：护士采取的护理措施，正确的是
A. 平卧位
B. 让患者家属去取血
C. 术后可正常性生活
D. 通知医生后再抢救
E. 刮出物送病理检查

（98~100题共用题干）

女，1岁。多汗，睡眠不安，方颅及肋骨串珠。

X线检查：骨骺端临时钙化带消失，呈毛刷样、杯口状改变，骨骺软骨带明显增宽，骨密度降低。

98. 第1问：此患儿最可能的情况是
A. 维生素D缺乏性佝偻病初期
B. 维生素D缺乏性佝偻病激期
C. 维生素D缺乏性手足搐搦症
D. 维生素D缺乏性佝偻病恢复期
E. 维生素D缺乏性佝偻病后遗症期

99. 第2问：后遗症常发生的年龄在
A. 6个月以下
B. 1岁以下
C. 1岁半以下
D. 2岁以上
E. 3岁以下

100. 第3问：此病的后遗症是
A. 枕秃
B. 蛙状腹
C. 骨骼畸形
D. 语言落后
E. 肌肉韧带松弛

（101~102题共用题干）

女，28岁。过马路时被一电动车撞到腹部，入院查体，急查血，急诊行腹部B超、腹部X线检查及腹腔诊断性穿刺，均无阳性发现。

101. 第1问：该患者目前采取的合适措施是
A. 立即手术明确诊断
B. 注射镇痛药
C. 卧床休息，密切观察生命体征和腹部体征
D. 回家观察，不适随诊
E. 腹腔放置引流管

102. 第2问：护士给患者制订的正确饮食方案是
A. 禁食、禁饮
B. 少量流质
C. 半流质
D. 软食
E. 普食

（103~105题共用题干）

女，35岁。以呼吸困难、发绀急诊入院，诊断为风湿性心脏病合并急性心力衰竭。

103. 第1问：为了缓解症状，患者应采取的体位是
A. 仰卧位，头偏向一侧
B. 抬高床头15°~30°
C. 抬高床头20°，抬高下肢30°
D. 抬高床头30°~50°，膝下支架抬高15°~20°
E. 抬高床头70°~80°

104. 第2问：用利尿药脱水时，宜多食用的水果是
A. 梨、苹果
B. 葡萄、西瓜
C. 香蕉、橘子
D. 杨梅、草莓
E. 樱桃、木瓜

105. 第3问：预防风湿性心脏病的关键措施是
A. 预防金黄色葡萄球菌感染
B. 预防柯萨奇病毒感染
C. 预防A组β溶血性链球菌感染
D. 预防结核分枝杆菌感染
E. 预防假丝酵母菌感染

（106~107题共用题干）

女，42岁。胆管结石病史6年。1小时前突发上腹部绞痛，伴寒战、高热、恶心、呕吐，现神志淡漠，诊断为急性梗阻性化脓性胆管炎，拟行紧急手术。

106. 第1问：行术前护理，不正确的是
A. 吸氧
B. 给予吗啡镇静镇痛
C. 纠正水、电解质紊乱及酸碱平衡失调
D. 加强休克护理
E. 遵医嘱应用抗生素

107. 第2问：术后T管的护理不妥的是
A. 做好引流管周围皮肤的护理
B. 一般术后6~8天即可拔管
C. 拔管后局部切口用凡士林纱布堵塞，待1~2天自行封闭
D. 拔管前经T管做胆道造影，造影后继续引流2~3天
E. 保持无菌，防止逆行感染

（108~109题共用题干）

女，44岁。子宫肌瘤10余年，近5年月经量增多，经期延长达12天，B超检查提示多发性肌壁间肌瘤和黏膜下肌瘤。贫血容貌，血红蛋白50g/L。

108. 第1问：患者问为何出现月经量过多，护士解释，与月经量过多关系最密切的因素是
A. 肌瘤大小
B. 肌瘤数量
C. 肌瘤生长部位
D. 有无并发症
E. 患者体质

109. 第2问：护士告诉患者子宫肌瘤继发变性不包括
A. 玻璃样变
B. 囊性变
C. 肉瘤样变
D. 红色变性
E. 纤维性变

（110~111题共用题干）

女，57岁。曾患乙型肝炎30余年，被诊断为慢性乙型肝炎、肝硬化。发热、乏力、腹胀、食欲减退5天，今突然出现躁动不安、神志不清，巩膜及皮肤深度黄染，实验室检查：血氨增高。

110. 第1问：此时患者饮食护理应为
A. 低盐、无蛋白饮食
B. 低盐、高蛋白饮食
C. 高热量饮食
D. 高蛋白饮食
E. 清淡、易消化饮食

111. 第2问：若要给该患者灌肠，禁用的液体是
A. 生理盐水
B. 温水
C. 肥皂水
D. 乳果糖溶液
E. 弱酸性溶液

（112~113题共用题干）

女，58岁。咳嗽、咳痰、喘息10年。近来咳大量脓痰、呼吸困难，食欲减退，诊断为慢性阻塞性肺疾病。

112. 第1问：对此种呼吸困难，为改善肺泡通气，最有效的护理措施是
A. 祛痰药
B. 指导患者有效咳嗽
C. 超声雾化吸入
D. 气管插管，呼吸机辅助呼吸
E. 缩唇、腹式呼吸

113. 第2问：为防止并发慢性肺源性心脏病及Ⅱ型呼吸衰竭，护理中应特别注意的问题是
A. 给予低盐饮食
B. 避免肺部感染
C. 注意稀释痰液
D. 避免粉尘和有害气体吸入
E. 适当活动

（114~116题共用题干）

女，65岁。与儿子吵架后半小时突然剧烈头痛，面色苍白，并呕吐，继之倒地，呼之不应。急送医院就诊。查体：神志清楚，痛苦表情，对答切题，眼底正常，感觉正常，颈强直，凯尔尼格征阳性。

114. 第1问：该患者最可能发生了
A. 脑栓塞
B. 脑血栓形成
C. 短暂性脑缺血发作
D. 癫痫发作
E. 蛛网膜下腔出血

115. 第2问：对该患者应密切监测病情，防止再发，尤其在
A. 1~2周内
B. 3~4周内
C. 5~6周内
D. 7~8周内
E. 9~10周内

116. 第3问：护士告诉患者绝对卧床的时间为
A. 1~2周
B. 3~4周
C. 4~6周
D. 5~6周
E. 8~10周

（117~118 题共用题干）

女，69 岁。退休干部。2 年前出现记忆下降，近半年记忆力下降明显，2 个月前出去散步，找不到回家的路。过去注意仪表，病后却生活懒散，与人交往被动，情感反应淡漠。CT 检查：皮质性脑萎缩和脑室扩大。诊断为阿尔茨海默病。

117. 第 1 问：此病早期的核心症状是

A. 人格改变

B. 情感淡漠

C. 记忆障碍

D. 失认和失用

E. 言语障碍

118. 第 2 问：此病适宜的治疗原则是

A. 应用抗焦虑药

B. 应用抗精神病药

C. 应用抗癫痫药

D. 使用改善认知功能药

E. 应用抗抑郁药

（119~120 题共用题干）

女，72 岁。因间歇、无痛性肉眼血尿前来就诊，经进一步检查诊断为膀胱癌入院。

119. 第 1 问：确诊膀胱癌最可靠的检查方法是

A. B 超检查

B. 膀胱镜和活组织检查

C. CT 检查

D. 尿脱落细胞学检查

E. 尿常规

120. 第 2 问：此患者入院后行保留膀胱的手术治疗，术后留置导尿管。关于导尿管的护理措施错误的是

A. 保持导尿管通畅，防止导尿管受压或扭曲

B. 定时观察并记录尿量、颜色及性状

C. 集尿袋每周更换 1~2 次

D. 定期膀胱灌注

E. 每天更换导尿管

丁震医学教育® www.dzyxedu.com 护理考试丛书

丁震护考急救包®

护士执业资格考试

预测 5 套卷全解析

答案与解析

答案与解析 · 预测试卷一

专业实务

1. D 使用全脂奶粉时，其奶粉与水的比例按容量体积计算为 1∶4，则有 4×4=16；按重量计算为 1∶8。

2. E 鼠疫、霍乱属甲类传染病（不选 D）。艾滋病、病毒性肝炎、登革热、炭疽属乙类传染病。对乙类传染病中的严重急性呼吸综合征（SARS）、肺炭疽、人感染高致病性禽流感，采取甲类传染病的预防、控制措施（选 E）。

3. C 胎膜早破、胎先露未衔接的孕妇应绝对卧床休息，抬高臀部或取头低足高位，防止脐带脱垂引起胎儿缺氧或宫内窘迫。

4. D 无菌持物镊不可用于换药或皮肤消毒，以防被污染，夹取消毒棉球消毒外阴应用导尿包中的镊子（选 D）。导尿前向患者和家属解释导尿的目的、意义、过程、注意事项及配合操作的要点（不选 C）。护士着装整洁，洗手，戴口罩（不选 A）。操作前检查导尿包名称，包装有无破损，有无潮湿，灭菌日期（不选 E）。导尿过程中注意观察患者有无不适，若有不适立即查找原因或停止导尿（不选 B）。

5. B 护理道德义务指护士自觉履行防病治病、救死扶伤、维护健康的道德责任，主要包括保持健康、预防疾病、恢复健康及使患者在临终过程中达到平静的死亡。

6. B 肥厚型心肌病有明显的家族史（如孪生兄弟），是常染色体显性遗传疾病。

7. C 手术是肺癌最重要和最有效的治疗手段，辅以化疗和放疗。

8. A 细菌性肺炎是最常见的肺炎，其致病菌包括肺炎链球菌、金黄色葡萄球菌等。

9. C 护士在工作期间最主要的任务是采取相应的护理措施解决患者存在的健康问题，尽最大努力使患者达到最佳的康复程度。

10. D 宫颈刮片细胞学检查多采用巴氏分级：Ⅰ级为正常（不选 A）；Ⅱ级为炎症；Ⅲ级为可疑癌症（选 D）；Ⅳ级为高度可疑癌症；Ⅴ级为癌症，具有典型的多量癌细胞（不选 E）。

11. B 《护士条例》规定，护士执业注册申请，应当自通过护士执业资格考试之日起 3 年内提出。

12. D 护士配备是否合理直接影响护士的工作强度（不选 A）、护理质量（不选 B）、医院管理与卫生管理部门要求的一致性以及对患者的服务水准（不选 C、E）。

13. E 护患语言沟通的原则包括尊重性、礼貌性、规范性、情感性、保密性等。规范性指护士应做到通俗易懂，吐字清楚，语义准确，注意系统性和逻辑性，避免使用医学术语或医院常用的省略语。

14. D 专业护士的角色包括护理者、决策者、计划者、沟通者、管理者、教育者等。计划者指护士运用专业知识和技能，收集护理对象的生理、心理、环境、社会状况的资料，评估患者的健康状况，找出其护理问题，制订切实可行的护理计划，并负责护理计划的实施、评价（选 D）。护理者指护士应用自己的专业知识及技能，满足患者在患病过程中的生理、心理等方面的需要（不选 A）。管理者指护士需要对日常的护理工作行合理的组织、协调与控制（不选 B）。咨询者指护士解答患者提出的问题，提供有关信息，给予情绪支持和健康指导（不选 C）。协调者指护士应与相关卫生保健机构及相关工作人员维持有效的沟通，以使诊断、治疗、救助和护理工作得以有序、高效地进行（不选 E）。

15. C 急性膀胱炎首选对革兰阴性杆菌有效的药物，如喹诺酮类（氧氟沙星等）、青霉素及头孢菌素类。一般疗程为 10~14 天，尿检阴性后再用药 3~5 天（选 C）。两性霉素 B 为广谱抗真菌药（不选 A）。克拉霉素、阿奇霉素为大环内酯类抗生素（不选 B、E）。甲硝唑（灭滴灵）具有抗厌氧菌作用（不选 D）。

16. B 艾滋病可通过血液 - 体液传播，如共用针具静脉吸毒、输入被 HIV 污染的血制品、介入性医疗操作、器官移植等。

17. A 溃疡性结肠炎的病变主要位于直肠和乙状结肠；可逆行向近段发展，扩展至降结肠和横结肠，累及全结肠，甚至回肠末段。

18. D 临床工作常用外文缩写：每晨 1 次为 qm（选 D）；每天 1 次为 qd（不选 A）；隔天 1 次为 qod（不选 B）；每晚 1 次为 qn（不选 C）；每周 1 次为 qw（不选 E）。

19. A 抗甲状腺药物的主要不良反应有粒细胞减

少、皮疹、皮肤瘙痒、中毒性肝病和血管炎等，其中粒细胞缺乏最严重，可发生在服药的任何时间，表现为发热、咽痛、全身不适等，严重者可出现菌血症或脓毒症，甚至死亡。

20. C 慢性阻塞性肺疾病的病理改变主要表现为慢性支气管炎和肺气肿的病理变化。慢性支气管炎的病理改变包括各级支气管管壁充血、水肿、炎性细胞浸润（不选 A）；与支气管相伴的肺小血管有炎性改变（不选 D）；长期慢性炎症可通过释放弹性蛋白酶，破坏大量的弹力纤维，导致弹力纤维网破裂（不选 E）。肺气肿的病理改变包括外观灰白或苍白色，表面可见多个大小不一的大疱（不选 B）；大量肺泡周围的毛细血管受肺泡膨胀的挤压而退化，导致肺毛细血管大量减少，使肺血供减少（选 C）。

21. A 《献血法》规定，医疗机构的医务人员违反本法规定，将不符合国家规定标准的血液用于患者的，由县级以上地方人民政府卫生行政部门责令改正。

22. A 产褥感染患者在未确定病原体时选用广谱高效抗生素，之后依据细菌培养和药敏试验结果选择抗生素种类和剂量，首选头孢菌素类抗生素及青霉素联合甲硝唑。中毒症状严重者，同时短期给予糖皮质激素，提高机体应激能力（选 A）。产褥感染并发血栓静脉炎者，可加用肝素，并口服双香豆素、阿司匹林等药物治疗（不选 B）。麦角新碱可用于产后出血，以促进宫缩，减少出血，但心脏病、高血压患者慎用麦角新碱（不选 E）。肾上腺素可激动子宫平滑肌 β 受体，抑制宫缩（不选 D）。

23. A 产妇分娩时会阴处撕裂伤，局部可用 50% 硫酸镁湿热敷，需要特别注意严格执行无菌操作，预防感染。

24. E 影响护患关系的主要因素包括信任危机、角色模糊、责任冲突、权益影响、理解差异和管理体制。理解差异指护患双方在年龄、职业、教育程度、生活环境等方面存在差异，且患者缺乏医学知识，与护士之间出现知识不对称，均可导致沟通的差异，影响护患关系。

25. C 乳腺的每一个腺叶都有其单独的乳管，腺叶及乳管均以乳头为中心，呈放射状排列，为避免损伤乳管形成乳瘘，应做放射状切口（选 C）。乳晕下脓肿应沿乳晕边缘做弧形切口（不选 A）。深部脓肿或乳房后脓肿可沿乳房下缘做弧形切口，经乳房后间隙引流（不选 B）。脓腔较大时，可在脓腔的最低部位另加切口做对口引流（不选 D、E）。图中：①为乳晕下弧形切口；②为乳房下缘弧形切口；③为放射状切口；④⑤为对口引流切口。

26. B 40% 甲醛用于阿迪计数等检查，主要作用是防腐，固定尿液中的有机成分。

27. D 软组织损伤或扭伤的初期（48 小时内），局部冷疗可使局部血管收缩，毛细血管通透性降低，减轻局部充血；可使血流减慢，血液的黏稠度增加，有利于血液凝固而控制出血；可抑制细胞的活动，减慢神经冲动的传导，降低神经末梢的敏感性而减轻疼痛（选 D）。热疗可促进血液循环，加重皮下出血、肿胀、疼痛（不选 B、C）。乙醇可刺激皮肤使血管扩张，加重充血（不选 E）。

28. B 触摸是人体各部位之间或人与人之间通过接触抚摸的动作来表达情意、传达信息的一种非语言行为，是最有力、最亲密的沟通力量。触摸有利于改善人际关系，有利于传递各种信息。根据患者性别、年龄、病情，不同的情境场合，以及沟通双方关系的程度，选择恰当的触摸方式。

29. B 护士在与患者交流的过程中，使用礼貌的语言和行为是有效沟通的基本原则。与患者及其家属沟通的过程中，应注意使用礼貌用语，坚持使用文明优雅的语言。

30. A 急性感染性喉炎以发热、犬吠样咳嗽、声音嘶哑、吸气性喉鸣及呼吸困难为特征。首先应保持呼吸道通畅，使用糖皮质激素（如地塞米松）或麻黄碱雾化吸入，促进呼吸道黏膜水肿消退，缓解呼吸道梗阻症状。

31. D 急性尿潴留见于膀胱出口以下尿路严重梗阻，腹部、会阴部手术后不敢用力排尿者。表现为排尿困难，耻骨上区膨隆、不适或疼痛。

32. B 氨茶碱的血药浓度与中毒浓度接近，要注意监测血药浓度（不选 E），用量过大或静脉注射过快易出现心律失常、血压剧降等不良反应（选 B）。氨茶碱有较强碱性，局部刺激性较强，不宜肌内注射（不选 A）。妊娠，发热，小儿或老年人及心、肝、肾功能异常者慎用（不选 C）。氨茶碱可与沙丁胺醇合用，以解痉平喘（不选 D）。

33. A 支气管扩张症患者多次小量咯血时应绝对卧床休息。患者咯血时自觉严重威胁到生命，会出现极度恐惧甚至绝望心理，应保持镇静，协助患者尽量将血咳出，以免造成窒息。护士可多与患者交谈，陪伴并安慰患者，耐心讲解支气管扩张症反复发作的原因及治疗信息，帮助患者树立战胜疾病的信心，减轻焦虑等情绪。

34. D 肝炎患者的医疗废弃物、生活垃圾，如吃剩的饭菜，应放入双层医疗废物袋内，由专人通过专用通道送到医疗废物处置中心集中消毒处理（选D）。护理肝炎患者前后均要洗手（不选E），与患者接触时应戴手套、口罩，穿隔离衣（不选A）。告知患者家属探视时应穿隔离衣，注意防护，避免感染（不选B）。患者宜进清淡、易消化、富含维生素的流质饮食，待黄疸消退、食欲好转后，可给予高蛋白、低脂饮食（不选C）。

35. E 左主支气管细长，斜行（不选C）；右主支气管短、粗且陡直（不选B），因此，经气管坠入的异物多进入右主支气管（选E）。气管隆凸的位置相当于胸骨角水平（不选A），气管在隆凸处分为左、右两主支气管，是支气管镜检时判断气管分叉的重要定位标记（不选D）。图中：①气管隆凸处；②右主支气管；③左主支气管。

36. C 乙胺丁醇主要用于各型肺结核和肺外结核，在治疗剂量下一般较为安全，但连续大量使用2~6个月可产生严重的毒性反应，如球后视神经炎，偶见胃肠道反应、过敏反应和高尿酸血症等。

37. D 对于病情较重的患者，护士应转移其注意力，教其放松技巧，鼓励患者表达内心感受，耐心解答患者疑问。耐心解释手术的必要性，介绍医院技术水平和手术成功的例子，同时介绍同病种术后康复期病友与其交谈，增强其信心。

38. A 低钠饮食是指除无盐外，还应控制食物中的自然含钠量，钠摄入＜0.5g/d。

39. A 个案护理指一名护理人员负责一名患者的全部护理工作，实施个体化护理的护理工作模式，常用于危重症、多器官功能障碍综合征、器官移植及大手术后需要特殊护理的患者（选A）。功能制护理是将工作以岗位分工，以各项护理活动为中心的护理模式，每位护士从事相对固定的护理活动（不选B）。小组制护理指由一组护士负责护理一组患者（不选C）。责任制护理是由责任护士和相应辅助护士对患者从入院到出院行有计划、有目的的整体护理（不选D）。临床路径指医生、护士及医技人员等一组成员，共同针对某一病种建立一套标准化治疗模式与治疗程序，制订从入院到出院的整体诊疗计划（不选E）。

40. B 高浓度氢氧化钠属于超强腐蚀性的强碱性物质，误服后可口服5%醋酸溶液、蛋清水、牛奶等物质，禁忌洗胃。

41. E 《人体器官移植条例》规定，从事人体器官移植的医务人员应当对人体器官捐献人、接受人和申请人体器官移植手术的患者的个人资料保密。

42. D 针尖斜面一半在血管内，一半在血管外表现为注射部位逐渐肿胀、疼痛，可有回血（选D）。注射部位无肿胀、疼痛，挤压输液管有回血，其原因是针尖斜面紧贴血管壁。针头斜面紧贴血管表现为不滴或滴液不畅，抽吸有回血（不选B）。静脉痉挛及针头部分阻塞都表现为滴液不畅，抽吸有回血，局部无肿胀（不选C、E）。

43. A 对因受压而出现反应性充血的皮肤组织，按摩可造成深部组织损伤，一般不主张按摩（选A）。压疮Ⅰ期（淤血红润期）皮肤完整，表现为红、肿、热、痛或麻木，解除压力30分钟后，皮肤颜色仍不能恢复正常。此期护理重点为去除致病原因，防止压疮继续发展。增加翻身次数，一般每2小时翻身1次，必要时每30分钟翻身1次（不选B）；温水擦浴可促进皮肤血液循环（不选C）；保持患者皮肤和床单的清洁干燥，避免不良刺激是预防压疮的重要措施（不选D、E）。

44. E 输液过程中护士应观察滴液是否通畅（不选A），穿刺局部有无肿胀或疼痛（不选C），针头固定是否牢固，有无针头脱出（不选D），患者有无输液反应，如心悸、头晕、呼吸困难等全身反应（不选B）。若患者主诉穿刺部位疼痛，应先分析疼痛的原因，如为药物刺激，可减慢速度；若为针头脱位，应拔出针头（选E）。

45. B 下肢静脉血栓形成多因长期卧床或下肢静脉多次输注高渗液体及刺激性药物等引起。血栓脱落后由下腔静脉回流至右心，右心射血至双肺，导致图中②处发生肺栓塞。图中：①脑；③心脏；④肾；⑤肝。

46. B 癔症的症状多与心理因素有关，治疗应以心理治疗为主（选B）。药物治疗主要针对焦虑、抑郁和躯体不适症状，可强化心理治疗效果（不选D）。

47. B 甲状腺^{131}I试验饮食用于协助测定甲状腺功能。试验期间应禁食含碘食物，如海带、海蜇、紫菜、卷心菜、鱼、虾、加碘食盐等；禁用含碘消毒剂做局部消毒。

48. D 大便隐血试验前3天起禁食易造成假阳性结果的食物，如肉类、肝脏、动物血、含铁丰富的药物或食物、绿色蔬菜等；可进食牛奶、豆制品、白菜、米饭、面条等。

49. C 长期备用医嘱(prn)有效时间在24小时以上，必要时用，两次执行之间有时间间隔，由医生注明停止日期后方失效，如哌替啶50mg，IM，q6h，prn（选C）。临时备用医嘱（sos）自医生开写医嘱起12小时内有效，必要时用，过期未执行则失效（不选A）。长期医嘱有效期 24 小时以上，如氢氯噻嗪 12.5mg，po，bid（不选 E）。临时医嘱有效时间在 24 小时以内，应在短时间内执行，有的需要立即执行（st），通常只执行 1 次（不选 B、D）。

50. A　阿米巴痢疾病变部位多在回盲部，行保留灌肠时，取右侧卧位使回盲部处于低位，有利于药物到达治疗部位，以提高疗效。

51. C　痛风多由嘌呤代谢障碍、尿酸合成增加或排出减少造成的高尿酸血症所致。当血尿酸浓度过高时，尿酸即以钠盐的形式沉积在关节、软组织、软骨和肾中，引起组织的异物炎性反应，表现为关节红肿、灼热，皮肤紧绷，触痛明显，功能受限。

52. D　枸橼酸钠是常用的抗凝药，大量输血使枸橼酸钠大量进入体内，如患者肝功能受损，枸橼酸钠还未全部氧化即与血中游离钙结合，使血钙下降，患者表现为手足抽搐，血压下降，心率缓慢，甚至心脏骤停。

53. B　慢性病容表现为面色苍白或灰暗，面容憔悴，目光暗淡，消瘦无力等，见于慢性消耗性疾病，如恶性肿瘤晚期、慢性肝病、结核病等患者（选 B）。贫血面容表现为面色苍白，结膜色淡，表情疲惫等（不选 A）。肝病面容表现为精神不振、面色灰暗黝黑等（不选 C）。腺样体面容表现为腭骨高拱，牙列不齐等（不选 D）。急性病容表现为表情痛苦，面颊潮红，呼吸急促，鼻翼扇动，口唇疱疹等，常见于急性感染性疾病患者（不选 E）。

54. A　开放性气胸患者胸壁伤口处空气可自由进出胸膜腔，呼吸时可闻及吸吮样“嘶嘶”声。急救时应立即将开放性气胸转变为闭合性气胸，可使用无菌敷料在患者用力呼气末封盖伤口，并加压包扎。

55. B　瘘管切开术适用于低位单纯性肛瘘，即图中②，切开后只损伤外括约肌皮下部和浅部，不会导致术后肛门失禁。图中：①高位单纯性肛瘘；③皮下肛瘘；④复杂性肛瘘；⑤黏膜下肛瘘。

56. D　急性胰腺炎最主要的病因是胆石病等引起的胆道梗阻，大量饮酒和暴饮暴食后可诱发胰腺炎，主要表现为中、左上腹剧痛，呈持续性，可有阵发性加剧（选 D）。胃肠道穿孔典型表现为突发刀割样剧烈腹痛（不选 A）。急性胆囊炎常有墨菲征阳性（不选 B）。肝硬化肝功能失代偿期主要表现为肝功能减退和门静脉高压症引起的症状和体征，如脾大、腹水等（不选 C）。肝癌破裂可致腹腔内出血，表现为突发右上腹剧痛，有腹膜刺激征等急腹症表现（不选 E）。

57. D　临终患者的心理反应包括否认期、愤怒期、协议期、忧郁期和接受期（不选 A、C）。忧郁期患者的身体更虚弱，内心被强烈的失落感所占据，出现悲伤、情绪低落、抑郁和绝望，希望家人、朋友能够时常陪伴在身旁，逐渐对周围事物失去兴趣，少言寡语，反应迟钝（选 D）。否认期是临终患者心理反应的第一期，极力否认患病的事实，心存侥幸，四处求医，希望是误诊（不选 E）。接受期是临终心理反应的最后阶段，患者开始坦然接受面临死亡的现实（不选 B）。

58. E　心房颤动常见于器质性心脏病如风湿性心脏瓣膜病的患者。心脏听诊心律绝对不规则、第一心音强弱不一致，心率快于脉率（脉搏短绌）。将心房颤动转复为窦性心律的方法包括药物复律、电复律及导管消融治疗。胺碘酮是目前最常用的复律药物；药物复律无效时，可改用直流同步电复律（选 E）。直流非同步电除颤适用于心室颤动和心室扑动（不选 D）。

59. D　膀胱碎石术后可见少量一过性血尿，一般不需要特殊处理。发现出血时首先采取冰盐水冲洗，若冲洗无效可给予止血药。

60. D　潮式呼吸（陈 - 施呼吸）的特点是呼吸由浅慢逐渐加快，达高潮后逐渐变浅、变慢，经过一段时间的暂停（5~20 秒）后又出现如上的周期性呼吸，形如潮水起伏；常见于中枢神经系统疾病，如颅内压增高、脑炎、酸中毒、巴比妥类药物中毒等患者。

61. C　核实是指在交谈过程中，为了验证自己对内容的理解是否准确所采用的沟通策略，是一种反馈机制。核实既可以确保护士接受信息的准确性，也可以使患者感受到自己的谈话得到护士的重视，主要包括重述、改述、澄清和归纳总结 4 种方式。

62. E　活动义齿取下后，用冷开水刷净义齿各面，暂时不用时浸于冷开水中备用（选 E）。不可以将义齿放在热水或乙醇中，以防褪色、变形和老化（不选 A、D）。

63. B　重症中暑可分为热衰竭、热痉挛和热射病。热衰竭发病机制为严重热应激时，体液和体钠丢失过多引起循环血容量不足（选 B）。热痉挛发病机制为大量出汗后口渴而饮水过多，盐分补充不足，引起低钠、低氯血症（不选 E）。机体散热绝对或相对不足，汗腺疲劳，引起体温调节中枢功能障碍，可导致体内热蓄积，引起热射病（不选 A、C）。

64. B　护送患者入病区时，不应停止输液或给氧等必要治疗，维持导管通畅，保证患者的持续性治疗不受影响。

65. A　本题是护考历年来极少数涉及药物剂量的试

题，难度较大。短时间内有多次癫痫全面强直-阵挛发作是癫痫持续状态的表现。癫痫持续状态的旧定义：若发作间歇期仍有意识障碍，或癫痫发作持续30分钟以上，或在短时间内频繁发作，均可诊断为癫痫持续状态（新定义将一次发作超过5分钟诊断为癫痫持续状态）。治疗癫痫持续状态的药物有多种：迅速制止癫痫发作，首选地西泮10~20mg缓慢静脉注射，速度不超过2mg/min。还可使用苯妥英钠250mg缓慢静脉注射，速度不超过50mg/min，时间不少于5分钟（选A，不选D）。发作控制后，使用苯巴比妥100~200mg肌内注射，巩固疗效（不选B）。癫痫持续状态的治疗用药还有水合氯醛、异戊巴比妥钠等。

66. D 预防破伤风最有效的措施是彻底清创以免破伤风梭菌侵入，注射破伤风抗毒素以中和已进入人体的游离毒素（选D）。有主动免疫力者，伤后仅注射类毒素0.5ml便可迅速强化机体的抗破伤风免疫力（不选A）。清创用3%过氧化氢冲洗伤口（不选C）。应用抗生素治疗时首选青霉素，可抑制破伤风梭菌，也可给予甲硝唑（不选E）。

67. B 原发性肾病综合征临床表现为大量蛋白尿、低白蛋白血症、水肿、高脂血症。水肿是肾病综合征患者最常见和最突出的体征，是患者入院后护理最重要的评估内容。

68. A 急性肾损伤（AKI）根据病因发生的解剖部位可分为肾前性、肾性和肾后性3类。肾前性AKI由肾血流灌注不足所致，如休克、大出血等。肾性AKI可累及肾单位和肾间质任何部位，以肾缺血或肾毒性物质引起肾小管上皮细胞损伤（如急性肾小管坏死）最常见。肾后性AKI由急性尿路梗阻所致，如结石、肿瘤等。

69. B 食管-胃吻合术后，胃拉入胸腔中，使肺受压，肺扩散受限，可引起肺部感染、肺不张。食管癌术后应鼓励患者深呼吸、吹气球，可促进肺膨胀，预防肺不张。

70. B 非语言沟通具有表达情感、修饰补充、替代作用、强调目的和调节作用。替代作用指用非语言沟通代替语言沟通传递信息，发挥信息载体的作用，尤其适用于听力障碍、言语障碍等患者。

71. C 肌力分级多采用0~5级6级肌力记录法。0级为肌肉无任何收缩（完全瘫痪）；1级为有肌肉收缩，但不产生运动（能看不能动）；2级为肢体能水平移动，但不能对抗自身重力，不能抬起（能动不能抬）；3级为肢体可抬离床面，但不能对抗阻力（能抬不能抗）；4级为能够对抗阻力的运动，但肌力弱（能抗肌力弱）；5级为正常肌力。

72. E 三焦是上焦、中焦、下焦的合称，其主要生理功能是通行元气和运行水液（选E）。小肠位于腹中，其主要生理功能是主受盛化物和泌别清浊（不选B）。胆位于右胁下，其主要生理功能是贮存和排泄胆汁，主决断，助消化（不选D）。肺位于胸中，主要生理功能是主气、司呼吸（不选A）。肾位于腰部，其主要生理功能是藏精，主生长发育与生殖，主水，主纳气（不选C）。

73. B 《献血法》规定，我国实行无偿献血制度，提倡18周岁至55周岁的健康公民自愿献血。

74. D 新生儿黄疸是因胆红素在体内积聚引起的皮肤或其他器官黄染，有生理性和病理性之分。生理性黄疸主要与胆红素代谢特点有关，其形成的原因包括出生后过多的红细胞破坏（选D）、形成胆红素的周期缩短（不选C）、旁路胆红素来源多（不选B）、肝脏形成结合胆红素的能力差（不选E）等。新生儿胆道狭窄或闭锁易引起病理性黄疸（不选A）。

75. D 胸膜是衬覆于胸壁内面、膈上面、纵隔两侧面和肺表面等处的一层浆膜，分为脏层胸膜和壁层胸膜（不选A）。壁、脏两层胸膜在肺根表面及下方互相移行，左、右肺胸膜互不相通（选D）。壁层胸膜又分为肋胸膜、膈胸膜、纵隔胸膜、胸膜顶（不选B）。肋胸膜与膈胸膜转折处为胸膜腔最低点（不选C）。胸膜顶高出锁骨内侧1/3上方2~3cm（不选E）。

76. B 患有妊娠期高血压疾病、慢性高血压、慢性肾脏疾病或全身血管病变的孕妇，常并发胎盘早剥。由于底蜕膜螺旋小动脉痉挛或硬化，引起远端毛细血管变性坏死甚至破裂出血，血液在底蜕膜层与胎盘之间形成胎盘后血肿，致使胎盘与子宫壁分离。

77. D 高温下不易变质、损坏和蒸发的物品，如粉剂、油剂、玻璃器皿及金属制品等的灭菌应采用干烤法。

78. E 急性胰腺炎严重腹痛者，可肌内注射哌替啶镇痛。吗啡可引起Oddi括约肌痉挛而加重病情，不宜使用。

79. A 药物及化学物质是再生障碍性贫血最常见的致病因素。氯霉素、磺胺类药物、四环素、链霉素、异烟肼、保泰松、吲哚美辛、阿司匹林、抗惊厥药、抗甲状腺药、抗肿瘤药等均可导致再生障碍性贫血。以氯霉素最多见，其致病作用与剂量无关，与个人敏感度有关。

80. D 子宫收缩乏力是产后出血最常见的原因，其他原因还有胎盘滞留、胎盘粘连或植入、胎盘部分残留、软产道裂伤、凝血功能障碍等。

81. E 消化性溃疡发生的基本机制是对胃和十二指肠黏膜有损害作用的侵袭因素与黏膜自身的防御修复因素之间失去平衡。胃酸和胃蛋白酶对黏膜产生自我消化，在消化性溃疡尤其是十二指肠溃疡的发病中起主导作用。

82. B 散热方式有辐射、传导、对流、蒸发4种。当外界温度低于人体皮肤温度时，机体大部分热量可通过辐射、传导、对流等方式散热；当外界温度等于或高于人体皮肤温度时，蒸发就成为人体唯一的散热形式，人体通过排汗，以蒸发的方式带走热量，降低体温。

83. E 吗啡具有强大的镇痛作用，但用药后应注意观察有无呼吸抑制的不良反应。

84. B 紫外线消毒的时间须从灯亮5~7分钟后开始计时（选B），照射时间不少于30分钟（不选A）。消毒环境应清洁干燥（不选D），温度、湿度适宜。紫外线对人的眼睛和皮肤有刺激作用，照射时人应离开房间，若患者卧床不能离室，应佩戴墨镜（不选C）。保持紫外线灯管清洁，用70%~80%乙醇布巾擦拭，1次/周，如发现灰尘、污垢，应随时擦拭（不选E）。

85. C 阿托品是有机磷农药中毒的解毒药，属M胆碱受体阻断剂，能竞争性与M胆碱受体结合，阻断乙酰胆碱与平滑肌、心肌、腺体、外周神经节和中枢神经系统的M胆碱受体结合，从而有效缓解M样症状（平滑肌痉挛、腹泻、流涎、心率减慢、瞳孔缩小等）和呼吸中枢抑制，但对N样症状（肌纤维颤动）无明显作用。

86. B 护际关系是护士之间的关系，由于护士之间不同的职务、职责、知识水平、工作经历，产生不同的心理状态，从而容易发生矛盾冲突。面对任何情境，坚持己见都是不可取的（选B）。建立良好护际关系的策略包括：营造民主和谐的人际氛围（不选E），促进管理沟通的人性化（不选A），护士长应以身作则，做好指导、协调工作，发挥护士工作的主动性。各层次护士间应相互体谅、相互支持、相互理解、相互学习（不选D），实现年龄、学历各因素的互补（不选C），创造团结协作的工作环境。

87. A 风湿性心脏瓣膜病由A组β溶血性链球菌感染所致，其致病机制与继发于链球菌感染后异常免疫反应有关。

88. D 护理职业道德指护士在执业过程中应遵循的，用以调节护士与患者之间、护士与其他医务人员以及社会之间关系的行为准则和道德规范的总和。护士有义务参与公共卫生和疾病预防控制工作，积极参加公共卫生应急事件救护，体现了护理人员崇高的职业道德素质。

89. B 移情指感情进入的过程，是从他人的角度感受、理解他人的感情，并对他人的感情给予恰当的反应。移情的焦点是从对方的角度观察世界。

90. A 无菌操作过程中发现手套破损或可疑污染时，应立即更换。

91. D 长期取俯卧位时，压疮的好发部位有面颊、耳廓（不选E）、肩部（不选A）、女性乳房、男性生殖器、髂前上棘（不选B）、膝前部（不选C）、足尖部等。大转子压疮多见于侧卧位（选D）。

92. B 绝经后妇女缺乏雌激素，可导致骨丢失加速而出现骨质疏松症，治疗绝经期妇女骨质疏松症应首选雌激素（选B）。间歇性小剂量使用外源性甲状旁腺激素（PTH）可促进骨形成，此时PTH直接作用于成骨细胞和肾小管细胞，促进骨钙动员和肾对钙的重吸收，间接促进25-(OH)-D_3转化为活性1,25-$(OH)_2$-D_3，从而加强肠钙的吸收，和钙剂、维生素D等合用，对于雌激素缺乏导致的骨质疏松症疗效较好（不选A、C）。

93. A 元气是人体生命活动的原动力，其生理功能主要包括两个方面：一是推动人体的生殖、生长发育和决定体质类型、抗病能力；二是激发、推动脏腑、经络等各组织器官的生理活动，是人体生命活动的原动力，是维持生命活动的最基本物质基础。

94. B 良性肿瘤及交界性肿瘤以手术切除为主（不选A）。恶性肿瘤多采用以手术治疗为主的综合治疗，包括化疗、放疗、生物治疗和中医治疗等（选B，不选C）。放疗和化疗在治疗不同的肿瘤时，达到的疗效不同（不选E）。

95. C 紫外线灯管使用期间应建立登记卡，定期监测灭菌效果，灯管使用时间超过1000小时、强度低于70μW/cm²时应更换。

96. C 妊娠期高血压疾病的基本病理生理变化是全身小动脉痉挛。由于小动脉痉挛，造成管腔狭窄，周围阻力增大，内皮细胞损伤，通透性增加，体液和蛋白质渗漏，全身各器官组织因缺血和缺氧而受到损害。

97. D 重度子痫前期患者应遵医嘱解痉、降压、镇静、利尿，并适时终止妊娠。硫酸镁具有松弛骨骼肌、缓解血管痉挛、抑制宫缩、改善氧代谢的作用，是预防和控制子痫发作的首选药（选D）。妊娠期高血压疾病不常规应用降压药，如有需要常用拉贝洛尔、硝苯地平等（不选E）；禁用血管紧张素转换酶抑制剂，如卡托普利（不选 A）。当应用硫酸镁无效或有禁忌证时，可使用地西泮或冬眠合剂（哌替啶、氯丙嗪及异丙嗪）预防并控制子痫（不选 B）。不主张常规应用利尿药，仅当患者出现全身性水肿、肺水肿、脑水肿、肾功能不全、急性心力衰竭时，可酌情使用呋塞米等快速利尿药（不选 C）。

98. E 一氧化碳中毒昏迷者取平卧位，头偏向一侧，保持呼吸道通畅，及时清理呼吸道分泌物。

99. B 一氧化碳中毒重症患者应尽早行高压氧治疗，即在超大气压的条件下用 100% 氧气治疗，可加速血液碳氧血红蛋白（COHb）解离和一氧化碳排出，缩短昏迷时间和病程，预防迟发性脑病，是治疗一氧化碳中毒最有效的方法。

100. E 单纯收缩期高血压是指收缩压 ≥ 140mmHg 和舒张压 < 90mmHg（选 E）。正常血压为 < 120/90mmHg（不选 A）；正常高值为 120~139/90~99mmHg（不选 C）。

101. D 原发性高血压患者应给予低盐、低脂、低胆固醇饮食；高钠饮食可加重体内水、钠潴留，使血压升高，钠盐摄入量应降至 < 6g/d。

102. D 高血压的非药物治疗主要指生活方式干预，健康的生活方式可以预防或延迟高血压的发生（选 D）。高血压患者须改变不良生活习惯（不选 E），减少钠盐摄入，限制总热量，控制体重（不选 A）；认识到长期药物治疗的重要性，遵医嘱按时按量服药（不选 B），不能擅自突然停药（不选 C）。

103. B 输液反应循环负荷过重多由输液过多、过快引起，表现为突然出现呼吸困难，咳嗽、咳泡沫样痰等。应立即停止输液（选 B）；并迅速通知医生，紧急处理（不选 A）。处理措施包括协助患者取端坐位，双腿下垂，以减少下肢静脉回流，减轻心脏负担（不选 C）。给予 6~8L/min 高流量乙醇湿化吸氧，减轻缺氧症状（不选 D）。遵医嘱给予镇静、强心、利尿和扩血管治疗，以稳定患者紧张情绪，扩张周围血管，加速液体排出，减少回心血量，减轻心脏负荷（不选 E）。

104. B 循环负荷过重患者宜吸入 20%~30% 乙醇湿化氧气，降低肺泡内泡沫的表面张力，使肺泡泡沫破裂、消散，改善肺部气体交换，减轻缺氧症状。

105. E 小儿支气管肺炎合并心力衰竭表现为极度烦躁不安，明显发绀，呼吸困难加重，呼吸突然加快 > 60 次 / 分；心率突然增快，婴儿 > 180 次 / 分，幼儿 > 160 次 / 分；心音低钝，双肺满布细湿啰音，肝大等。

106. A 小儿支气管肺炎合并心力衰竭，应严格控制输液量和速度，每小时滴速 < 5ml/kg。

107. A 呕吐、腹泻可导致大量钾离子丢失，大量输注不含钾盐的液体可导致低钾血症，主要表现为肌无力、肠蠕动减弱、心动过速、血压下降等，严重者可出现心室颤动或心脏骤停（选 A）。高钾血症主要表现为心动过缓、房室传导阻滞，血压下降；精神萎靡、嗜睡，肢体肌肉无力等（不选 C）。低钙血症和低镁血症主要表现均为手足抽搐和惊厥，用钙剂治疗无效时应考虑有低镁血症的可能（不选 D、E）。低血糖主要表现为烦躁、喂养困难、哭声异常、肌张力低、激惹、惊厥、呼吸暂停等（不选 B）。

108. E 小儿轻度脱水常表现为皮肤稍干、弹性稍差，哭闹有泪，前囟、眼窝稍凹陷，尿量稍减少，尿比重正常。

109. A 小儿轻度脱水失水百分比占体重的 3%~5%，失水量为 30~50ml/kg。中度脱水的失水量占体重的 5%~10%。重度脱水的失水量 > 体重的 10%。

110. D 多种病毒均可引起病毒性心肌炎，柯萨奇 B 组病毒是最为常见的致病原因，占 30%~50%。

111. E 病毒性心肌炎尚无特异性治疗，最核心的治疗原则是处理好心律失常和心力衰竭。心肌炎急性期应以卧床休息为主，无须绝对卧床，限制体力活动直至完全恢复，注意清淡饮食，一般持续至起病后至少 6 个月（选 E，不选 C、D）。糖皮质激素的疗效并不肯定，不主张常规使用（不选 A）。

112. B 麻醉床用于接收和护理麻醉手术后的患者。铺麻醉床时，根据患者的麻醉方式和手术部位铺橡胶单和中单，头、颈、胸部手术或全麻后铺于床上部和床中部；中单应盖过橡胶单，避免橡胶单外露，接触患者皮肤（选 B）。盖被折成被筒，纵向三折叠放于床上远门的一侧，开口处向门，便于患者术后被移至床上（不选 E）。暂空床供新住院患者或暂时离床患者使用（不选 A、D）。备用床准备接收新患者（不选 C）。

113. B 麻醉床的目的是便于接收和护理麻醉手术后的患者，使患者安全、舒适，预防并发症，保证被褥不被血或呕吐物污染。

114. C 破伤风抗毒素（TAT）皮试液浓度为 150U/ml，每 0.1ml 含 TAT 15U。

115. D 破伤风抗毒素过敏试验阳性表现为皮丘红肿，硬结直径 > 1.5cm，红晕直径 > 4cm，有时出现伪足或有痒感。可采取脱敏注射法，用多次剂量递增的方法，将 TAT 分为 0.1ml、0.2ml、0.3ml 和余量 4 组，分别加入生理盐水至1ml，每隔20分钟注射1次。

116. B 乳腺癌手术的备皮范围为上至锁骨上窝（不选A），下至脐水平（选B），前至健侧锁骨中线，后至腋后线，包括患侧上臂上1/3和腋窝（不选E）。

117. B 铺床时应遵循节力原则，身体尽量靠近床边（不选C），上身保持直立（不选D），两腿前后或左右分开以扩大支撑面，两膝稍弯曲以降低重心（不选E）；使用肘部力量（选B），动作平稳连续（不选A）。

118. B 全麻术后未清醒者，为防止呕吐物引起窒息和舌后坠，返回病房后应采取去枕仰卧位，头偏一侧。

119. D 肺通气过度是呼吸性碱中毒的基本病因，碱中毒可使神经肌肉兴奋性增高，引起眩晕、四肢及口周感觉障碍、意识障碍、抽搐等表现，动脉血气分析可见 $PaCO_2$<35mmHg（正常值35~45mmHg）、CO_2CP降低（正常值50%~70%）。需要注意：CO_2CP指血浆中呈结合状态的CO_2，反映体内的碱储备量，受代谢性和呼吸性两方面因素的影响，CO_2CP降低提示代谢性酸中毒或呼吸性碱中毒，当代谢性酸中毒合并呼吸性碱中毒时，由于血pH变化不大，碱中毒所致眩晕、四肢及口周感觉障碍、意识障碍、抽搐等表现通常不明显（选D，不选A）。

120. A 呼吸性碱中毒时，可以用纸袋罩住口鼻，使其反复吸回呼出的CO_2以维持血浆H_2CO_3浓度，症状即可迅速得到控制。

实践能力

1. E 产后出血指胎儿娩出后24小时内，经阴道分娩者阴道流血量超过500ml，剖宫产者超过1000ml，是分娩期严重并发症，居我国产妇死亡原因首位。

2. D 语音震颤的强弱主要取决于气管、支气管是否通畅，胸壁传导是否良好。肺实变时语颤传导良好，触觉语颤增强（选D）。触觉语颤减弱或消失主要见于大量胸腔积液（不选A）、气胸、支气管炎（不选B）、肺气肿（不选C）、胸膜炎等（不选E）。

3. A 会阴切口感染时可见会阴切口红肿，产妇低热，会阴局部灼热、疼痛、坐位困难，检查可见局部创口有脓性分泌物流出，伴有触痛及波动感（选A）。乳腺炎时常有乳房红、肿、热、痛（不选B）。产褥感染常以发热、疼痛、异常恶露为主要症状，感染发生在子宫引起子宫内膜炎时，异常恶露表现为大量脓性分泌物且有臭味（不选C、E）。阴道炎常有阴道分泌物异常，白带增多有臭味（不选D）。

4. A 衔接指胎头双顶径进入骨盆入口平面，胎头最低点接近或达到坐骨棘水平。初产妇多在预产期前1~2周开始胎头衔接，而经产妇多在分娩开始后衔接。

5. B 淡水（江河、湖泊或池塘）较血浆或其他体液渗透压低，浸没后通过呼吸道或胃肠道进入体内的淡水迅速被吸收到血液循环，使血容量增加，严重病例引起溶血，出现高钾血症和血红蛋白尿。

6. C 滴虫阴道炎阴道分泌物的典型特点为稀薄脓性、泡沫状、有异味（选C）。外阴阴道假丝酵母菌病阴道分泌物呈白色稠厚凝乳状或豆渣样（不选B）。慢性子宫颈炎的典型症状是阴道分泌物增多，呈乳白色黏液状、淡黄色脓性或血性（不选E）。萎缩性阴道炎阴道分泌物稀薄，呈淡黄色；感染严重者阴道分泌物呈脓血性（不选A）。

7. D 大量咯血患者应尽量将血轻轻咯出；屏气易诱发喉痉挛，出血引流不畅形成血块，造成呼吸道梗阻、窒息（选D）。首要的护理措施是维持呼吸道通畅（不选E）。烦躁不安者可给予小剂量镇静药（不选B）。护士应守护在床旁（不选A），安慰患者，消除紧张情绪（不选C）。

8. B 对机械性损伤患者评估病情后应优先抢救危及生命的情况，如心脏和呼吸骤停、窒息、大出血、开放性或张力性气胸、腹腔内脏脱出等。

9. D 心绞痛以发作性胸痛为主要临床表现，疼痛特点包括：发作常由体力劳动、情绪激动、饱食、吸烟等诱发（不选B）；部位主要在胸骨体后，常放射至左肩、左臂内侧达环指和小指，或至颈、咽或下颌部（不选A、C）；胸痛常为压迫、发闷或紧缩性，偶伴濒死感（不选E）；一般持续数分钟至10余分钟，多为3~5分钟，一般不超过半小时（选D）；一般在停止原来诱发症状的活动或舌下含用硝酸甘油等药物可缓解。

10. D 新生儿颅内出血主要由缺氧或产伤引起，使用高位产钳、胎头吸引器、臀牵引等机械性损伤可使小脑幕、大脑镰撕裂和脑表浅静脉破裂而导致硬膜下出血。

11. A 慢性胃炎典型表现是上腹饱胀不适，钝痛、烧灼痛，餐后常加重（选A，不选D），伴反酸、嗳气等，可有上腹轻压痛。自身免疫性胃炎患者可出现明显贫血和体重下降（不选B）。

12. B 腹膜刺激征的程度因空腔脏器内容物的不同而异，胃液、胆汁和胰液对腹膜的刺激最强，肠液次之，血液最轻。脾破裂在腹部闭合性损伤中最常见，临床上无明显腹膜炎体征（选B）。肝破裂可有胆汁溢入腹腔，会出现轻微腹痛和腹膜刺激征（不选 A）。十二指肠溃疡穿孔和胃肠道吻合口瘘会有消化液流入腹腔，腹膜刺激征明显（不选 C、D）。胆囊穿孔可引起胆汁性腹膜炎（不选 E）。

13. E 肝性脑病患者禁用维生素 B_6，以免多巴在外周神经处转为多巴胺，影响多巴进入脑组织，减少中枢神经系统正常递质的传导。

14. B 肝硬化门静脉高压症由肝窦变窄或闭塞，门静脉血液回流受阻所致（不选 E），患者表现为脾大、脾功能亢进（不选 A）；肝损害引起凝血功能障碍，极易引起出血（选 B）；腹水是肝功能失代偿期最突出的表现，大量腹水可使腹部膨隆，腹部叩诊移动性浊音阳性（不选 D）；侧支循环的建立和开放可引起腹壁静脉曲张；还可出现黄疸、蜘蛛痣等表现（不选 C）。

15. D 血培养是诊断菌血症和感染性心内膜炎最重要、最有价值的实验室检查方法。超声心动图检出赘生物等可帮助明确感染性心内膜炎诊断。

16. E 卡托普利属血管紧张素转换酶抑制剂（ACEI），其降压的机制为阻止血管紧张素Ⅱ生成，取消血管紧张素Ⅱ收缩血管、升高血压的作用；其不良反应有刺激性干咳、味觉异常、血管神经性水肿、高钾血症、皮疹等。

17. D 高血压急症是指原发性或继发性高血压患者，多见于青壮年（选 D），在某些诱因作用下，血压突然和明显升高（一般超过 180/120mmHg），伴有进行性心、脑、肾等器官功能不全的表现（不选 C、E）；少数患者病情急骤发展，舒张压持续≥ 130mmHg（不选 B），并有头痛，视物模糊，眼底出血、渗出和视盘水肿（不选 A），肾脏损害突出，持续蛋白尿、血尿与管型尿，称为恶性高血压。

18. D 尿量是反映肾血液灌注情况的重要指标，也是判断血容量是否补足简单而有效的指标，尿量＞30ml/h 提示休克好转（选 D）。血压是判断休克最常用的监测指标，休克早期血压变化不大，休克晚期呈进行性下降（不选 A）。皮肤色泽、温度是体表灌注情况的标志（不选 E）。

19. D 乳头皲裂与不正确的哺乳姿势有关，多见于初产妇，最主要的预防措施是指导产妇采用正确、舒适的哺乳姿势（选 D）。若出现乳头皲裂，喂哺前，先做好清洁准备，用清水擦洗乳头（不选 A），哺乳后挤出乳汁涂在乳头、乳晕上，起抑菌和修复表皮作用（不选 B）。疼痛严重时，可用乳头罩间接哺乳，或用吸奶器将乳汁吸出再喂给新生儿（不选 C）。

20. A 小儿腹泻时如果限制饮食过久，会导致营养不良，使抵抗力下降，致腹泻迁延不愈（选 A）。严重呕吐的患儿，暂禁食 4~6 小时（但不禁水），好转后继续进食，由少到多，由稀到稠（不选 B）。母乳喂养患儿应继续母乳喂养，暂停添加辅食。人工喂养患儿可喂稀释牛奶或其他代乳品如米汤、酸奶等（不选 D），腹泻好转后逐步过渡到正常饮食，不可给予高脂饮食（不选 C）。病毒性肠炎患儿多有乳糖酶缺乏，应暂停乳类喂养，改为豆制代乳品、发酵奶或去乳糖配方奶喂哺（不选 E）。

21. A 肝硬化腹水患者应限制水、钠的摄入，限制钠盐 500~800mg/d（氯化钠 1.2~2.0g/d），液体入量＜1000ml/d（六轮基础护理学 P326）。七轮基础护理学肝硬化腹水患者钠摄入量数值有更新，有腹水者应限制摄入钠 80~120mmol/d（盐 4~6g/d），本题未涉及。

22. D 股疝由于股环较窄小而周围组织坚韧，且疝块沿股管垂直而下，至隐静脉裂孔处向前转折成锐角，是最易发生嵌顿和绞窄的腹外疝。

23. A 急性呼吸窘迫综合征是由各种肺内、外致病因素所致的急性弥漫性肺损伤引起的急性呼吸衰竭，临床上以呼吸窘迫、顽固性低氧血症和呼吸衰竭为特征。多种炎症细胞和炎症介质导致肺毛细血管内皮细胞和肺泡上皮细胞损伤，导致肺泡内和间质水肿、纤维素大量渗出、肺泡表面透明膜形成、肺萎陷，造成严重的通气 / 血流失调和弥散障碍，引起顽固性低氧血症和呼吸窘迫。

24. D 急性呼吸衰竭患儿缺氧的典型表现是发绀，皮肤和黏膜呈青紫色改变（不选 A）。严重贫血者表现为皮肤、黏膜苍白（选 D）。

25. C 巴宾斯基征是经典的病理反射，提示锥体束受损。如图所示，检查方法为用竹签轻划足底外侧，自足跟向前至小趾根部，阳性反应为大趾背屈，可伴其他足趾扇形展开。

26. D 未及时哺乳或排空乳房造成乳汁淤积引发乳房胀痛时，应及时排空乳汁，使新生儿多吸吮，减少乳腺炎的发生（选 D）。在哺乳前热敷乳房或按摩乳房，促进乳腺管畅通，必要时可用吸奶器将乳汁一次全部吸出，以减轻胀痛症状（不选 A）。由于母婴疾病需要退乳的产妇，应停止哺乳，限进汤汁（不选 C），遵医嘱给予生麦芽水煎服（不选 B），芒硝敷于两乳房并包扎（不选 E）。

27. A "疼痛一便意一便后缓解"是溃疡性结肠炎典型的疼痛规律，多伴有里急后重，为直肠炎症刺激所致（选 A）。"进餐一餐后缓解一空腹疼痛"为十二指肠溃疡的疼痛规律（不选 C）。"进餐一餐后疼痛一空腹缓解"为胃溃疡的疼痛规律。

28. C 在产后3天内，胎盘循环停止，宫缩使大量血液进入体循环，且妊娠期组织间隙内潴留的大量液体也回到体循环，体循环量增多，心脏负担加重，易发生心力衰竭。

29. B 疖与痈均是毛囊及其周围组织急性细菌性化脓性炎症，但疖只累及单个毛囊和周围组织，而痈是多个相邻毛囊及其周围组织同时发生的急性化脓性炎症，也可由多个疖融合而成。

30. E 疝修补术后患者出院后应逐渐增加活动量，3个月内应避免重体力劳动或提举重物。

31. C 胎盘早剥患者首要的护理措施是纠正休克，迅速建立静脉通道，输入新鲜血液，补充血容量及凝血因子，同时密切监测胎儿状态。随后根据孕妇病情轻重、胎儿宫内状况、产程进展、胎产式等，决定终止妊娠的方式。轻型如无胎儿窘迫、短时间可结束分娩者，可经阴道分娩；重型采用剖宫产终止妊娠。

32. C 输卵管妊娠的典型症状为6~8周停经史，破裂后可突感下腹撕裂样疼痛，不规则阴道流血，大量腹腔内出血时有剧烈腹痛、面色苍白、四肢厥冷、血压下降等休克症状，宫颈举痛或摇摆痛是输卵管妊娠的主要体征之一（选C）。早期流产者先有阴道流血，而后出现阵发性下腹疼痛（不选A）。异常子宫出血最常见的症状是子宫不规则出血，表现为月经周期紊乱、经期长短不一、出血量时多时少，甚至大量出血，出血期一般无腹痛或不适（不选B）。卵巢囊肿扭转表现为体位改变时突发一侧下腹剧痛，常伴恶心、呕吐甚至休克（不选D）。子宫肌瘤红色变性表现为经量增多及经期延长，下腹肿块，白带增多等（不选E）。

33. D 小儿肺炎合并心力衰竭表现为极度烦躁不安，明显发绀，呼吸突然加快，＞60次/分；心率突然增快，婴儿＞180次/分，幼儿＞160次/分；心音低钝、奔马律等。应严格控制输液量及速度，每小时滴速＜5ml/kg，以免加重心力衰竭（选D）。置患儿于半坐卧位或抬高床头，减少活动，保证休息（不选B）。采用鼻导管湿化给氧，氧流量2~4L/min（不选A）。体温＞38.5℃者可给予退热药（不选C）。注意观察患儿的病情变化，备好抢救物品（不选E）。

34. E 骨折患者行牵引治疗时，牵引过度可致骨折端分离，引起骨愈合障碍。

35. B 进行性排尿困难是良性前列腺增生最重要、最典型的症状，表现为排尿迟缓、断续，尿流细而无力，射程短，终末滴沥，排尿时间延长。图中：①睾丸；②前列腺；③膀胱；④输尿管；⑤肾。

36. C 脊髓半切征为脊髓的半横切损伤，表现为损伤平面以下同侧肢体的运动及深感觉消失，对侧肢体痛、温觉消失（选C）。脊髓马尾部损伤表现为损伤平面以下弛缓性瘫痪，有感觉、运动和括约肌功能丧失，肌张力下降，腱反射消失，无病理性锥体束征（不选A）。脊髓胸段损伤表现为截瘫（不选B）。脊髓前部损伤表现为受伤平面以下无运动功能和痛、温觉消失（不选D）。脊髓后部损伤表现为受损平面以下运动功能和痛、温觉存在，但深感觉全部或部分消失（不选E）。

37. D 闭合性气胸的胸膜破裂口较小，随肺萎陷而闭合，气体不再进入胸膜腔，患侧肺组织部分受压（选D）。张力性气胸胸部X线检查示胸膜腔严重积气，患侧肺完全萎缩（不选A）。多根多处肋骨骨折可有反常呼吸运动，即在吸气时软化区胸壁内陷，呼气时外突，胸部X线可见肋骨骨折断裂线和断端错位（不选C）。开放性气胸患者胸壁伤口处空气可自由进出胸膜腔，呼吸时可闻及吸吮样“嘶嘶”声（不选E）。

38. D 室间隔缺损患儿正常情况下，由于体循环压力高于肺循环，血液从左向右分流而不出现青紫。当屏气、剧烈哭闹或任何病理情况致肺动脉和右心室压力增高并超过左心室压力时，则可使氧含量低的血液自右向左分流而出现暂时性青紫。

39. A 发生低血容量性休克时应取中凹卧位，即抬高头胸20°~30°，抬高下肢15°~20°（选A）。迅速建立2条以上静脉通道，补充血容量（不选B）。报告医生（不选C），积极处理原发病，观察记录病情的同时做好抢救准备（不选D、E）。

40. E 成人肺炎链球菌肺炎主要表现为寒战、高热、咳嗽、咳铁锈色痰和患侧胸痛。护理问题可包括“体温过高　与病原体感染有关”（不选A）；“清理呼吸道无效　与呼吸道分泌物过多、痰液黏稠不易咳出等有关”（不选B）；“气体交换受损　与肺实质炎症、呼吸面积减少等肺换气功能障碍有关”（不选C）；“疼痛　与肺部炎症累及壁层胸膜有关”（不选D）。

41. D 甲型肝炎易感者可接种甲型肝炎减毒活疫苗，对接触者可给予免疫球蛋白以防止发病。

42. E 尿潴留是蛛网膜下腔阻滞的术后并发症，可表现为下腹部膨隆，叩诊浊音；主要由支配膀胱的副交感神经被阻滞后恢复较迟、手术后切口疼痛、下腹部手术时膀胱的直接刺激及患者不习惯在床上排尿等所致。

43. A 利多卡因属钠通道阻滞剂，常用于治疗心肌缺血或洋地黄中毒引起的室性心律失常（选A）。美卡拉明属神经节阻断药，曾广泛用于高血压治疗，现已仅限用于高血压急症等特殊情况（不选 B）。阿托品常用于心动过缓的治疗（不选 C）。碳酸氢钠只在心脏骤停前已存在代谢性酸中毒、高钾血症、三环类抗抑郁药物过量等情况下适当补充，不作为常规用药（不选 D）。肾上腺素是心肺复苏的首选药物，能激发心肌自主收缩，增强心肌收缩力（不选 E）。

44. A 尿比重测定是判断肾功能最简单的方法，也是尿常规中最能反映肾功能状况的指标。正常人尿比重为 1.015~1.025，若尿比重持续固定在 1.010 左右，提示肾浓缩功能严重损害。

45. A 测量心电图 PP 或 RR 间隔的时间，心电图横坐标每个小格的时长为 0.04 秒，每个大格的时长为 0.2 秒，心率 =60 秒 / 测量 PP 或 RR 间隔的时间 =60 秒 /（0.04 秒 ×12 小格）=125 次 / 分。

46. E 便秘可使含氨、胺类和其他有毒物质的大便与结肠黏膜接触时间延长，促进含氨毒物的吸收，加重肝性脑病。大便通畅有利于清除肠内含氮物质，减少氨的吸收。

47. C 根据血红蛋白（Hb）的测定可判断贫血程度，3 个月至 6 岁 Hb ＜ 110g/L 可诊断为儿童贫血，Hb 从正常下限至 90g/L 者为轻度贫血，60~90g/L 为中度贫血，30~59g/L 为重度贫血，＜ 30g/L 为极重度贫血。

48. B 放疗患者应注意保持皮肤干燥、清洁，禁用肥皂洗澡（选 B，不选 A）；穿着柔软棉质衣服，及时更换（不选 D）；皮肤破损可涂碘伏预防感染，但避免使用碘酊，以免刺激皮肤（不选 E）；保护放疗照射部位的皮肤，避免热刺激，局部不可使用热敷（不选 C）。

49. B 消化液或体液急性丧失，如大量呕吐、肠瘘、肠梗阻、烧伤等，易引起等渗性脱水。静脉注射平衡盐溶液或等渗盐水能迅速补充有效循环血量并防止休克。

50. B 膀胱肿瘤最常见的症状是血尿，常为间歇性全程无痛肉眼血尿，终末加重（选 B）。良性前列腺增生最主要的症状是进行性排尿困难（不选 A）。肾结核主要表现为膀胱刺激征，即尿频、尿急、尿痛，多有终末血尿（不选 C）。尿路结石主要表现为疼痛和血尿（不选 D）。肾盂肾炎患者多为白细胞尿，部分患者可见镜下血尿（不选 E）。

51. D 慢性肺源性心脏病代偿期可表现为咳嗽、咳痰，以及桶状胸等原发肺疾病的体征。失代偿期以呼吸衰竭和右心衰竭为主要表现，右心衰竭可表现为肝大，颈静脉怒张，肝颈静脉反流征阳性。

52. B 痰脱落细胞学检查是肺癌简易有效的普查和诊断方法，找到癌细胞即可确诊。

53. D 膀胱结石的典型表现为排尿突然中断，伴排尿困难和膀胱刺激症状，改变排尿姿势后可缓解疼痛并继续排尿（选 D）。尿道结石的典型表现为排尿困难，呈点滴状，伴尿痛（不选 A）。与活动有关的疼痛和血尿是上尿路结石（肾、输尿管结石）的主要表现（不选 B、C）。膀胱肿瘤常为间歇性全程无痛性肉眼血尿，终末加重（不选 E）。

54. D 细菌性痢疾是由志贺菌（痢疾杆菌）引起的肠道传染病。中毒型细菌性痢疾是急性细菌性痢疾的危重型，临床以突发高热、嗜睡、反复惊厥、迅速发生休克和昏迷为特征。血常规检查可见白细胞增多，镜检可见白细胞、脓细胞和少数红细胞。

55. D 经腹腔镜输卵管结扎部位在输卵管狭部。图中：①子宫；②输卵管伞部；③输卵管壶腹部；④输卵管峡部；⑤卵巢。

56. E 因急性呼吸窘迫综合征入 ICU，行机械通气治疗，气管插管对气管和食管会造成一定的损伤，患者年龄大且长时间未经口进食，进食时易出现呛咳和误吸，拔除气管插管后应逐步恢复饮食，进食时可抬高床头，防止误吸。在拔管过程中协助患者取坐位或半坐卧位，可使膈肌下降，胸腔容积扩大，减轻腹腔脏器对心肺的压迫，增加肺活量，利于气体交换。拔管后患者可因呼吸机依赖出现撤机不耐受、因气管插管损伤出现气胸等，应嘱患者在拔管后如有胸闷、憋气等不适，及时通知医生、护士处理。患者年龄较大，恢复慢，ARDS 后呼吸功能较差，易因呼吸道分泌物排出不畅而并发肺不张，拔管后应鼓励患者深呼吸、有效咳嗽，必要时翻身叩背，锻炼患者呼吸功能，促进恢复。

57. E 单纯奶粉喂养且未添加辅食可导致维生素 B_{12}、叶酸缺乏，引起营养性巨幼细胞贫血，表现为面色苍白，表情呆滞、目光发直、对周围反应迟钝、嗜睡，智力、动作发育落后，肝、脾轻度大（选 E）。先天性甲状腺功能减退症多由甲状腺激素合成和分泌减少引起，表现为怕冷、体重增加、嗜睡、反应迟钝、痴呆、皮肤黏液性水肿等（不选 A）。生长激素缺乏症多由垂体分泌的生长激素缺乏引起，主要是抑制骨和软组织生长而导致侏儒症（不选 B）。小儿低血糖常见于新生儿，表现为反应差、烦躁、激惹、喂养困难、哭声异常、肌张力低、震颤、惊厥等（不选 C）。缺铁性贫血是由体内贮存铁缺乏引起，表现为易激惹、烦躁，注意力不集中，皮肤黏膜苍白，毛发干枯、易脱落，反甲或匙状甲等（不选 D）。

58. B　脓性指头炎早期表现为指头红、轻度肿胀、针刺样疼痛，继而肿胀加重、剧烈疼痛。当指动脉受压时，出现搏动性跳痛，是脓性指头炎的特征性表现。

59. E　经腹输卵管结扎术主要适用于严重全身性疾病不宜生育者，或自愿接受绝育手术且无禁忌证者（选E）。常用的避孕方法包括工具避孕，如阴茎套（不选A）、阴道隔膜（不选B）；安全期避孕（不选C）；药物避孕，如口服长效避孕药（不选D）。

60. C　妊娠时由于增大的子宫压迫，盆腔及下肢静脉血回流障碍，部分孕妇可有外阴或下肢静脉曲张，左下肢多见，表现为下肢浅静脉扩张、纡曲，下肢沉重、乏力感。

61. E　麻疹脑炎主要由麻疹病毒直接侵犯脑组织所致，其临床表现和脑脊液改变与病毒性脑炎相似，可表现为惊厥、发热、易怒、头痛、意识障碍，严重者可发展至深昏迷。

62. A　为防止昏迷患者呕吐物误吸入气管，引起窒息或肺部并发症，洗胃时应去枕仰卧，头偏向一侧。

63. C　枸橼酸铋钾的不良反应有便秘和大便变黑、恶心、一过性氨基转移酶升高，极少数出现急性肾损伤；应在餐前半小时服用，不可与抗酸药同服（选C）。溃疡出血大便隐血试验阳性（不选B）。奥美拉唑属质子泵抑制剂，不良反应包括头晕、荨麻疹等（不选E）。克拉霉素属大环内酯类抗生素，不良反应包括呕吐、腹泻、腹痛，肝损害（不选D）。铁剂主要用于缺铁性贫血的治疗（不选A）。

64. D　支气管扩张症患者行体位引流时，引流前15分钟给予支气管扩张药，必要时雾化吸入（选D）。一般早晨清醒后立即引流效果最好，或餐后1~2小时引流（不选A），15~20分钟/次（不选E）。嘱患者间歇做腹式深呼吸后用力咳痰，辅以叩击或振荡患部以提高引流效果（不选C）。注意观察和记录引流痰液的量及性状，一旦出现咯血、发绀、出汗等，应立即停止引流（不选B）。

65. D　心功能Ⅳ级体力活动重度受限，休息时也有气促、乏力或心悸，任何体力活动均会引起不适（选D）。心功能Ⅰ级体力活动不受限，一般活动不引起明显的气促、乏力或心悸。心功能Ⅱ级表现为体力活动轻度受限，休息时无症状，日常活动（一般活动）时出现气促、乏力和心悸（不选B）。心功能Ⅲ级表现为体力活动明显受限，稍事活动或轻于日常活动（一般活动）即引起显著气促、乏力或心悸（不选C）。

66. A　法洛四联症是最常见的青紫型先天性心脏病，发绀为主要表现，其严重程度与肺动脉狭窄程度有关，表现为唇、指（趾）甲床、口腔黏膜等毛细血管丰富的部位发绀。患儿通常生长发育落后，多有蹲踞现象，长期缺氧会出现杵状指（趾）。法洛四联症的4种畸形包括肺动脉狭窄（不选C）、室间隔缺损（不选B）、主动脉骑跨（不选E）和右心室肥厚（不选D）。

67. A　肝癌的典型症状为右上腹持续性胀痛或钝痛，晚期可表现为进行性黄疸。B超检查是目前肝癌筛查的首选方法，可显示肿瘤的部位、大小、形态及肝静脉或门静脉有无栓塞等。

68. D　法洛四联症患儿缺氧发作时，立即置于膝胸卧位，使体循环阻力增高，使右向左分流减少，同时使静脉回心血量减少，减轻心脏负荷，缓解缺氧症状；吸氧，遵医嘱给予普萘洛尔、去氧肾上腺素或吗啡治疗。

69. B　急性胰腺炎主要的症状为暴饮暴食或酗酒后突然发生中上腹剧烈疼痛，呈持续性，测血淀粉酶可见明显增高。急性胰腺炎最重要的治疗和护理措施是禁食禁饮和胃肠减压，可减少胃酸和胰液的分泌，减轻胰腺的自身消化（选B）。为减轻疼痛，嘱患者绝对卧床休息，疼痛时协助患者取弯腰屈膝侧卧位（不选A）。严重腹痛者可肌内注射哌替啶，但禁用吗啡，以免引起Oddi括约肌痉挛，加重病情（不选E）。

70. D　腰椎间盘突出症可由反复弯腰、扭转等动作引起，主要表现为腰痛、坐骨神经痛等，查体可见直腿抬高试验及加强试验阳性；初次发作者一般严格卧硬板床3周，症状缓解后戴腰围逐步下床活动。

71. D　心房颤动心脏听诊第一心音强弱不等，心律极不规则，脉率小于心率（短绌脉）。

72. B　对于无症状，特别是近绝经期的子宫肌瘤患者，一般不需要治疗，每3~6个月随访1次（选B）。药物治疗适用于肌瘤小于妊娠2个月大小、症状不明显、近绝经期或全身情况不宜手术者（不选E）。手术治疗适用于肌瘤较大、症状明显或经非手术治疗无效者，可行肌瘤切除术或子宫切除术（不选C、D）。

73. E　急性肾损伤患者少尿期严禁食用含钾丰富的食物，如橘子、榨菜、香蕉等。给予低蛋白、高碳水化合物、高维生素的清淡流质或半流质饮食，限制蛋白质0.8~1.0g/（kg·d），以优质蛋白（肉类、蛋类、奶类）为主。

74. E　子宫内膜癌典型表现为绝经后出现阴道流血（选E）。宫颈癌多表现为接触性出血，如性交后或妇科检查后阴道流血（不选A）。葡萄胎表现为停经8~12周出现不规则阴道流血（不选D）。

75. A 气道堵塞导致的窒息表现为烦躁不安、神志不清、面色苍白或发绀、出冷汗、呼吸急促、咽喉部有明显痰鸣音，应及时采取机械吸痰（选 A）。胸部叩击与振动适用于久病体弱、长期卧床、排痰无力者（不选 B、C）。有效咳嗽适用于神志清醒，尚能咳嗽者（不选 D）。气道湿化适用于痰液黏稠和排痰困难者（不选 E）。

76. D 心力衰竭患者应少食多餐，限制总热量，进食低盐、低脂、易消化、高维生素、高纤维素、高蛋白质、不胀气的食物，伴营养不良风险者应给予营养支持。

77. D 皮质醇增多症（库欣综合征）患者发生代谢障碍时，因大量皮质醇有保钠、排钾作用，易导致水肿和低钾血症，患者可出现肌无力、腹胀等表现。

78. E 葡萄胎一旦确诊，应及早清除宫腔内容物。1 次未刮净时可于 1 周后行第 2 次刮宫。

79. A 由于免疫复合物沉积于肾小球基底膜并激活补体系统，造成肾小球血流量减少，肾小球滤过率降低，水、钠潴留而出现水肿、少尿。

80. A 十二指肠溃疡的腹痛节律特点为“进餐—餐后缓解—空腹疼痛”，即餐后 2~4 小时疼痛，若不服药或进餐则持续至下次进餐后才缓解，原因为胃内食物排空，胃酸对溃疡面的刺激（选 A）。胃溃疡患者腹痛节律特点为“进餐—餐后疼痛—空腹缓解”规律，即餐后 30 分钟至 1 小时疼痛，1~2 小时后缓解，下次进餐后再重复上述规律（不选 D）。

81. B 烧伤后补液比例一般为胶体液 : 晶体液 =1 : 2，特重度烧伤与小儿烧伤的比例为 1 : 1。

82. C 大多数心包疾病都可引起缩窄性心包炎。我国缩窄性心包炎的病因以结核性最常见；其他原因还有非特异性心包炎、化脓性或创伤性心包炎、放射性心包炎、心脏手术、自身免疫性疾病、肿瘤、尿毒症、药物等。

83. D 小儿肺炎累及循环系统时，病原体和毒素侵袭心肌，可引起心肌炎；缺氧使肺小动脉反射性收缩，肺循环压力增高，增加右心负荷。肺动脉高压和中毒性心肌炎是诱发心力衰竭的主要原因。

84. C 结核性脑膜炎是小儿结核病中最严重的类型，其病死率和后遗症的发生率较高（选 C）。原发型肺结核是小儿肺结核的主要类型，约占儿童各型肺结核总数的 85.3%（不选 B）。

85. C 超声心动图对诊断心包积液简单易行、迅速可靠，可用于心包积液定量、定位，并引导心包穿刺引流。

86. B 心源性呼吸困难是指各种心血管疾病引起的呼吸困难。最常见的病因是左心衰竭引起的肺淤血、肺水肿，因急性发作或心肌收缩力明显降低、心脏负荷加重，造成心排血量骤降，肺静脉回流阻力突然升高，形成急性肺水肿。

87. A 蓝光治疗应采用蓝色荧光灯，上、下灯管距皮肤的距离分别为 50cm 和 33cm（不选 C）。患儿入箱前须行皮肤清洁，忌在皮肤上涂粉剂和油剂（选 A）；可为患儿佩戴遮光眼罩，防止光线损伤视网膜（不选 E）。蓝光治疗时应密切观察患儿的精神反应、生命体征、黄疸程度的变化及光疗后的不良反应（不选 D）。为患儿及时补充营养和水分，吸吮无力及拒乳者，应按需喂养，少食多餐，间歇喂养（不选 B）。

88. D 相邻多根多处肋骨骨折使局部胸壁失去完整肋骨的支撑而软化，可导致连枷胸，是最严重的肋骨骨折，伤侧胸壁可见反常呼吸运动，导致纵隔扑动。单根肋骨多处骨折时常表现为胸壁肿胀、畸形，局部压痛明显，间接挤压疼痛加重，有助于与软组织挫伤鉴别。

89. B 洋地黄类药物是正性肌力药的代表，在增强心肌收缩力的同时，不增加心肌耗氧量，是临床最常用的强心药物。急性心肌梗死伴流出道梗阻如肥厚型梗阻性心肌病、主动脉瓣狭窄，二尖瓣狭窄、严重窦性心动过缓或房室传导阻滞患者在未植入起搏器前等应禁用洋地黄类药物。肺源性心脏病、心肌梗死、缺血性心肌病应慎用或减量。

90. C 多胎妊娠是指一次妊娠宫腔内同时有 2 个或者 2 个以上胎儿，以双胎妊娠多见。原因包括遗传（不选 B）、种族（不选 A）、年龄及产次（不选 D、E）、内源性促性腺激素、应用促排卵药物及辅助生殖技术等。

91. B 接种卡介苗是预防肺结核最有效的措施，可使人体产生对结核分枝杆菌的获得性免疫力。

92. A 青春期保健一级预防为培养良好的健康行为，重点给予经期卫生指导、乳房保健、青春期精神卫生和性知识教育及性道德培养。其中，月经初潮的青春期女性一级预防的重点为经期卫生指导。

93. A 支气管哮喘由于细支气管痉挛和黏液栓阻塞，呼气时小气道阻力增加，典型表现为发作性伴有哮鸣音的呼气性呼吸困难（选 A）。吸气性呼吸困难常见于喉部、气管、大支气管的狭窄与阻塞（不选 B），重者可出现三凹征（不选 D）。混合性呼吸困难常见于重症肺炎、大量胸腔积液、气胸等（不选 C）。

94. D 子宫内膜异位症患者术后应取半坐卧位，有利于减轻腹部切口缝合处的张力，缓解疼痛，有利于切口愈合。

95. E 胎体纵轴与母体纵轴的关系称胎产式。两轴垂直者称为横产式，见于肩先露（选E）。两轴平行者称纵产式，纵产式有头先露及臀先露，头先露因胎头屈伸程度又分为枕先露（不选A、C）、前囟先露、额先露、面先露（不选B），臀先露因入盆的先露部分不同，又分为混合臀先露、单臀先露、单足先露和双足先露（不选D）。

96. C 新生儿颅内出血主要由缺氧或产伤引起，早产儿发病率较高，主要表现为易激惹、脑性尖叫，前囟隆起，惊厥，瞳孔不等大、对光反射差，肌张力早期增高，之后降低；实验室检查可见脑脊液为均匀血性，有皱缩红细胞。

97. A 新生儿颅内出血包括缺氧缺血性颅内出血和产伤性颅内出血。缺氧缺血性颅内出血以早产儿多见（不选B），缺氧和酸中毒损伤脑血管自主调节功能，形成压力被动性脑血流，当血压过高时，脑血流过度灌注可致颅内血管破裂出血；当血压下降、脑血流减少时，则引起缺血性脑损伤（不选C）。产伤性颅内出血主要包括两个方面：一是胎位不正、胎儿过大、产程延长等使胎儿头部过分受压，或使用高位产钳、胎头吸引器、臀牵引等机械性损伤均可使小脑幕、大脑镰撕裂和脑表浅静脉破裂而非动脉破裂，导致硬膜下出血（选A，不选D）；二是使用面罩加压给氧、头皮静脉穿刺、气管插管等操作时对头部按压过重，使头部过分受压，也可导致颅内出血（不选E）。

98. E 新生儿颅内出血患儿应保持头高位，抬高头肩15°~30°，取侧卧位或头偏向一侧，可降低颅内压，预防脑水肿。

99. C 新生儿颅内出血患儿入院3天内除臀部护理外应免除一切清洁护理，减少对患儿的移动和刺激，避免因刺激加重缺氧和出血（选C）。严密观察病情，注意生命体征、神志、瞳孔的变化（不选D）。密切观察呼吸型态，及时清除呼吸道分泌物，并避免外界因素阻碍患儿气道的通畅（不选B）。保持绝对安静，抬高头部，减少噪声，防止加重颅内出血（不选A）。合理喂养，不能进食者给予鼻饲，遵医嘱静脉输液，保证热量及营养供给（不选E）。

100. E 墨菲征（Murphy征）阳性是急性胆囊炎的典型体征，胆囊触诊的部位在右侧腹直肌外缘与肋弓交界处（选E）。右下腹麦氏点压痛是急性阑尾炎的最常见和最重要的体征（不选A）。移动性浊音提示有大量腹水（不选B）。闻及振水音提示胃肠内大量积液，可见于幽门梗阻、急性肠梗阻等（不选C）。双肺湿啰音提示有肺部病变，如肺炎、肺结核、支气管扩张症或肺淤血等（不选D）。

101. B 急性胆囊炎患者在非手术期间，应重点观察生命体征和腹部症状。若腹痛加重，伴腹膜刺激征，出现黄疸或黄疸加深，提示感染严重，考虑胆囊穿孔胆汁渗漏导致胆汁性腹膜炎的可能，一旦发生须立即手术治疗；若出现生命体征改变，如体温明显增高、呼吸急促、脉搏增快、血压下降等，应警惕感染性休克；动态监测血常规及有关生化指标，也有助于病情判断。

102. C 支气管镜检查是非金属异物确诊的最可靠方法，在检查的同时可取出异物（选C）。胸部正侧位片可发现较典型的肺内病灶（不选A）。CT检查对异物的判断和定位具有重要价值（不选B）。纤维喉镜主要用于喉部疾病的检查（不选D）。正电子发射断层显像（PET）对脑肿瘤、结肠癌、肺癌等诊断率可高达90%左右（不选E）。

103. A 吸气性呼吸困难的发生与大气道的狭窄和梗阻有关，多见于喉头水肿、肿瘤或异物引起的上呼吸道机械性梗阻，严重病例可出现三凹征，即吸气时胸骨上窝、锁骨上窝及肋间隙出现明显凹陷。解除吸气性呼吸困难的首选治疗方案为取出异物。

104. A 原发性甲状腺功能亢进症好发于女性，以20~40岁多见，其主要表现为怕热、多汗、消瘦，焦躁易怒，弥漫性、对称性、程度不等的甲状腺肿大，常伴有突眼征。

105. A 甲状腺功能亢进症患者术前用药准备是降低基础代谢率的重要环节，也是甲亢术前最重要的护理措施，最后1次服用须在术前1~2小时，术后继续口服4~7天。普萘洛尔属β受体阻滞剂，其作用机制是从受体部位阻断儿茶酚胺的作用，减轻甲状腺毒症，抑制外周组织T_4转换为T_3，阻断甲状腺激素对心肌的直接作用。

106. E 急性肾盂肾炎临床表现为突发高热和膀胱刺激征，白细胞＞5个/HPF为白细胞尿（脓尿），可诊断尿路感染（选E）。尿管型是尿沉渣中最有诊断价值的成分，管型的类型、性质对各种肾炎的诊断有重要意义（不选A）。24小时尿蛋白检查包括尿蛋白定性和定量检查，病理性尿蛋白见于各种肾脏及肾脏以外疾病（不选B）。尿比重是尿液中所含溶质浓度的指标，用于评估肾脏浓缩功能（不选C）。尿酮体检查主要用于糖代谢障碍和脂肪不完全氧化的判断与评价（不选D）。

107. A 急性肾盂肾炎典型症状为突发高热和膀胱刺激征（尿频、尿急、尿痛），合并全身中毒症状，尿镜检示白细胞＞ 5 个 /HPF 可以确诊（选 A）。肾结石表现为与活动有关的疼痛和血尿（不选 B）。急性肾小球肾炎多有前驱感染，临床表现为血尿、蛋白尿、水肿和高血压（不选 C）。原发性肾病综合征是以大量蛋白尿（尿蛋白＞ 3.5g/d）、低白蛋白血症（血浆白蛋白＜ 30g/L）、水肿、高脂血症为临床表现的一组综合征（不选 D）。膀胱炎症状以膀胱刺激征为主（不选 E）。

108. E 急性髓系白血病患者行骨髓穿刺检查时，应根据穿刺部位采取适宜的体位，穿刺髂前上棘或胸骨取仰卧位；穿刺髂后上棘取侧卧位或俯卧位（选 E）。最常选择的穿刺部位是髂前上棘（不选 A）；要告知患者进针时不可乱动，以免断针（不选 C）；穿刺后要观察穿刺部位有无出血（不选 B），并保持穿刺部位干燥 48~72 小时（不选 D）。

109. C 多柔比星是广谱抗肿瘤药，最严重的不良反应是可引起心肌退行性病变和心肌间质水肿。此外，还可引起骨髓抑制、消化道反应、皮肤色素沉着及脱发等。

110. A 急性髓系白血病患者当血小板降至 $20 \times 10^9/L$ 时，应绝对卧床休息，防止颅内出血，协助做好生活护理。

111. E 精神分裂症多起病于青壮年，临床表现有感知觉障碍、思维障碍、情感障碍及意志与行为障碍等。其中，言语性幻听是精神分裂症患者最常见的感知觉障碍；情感倒错或情感不协调是诊断精神分裂症最有价值的情感障碍。

112. E 原发性妄想是精神分裂症的特征性症状，可出现妄想知觉、关系妄想、被害妄想和影响妄想等症状。妄想极其荒谬，但患者坚信不疑，其内容常与患者的生活经历、教育程度与文化背景有关。

113. D 情绪低落为抑郁症的常见表现（选 D）。精神分裂症临床表现包括幻觉、妄想以及紊乱的言语和行为，幻觉以言语性幻听最常见（不选 A），妄想以关系妄想和被害妄想最常见（不选 C），紧张性木僵和紧张性兴奋交替出现，可出现活动减少、行为被动、社交退缩、攻击暴力等（不选 B、E）。

114. C 精神分裂症多起病于青壮年，可无意识障碍，主要表现为幻觉、妄想以及紊乱的言语和行为，其主要护理问题是“思维过程的改变　与思维形式障碍有关”。

115. E 氯丙嗪属多巴胺受体阻滞剂，是精神分裂症的传统首选药，但由于氯丙嗪的不良反应多，目前主张选择利培酮等新型抗精神分裂症的药物（选 E）。丁螺环酮属 5-HT_{1A} 受体部分激动剂，主要适用于广泛性焦虑（不选 A）。多奈哌齐属胆碱酯酶抑制药，主要用于轻、中度阿尔茨海默病（不选 C）。氯米帕明属三环类抗抑郁药，氟西汀属 5-HT 再摄取抑制剂，都可作为抑郁症的治疗药物（不选 B、D）。

116. B 心电图检查是急性心肌梗死最有意义的辅助检查，既可诊断又可定位，特征性改变为出现宽而深的 Q 波（病理性 Q 波），ST 段弓背向上抬高，T 波倒置。应力争在患者入院 10 分钟内完成首份心电图。

117. B 肌钙蛋白是诊断急性心肌梗死最特异且敏感，也是最有意义的标志物，但因其持续时间长（7~14 天），不利于判断是否有新的梗死（选 B）。发生急性心肌梗死后，肌酸激酶同工酶（CK-MB）升高较早（4 小时内），恢复也较快（3~4 天），对判断心肌坏死的临床特异性也较高，适于诊断再发心肌梗死，其峰值是否前移还可判定溶栓治疗后冠状动脉是否再通（不选 A）。乳酸脱氢酶、天冬氨酸氨基转移酶等心肌酶的特异性和敏感性均较差，已不用于诊断急性心肌梗死（不选 C、D）。肌红蛋白可作为急性心肌梗死的早期诊断指标，但易受骨骼肌损伤的影响（不选 E）。

118. A 小儿惊厥最常见的原因是高热，热性惊厥多由上呼吸道感染引起。小儿惊厥的典型表现为突发意识丧失，头向后仰，双眼凝视、眼球上翻，局部或全身肌群出现强直性或阵挛性抽搐，持续数秒至数分钟，发作后入睡。

119. B 小儿抗惊厥首选地西泮缓慢静脉注射，也可使用苯妥英钠、苯巴比妥、10% 水合氯醛等药物（选 B）。苯巴比妥是新生儿惊厥（新生儿颅内出血、新生儿缺氧缺血性脑病等）的首选药（不选 C）。20% 甘露醇、呋塞米可用于降颅内压（不选 E）。

120. A 抽搐发作时就地抢救，使患儿立即平卧，头偏向一侧，解开其衣领（选 A，不选 B、D）。将纱布放在患儿手心、腋下，以防皮肤损伤（不选 E）。在患儿上下臼齿之间垫牙垫，防止舌咬伤；牙关紧闭时，切勿用力撬开（不选 C）。

答案与解析·预测试卷二

专业实务

1. D 反馈控制是在计划完成后进行的评价性控制，也称事后控制。乳腺癌发生率是统计、评价已经发生的乳腺癌，属于反馈控制。

2. C 乙型、丙型及丁型肝炎多呈慢性感染，以血液-体液传播为主（选C）。甲型、戊型肝炎多为急性感染，经消化道传播（不选B）。

3. D 根据对患者人身造成的损害程度，医疗事故分为4级（不选B）。一级医疗事故指造成患者死亡、重度残疾（不选C）；二级医疗事故指造成患者中度残疾、器官组织损伤导致严重功能障碍（不选E）；三级医疗事故指造成患者轻度残疾、器官组织损伤导致一般功能障碍（不选A）；四级医疗事故指造成患者明显人身损害的其他后果（选D）。

4. B 丝脉是指心排血量减少、脉压较小时，脉搏细弱无力，触之如细丝，常见于大出血、主动脉瓣狭窄、心力衰竭、休克等患者（选B）。奇脉见于急性渗出性心包炎、心脏压塞的患者（不选A）。缓脉常见于颅内压增高、房室传导阻滞、高钾血症等患者（不选C）。绌脉常见于心房颤动患者（不选D）。间歇脉常见于急性心肌梗死或洋地黄中毒等患者（不选E）。

5. B 咳大量黄色脓痰提示金黄色葡萄球菌感染（选B）。咳铁锈色痰提示肺炎链球菌感染（不选A）。咳白色黏痰，提示有白假丝酵母菌感染（不选D）。冠状病毒性肺炎和肺炎支原体肺炎属于间质性肺炎，突出症状为刺激性干咳，可有少量黏痰或脓痰（不选C、E）。

6. C 护士在促进医护关系时，应与医生相互尊重，取长补短；有效沟通，关心理解；真诚合作，各司其职；坚持原则，耐心解释。

7. C 肝癌按组织学分型可分为肝细胞型、肝内胆管细胞型和混合型3类，以肝细胞型为主（选C）。按大体病理类型可分为结节型、巨块型和弥漫型3类，以结节型多见（不选D）。

8. C 超声雾化吸入时将口含嘴放入患者口中，嘱患者紧闭口唇深呼吸（选C）。水槽内应加冷蒸馏水约250ml，切忌加温水或热水，以免损坏仪器（不选A）。用生理盐水将药液稀释至30~50ml倒入雾化罐（不选B）。需要向雾化罐内添加药液时，可直接从小孔注入，不必关机（不选E）。治疗时间为15~20分钟/次（不选D）。

9. C 呼吸道感染是慢性肺源性心脏病急性加重最常见的诱因。长期缺氧、二氧化碳潴留等因素使肺血管收缩、痉挛，形成肺动脉高压；在此基础上，急性呼吸道感染可加重缺氧和二氧化碳潴留，使肺小动脉痉挛更加明显，肺动脉压持续升高，超过右心室的代偿能力，可导致右心室扩大和右心衰竭。

10. D 子宫分为宫体和宫颈两部分，二者组织结构不同。宫体由内向外分为子宫内膜层、肌层和浆膜层，子宫内膜层上皮为单层柱状上皮（选D）。宫颈主要由结缔组织构成，宫颈管黏膜上皮为单层高柱状上皮（不选B），宫颈阴道部为复层扁平（鳞状）上皮覆盖（不选C）。阴道壁由黏膜、肌层和弹力纤维组成，阴道黏膜为复层扁平上皮（不选A）。卵巢的表面无腹膜覆盖，由单层立方上皮覆盖，上皮的深面有一层致密纤维组织，称卵巢白膜（不选E）。

11. E 特别护理记录单适用于危重、大手术后、接受特殊治疗和须严密观察病情的患者（不选A）。记录内容包括患者的生命体征、出入液量、病情动态、治疗和护理措施及效果等（不选C）。晨7时至晚19时用蓝（黑）笔记录（选E，不选D）；晚19时起至次晨7时用红笔记录。出入量应及时准确记录，一般每晚19时做12小时的出入液量总结，用蓝（黑）笔书写；次晨7时做24小时总结，用红笔书写，并填入体温单的相应项目中（不选B）。

12. C 在执行医嘱时，如发现医嘱有明显错误，护士有权拒绝执行（不选E）；有疑问或有患者质疑时，应仔细核查，无误后执行（不选B）。如护士对明知有误的医嘱不提出质疑，或由于疏忽大意忽视了医嘱中的错误，由此造成严重后果的，护士与医生共同承担法律责任（不选A）。护士随意篡改或无故不执行医嘱属违法行为（选C）。若患者病情变化，应及时通知医生，由医生决定医嘱是否继续（不选D）。

13. A 影响护理管理者与护士关系的主要原因是双方角度不同，各自在要求和期望值上常产生较大的差异。作为护理工作的领导者，护理管理者希望护士能处理好家庭与工作的关系，希望护士能够服从管理；

作为护理工作的具体实施者，护士希望护理管理者能关心、理解下属。

14. C 患者的权利主要包括基本医疗权、隐私权、知情权、参与治疗权、公平权等。知情权指患者有权了解疾病诊断、治疗方案、预后、诊疗费用等方面的信息。

15. B 人际距离可分为亲密距离（< 0.5m）、个人距离（0.5~1.0m）、社交距离（1.1~4.0m）和公共距离（> 4.0m）。个人距离适用于熟人、朋友、同学、同事和护患沟通时。

16. B 尊重原则是指理解、尊重患者，认真听取患者的意见和建议，尊重患者的自主性，考虑患者的感受，避免将护士的主观意愿强加给患者。

17. A 支气管哮喘治疗药物分为控制性药物和缓解性药物。缓解性药物可迅速解除支气管痉挛而缓解哮喘症状，主要用于治疗支气管哮喘急性发作，主要包括短效 β_2 受体激动剂、短效吸入型抗胆碱药（不选 C）、短效茶碱（不选 B）、短期使用糖皮质激素（不选 D），其中短效 β_2 受体激动剂是轻度支气管哮喘急性发作的首选药物（选 A）。

18. C 护士行口腔护理操作前后应洗手，常规卫生手消毒后监测的细菌菌落数应≤ 10CFU/cm²（选 C）。外科手消毒后监测的细菌菌落数≤ 5CFU/cm²（不选 A）。

19. E 浓硫酸为强酸性液体，2%~5% 碳酸氢钠为弱碱性液体，用其涂抹可中和浓硫酸的酸性，减轻损伤；3% 硼酸、食醋、1% 酸醋均为酸性，涂抹会加重损伤。

20. D 乳腺癌术后患者常出现焦虑、暗自流泪、沉思等情绪或表现，此时护士应行心理护理，鼓励患者倾诉，给予其宣泄的机会和时间。多与患者交流，帮助其采取乐观的生活态度，护理人员应从医学角度来帮助患者树立战胜疾病的信心，多讲解一些成功的案例。

21. E 血清标本主要用于临床生化、免疫学检查，如肝功能、血清酶、脂类、电解质等（选 E）。全血标本主要用于临床血液学检查，如测定血沉、血常规、血细胞的分类和计数及血液中某些物质等（不选 A）。血浆标本主要用于内分泌激素、血栓及止血等检测（不选 C）。血培养标本多用于培养检测血液中的病原菌（不选 B）。

22. D 直肠测温适用于婴幼儿、昏迷、精神异常者等。直肠或肛门手术、腹泻患者禁忌测肛温；心肌梗死患者不宜测肛温，以免引起迷走神经反射，致心动过缓。

23. C 《医疗事故处理条例》规定，医疗事故指医疗机构及其医务人员在医疗活动中，违反医疗卫生管理法律、行政法规、部门规章和诊疗护理规范、常规，过失造成患者人身损害的事故（选 C）。有下列情形之一的，不属于医疗事故：在紧急情况下为抢救垂危患者生命而采取紧急医学措施造成不良后果的；在医疗活动中由于患者病情异常或者患者体质特殊而发生医疗意外（不选 B）；在现有医学科学技术条件下，发生无法预料或者不能防范的不良后果（不选 A）；无过错输血感染造成不良后果；因患方原因延误诊疗导致不良后果（不选 D）；因不可抗力造成不良后果（不选 E）。

24. A 胃肠道手术后长期胃肠减压等可导致大量的 H^+、Cl^-、K^+ 丢失，肠液中的 HCO_3^- 未能被中和而吸收入血，导致低氯、低钾性碱中毒（选 A）。螺内酯为保钾利尿药，长期使用会导致高钾血症（不选 B）。大面积烧伤渗液会出现低渗性脱水（不选 C）。糖尿病代谢紊乱加重时，可发生代谢性酸中毒（不选 D）。腹泻时碱性物质从消化道丢失，可致代谢性酸中毒（不选 E）。

25. E ①为肾，属于实质性器官，但人体最大的实质性脏器是肝脏（不选 A）。肾具有浓缩和稀释功能，可分泌血管活性激素，如肾素、前列腺素、激肽释放酶等，参与肾的生理功能，调节肾脏血流动力学和水、钠代谢（选 E）。②为输尿管，输尿管全程有 3 个狭窄，分别为肾盂输尿管移行处、跨越髂血管处和膀胱壁内，是结石、血块和坏死组织易停留或嵌顿的部位（不选 B）。③为膀胱，正常成人容量为 350~500ml，最大容量可达 800ml（不选 C）。④为尿道，男性尿道全长 16~22cm，女性尿道较男性尿道宽、短、直，长 3~5cm（不选 D）。

26. A 慢性阻塞性肺疾病的病理改变主要表现为肺部终末细支气管远端的气道弹性减退、异常扩张，伴有肺泡和细支气管的破坏。支气管分为左、右主支气管，逐级分为肺叶支气管→肺段支气管→小支气管→终末细支气管→呼吸性细支气管→肺泡管→肺泡囊→肺泡。

27. D 一般胎盘娩出后宫底在脐下 1 横指，产后第 1 天宫底会稍上升平脐，以后每天下降 1~2cm，产后 10 天降入骨盆腔内，于耻骨联合上方不能触及。

28. A 乙类传染病包括传染性非典型肺炎、艾滋病、病毒性肝炎、麻疹等，城镇要求发现后 6 小时内网络直报，农村不超过 12 小时（七轮传染病护理学 P14）。

乙类传染病要求诊断后24小时内通过传染病疫情监测信息系统上报（九轮传染病学P15），但本题未采用。

29. C 妊娠35周以内，应用糖皮质激素（如地塞米松）可促进胎儿肺成熟，明显降低新生儿肺透明膜病（新生儿呼吸窘迫综合征）的发病率。

30. C 青霉素首次注射后须观察30分钟，注意观察局部和全身反应，倾听患者主诉，做好抢救准备工作。

31. D 硬膜外血肿的典型表现为伤后昏迷有中间清醒期。颅内血肿一经确诊，原则上应手术清除血肿，彻底止血。

32. D 病房护士在接到住院处危重患者的入院通知后，应立即通知有关医生做好抢救准备（选D）。此外，还应准备好急救物品及器材，如氧气、吸引器、无菌包等（不选E）；将患者安置在已经备好床单位的危重病室或抢救室（不选B）；待患者病情稳定后再行医院环境、医院相关制度等介绍（不选C）。

33. D 急性上呼吸道感染是鼻腔、咽或喉部急性炎症的总称，常见病原体为病毒，少数由细菌引起。一般无明显病理学改变，可有炎症因子参与发病，出现上皮细胞破坏和单核细胞浸润，鼻腔、咽或喉黏膜充血、水肿（不选A、C、E），扁桃体肿大（不选B），颌下或颈淋巴结肿大，有较多浆液性及黏液性炎性渗出（选D）。继发细菌感染后，有中性粒细胞浸润和脓性分泌物。

34. B 患者家属的角色特征包括患者原有家庭角色的替代者、患者病痛的共同承受者、患者的心理支持者、患者治疗护理过程的参与者、患者生活的照顾者。母亲鼓励患儿多饮水以促进排痰，恢复健康，是患儿治疗护理过程中的参与者。

35. E 人体主支气管向下逐渐分支，从叶支气管到终末细支气管为肺的导气部，从呼吸性细支气管、肺泡管、肺泡囊到肺泡为肺的呼吸部。图中：①肺泡；②肺泡囊；③肺泡管；④呼吸性细支气管；⑤终末细支气管。

36. D 训练膀胱反射功能，可采用间歇夹闭导尿管的方式，每3~4小时开放1次，使膀胱定时充盈和排空，以促进膀胱功能的恢复。

37. B 长期大量使用抗生素可引起肠道中部分正常菌群被抑制，发生菌群失调，肠道内耐药金黄色葡萄球菌大量繁殖并释放毒素，引起内源性感染，导致金黄色葡萄球菌肠炎。表现为发热、呕吐、腹泻、不同程度中毒症状等，甚至发生休克。

38. D 肾癌的病因尚不明确，吸烟是其重要的危险因素，此外肾癌还与肥胖、饮食、高血压与抗高血压治疗、职业接触（石棉、皮革制品等）、遗传等因素有关。

39. B 冷疗可使神经冲动传导减慢，神经末梢敏感性降低；减轻由于组织充血、水肿压迫神经末梢而导致的疼痛。

40. D 压疮Ⅳ期（坏死溃疡期）患者组织发黑、恶臭，脓性分泌物多，去除表面坏死组织，可见暗红色肌肉。应清创处理，清除坏死组织或腐肉，保持引流通畅；创面外敷药物，定期换药，无菌敷料包扎。对于溃疡较深、引流不畅者，可用3%过氧化氢溶液冲洗，抑制厌氧菌生长。

41. E 深静脉通畅试验（Perthes试验）阴性者提示深静脉通畅。手术是治疗下肢静脉曲张的根本方法，适用于深静脉通畅、无手术禁忌证者。传统的手术方法为浅静脉高位结扎及主干与曲张静脉分离剥脱术，彻底去除曲张静脉，避免并发症发生。

42. A 吸入浓度高于60%的氧气持续超过24小时，可出现氧疗不良反应，如氧中毒、肺不张、呼吸道分泌物干燥、呼吸抑制等。

43. E 患者出院后，护士应整理床单位，撤下污被服送清洗或消毒，病室及床单位消毒后再铺备用床，准备迎接新患者；而暂空床适用于新入院或暂时离床的患者（选E）。撤去患者一览表上的诊断卡和床头（尾）卡（不选B）。床垫、被褥、棉胎、枕芯等用紫外线灯照射、臭氧机消毒或曝晒6小时（不选C）。非一次性脸盆、便盆等用消毒剂浸泡（不选A）。用消毒剂擦拭床及床旁桌、椅（不选D）。

44. C 血压≥180/110mmHg属3级高血压。根据高血压患者心血管危险分层标准，3级高血压伴有其他心血管系统危险因素即可分为“很高危”级别。

45. E 腹股沟斜疝是腹内脏器或组织自腹股沟管深环（内环），即图中⑤，向内、向下、向前斜行经腹股沟管，穿出腹股沟管浅环（皮下环），突向阴囊或大阴唇者。图中：①腹股沟韧带；②腹直肌；③直疝三角；④腔隙韧带。

46. E 急性心肌梗死表现为突发的胸骨体后及心前区压榨性疼痛，常有烦躁不安、出汗、恐惧、胸闷或有濒死感，心电图显示ST段弓背向上抬高，出现宽而深的Q波，T波倒置。心前区剧烈疼痛是心肌梗死患者最早出现和最突出的症状。

47. B 甲状腺分泌甲状腺激素，能促进机体的新陈代谢和生长发育，对脑和骨骼的正常发育及功能有重要作用，与婴幼儿智力发育关系最密切，分泌不足可致小儿呆小病和成人黏液性水肿，分泌过多可致甲状腺功能亢进症（选B）。下丘脑是皮质下调节内脏活动的高级中枢，广泛调节机体体温、摄食、生殖、水盐平衡和内分泌活动等（不选A）。肾上腺由皮质和髓质构成，皮质能分泌盐皮质激素和糖皮质激素，髓质可分泌肾上腺素和去甲肾上腺素，参与物质代谢和应激反应（不选C）。垂体前叶（腺垂体）可分泌生长激素，促进骨和软组织生长，分泌缺乏可致侏儒症，分泌亢进可致巨人症或肢端肥大症（不选D）。甲状旁腺分泌甲状旁腺素，可升高血钙，调节钙、磷代谢，与降钙素共同维持血钙稳定（不选E）。

48. A 软组织损伤早期（48小时内），应给予局部冷敷（如冰袋冷敷），可使局部血管收缩，毛细血管通透性降低，减轻局部充血和出血。

49. C 不耐湿、不耐高温的物品消毒宜选用熏蒸法。甲醛溶液杀菌谱广、杀菌效果好、对纸张腐蚀性小、价格便宜，常用于物品的气体熏蒸消毒。

50. D 马斯洛需要层次理论根据人的基本需求由低到高分为5个层次，分别为生理需要、安全需要、爱与归属需要、尊重需要、自我实现需要。其中，尊重需要是指对自己的尊严和价值的需求，包括自尊和他尊。自尊指个体渴求能力、信心、成就、实力等；他尊是得到他人的认同与重视。若无法满足，可出现自卑、无能的感觉。

51. A 甲状腺功能亢进症术前用药是降低基础代谢率的重要环节，可提高患者对手术的耐受性，预防术后并发症，用药期间应严密观察药物的不良反应与效果。阿托品可增快心率，增加心肌耗氧量，并有引发心室颤动的危险，甲状腺功能亢进症术前禁用。

52. B 输液反应空气栓塞表现为患者突感胸部异常不适或胸骨后疼痛，呼吸困难，严重发绀，有濒死感。听诊心前区可闻及持续、响亮的“水泡声”。

53. D 留置导尿管若发现尿液浑浊、沉淀或结晶等，常提示尿路感染的可能，如病情允许，应鼓励患者多饮水，保持尿量2000ml以上，通过增加尿量，达到自然冲洗尿道的目的，但患者处于昏迷状态应及时行膀胱冲洗（选D）。明确诊断的膀胱疾病，如膀胱炎，可膀胱内给予抗生素行局部治疗（不选C）。

54. A 肠梗阻患者行胃肠减压可抽出肠腔内积存的气体和液体（不选D），缓解腹胀（不选C），降低肠腔压力，有利于肠壁血液循环恢复（不选B），促进胃肠功能恢复（不选E）；减轻肠壁水肿，使部分因肠壁肿胀、肠管扭曲导致的梗阻得以恢复或复位；抽出的胃肠引流液还可作为判断梗阻性质的依据。

55. C 心脏骤停表现为意识丧失，大动脉搏动消失。一般临床上判断心脏骤停常以触摸颈动脉搏动是否存在为依据。图中：①心前区；②股动脉；③颈动脉；④腋动脉；⑤桡动脉。

56. C 患者术前担心手术效果和预后等，多有恐惧、焦虑等情绪。护士应针对患者所关心的问题做宣教，解释手术的必要性，介绍医院技术水平和手术成功的例子，增强治疗的信心。告知患者手术的相关注意事项，掌握术后配合技巧及康复知识，对手术的风险及可能出现的并发症有足够的认识及心理准备等。

57. B 使用热水袋时正常成人水温为60~70℃；婴幼儿、老年人、麻醉未清醒、末梢循环不良、昏迷、感觉障碍等患者，水温应调节在50℃以内（不选A），并用大毛巾包裹，以免烫伤（选B）。心前区大面积热疗可使皮肤血管扩张，减少对内脏器官的血液供应，加重病情（不选C）。热疗30分钟检查1次水温，及时更换热水或撤去热水袋（不选D、E）。

58. C po的中文译意是口服，qn的中文译意是每晚1次。

59. C 为先天性心脏病患者实施有创性操作，如拔牙及小手术时，应给予足量抗生素，预防感染性心内膜炎。

60. A 患者病情较重，介绍脊髓损伤的手术并发症可能会加重其心理负担（选A）。护士应转移患者的注意力，教其放松技巧（不选B）；同情、理解并安慰患者，介绍治疗成功的病例以增强患者信心（不选C）；指导家属加强情感支持（不选D），尽力开导患者（不选E）。

61. D 针尖斜面一半在血管内，部分药液溢出至皮下，表现为注射部位逐渐肿胀、疼痛，可有回血（选D）。针头滑出血管外以及针头未刺入静脉表现为抽吸无回血，药液注入皮下后局部隆起伴疼痛感（不选A、E）。针头斜面紧贴血管壁表现为液体滴入不畅或不滴，抽吸有回血，局部无肿胀、疼痛（不选B）。针头刺穿对侧血管壁，针尖斜面在血管外，抽吸无回血（不选C）。

62. D 胰头癌术后因胰岛素缺乏或不足，可出现高血糖，应指导其少食多餐，予以高蛋白、低碳水化合物、低脂饮食，补充脂溶性维生素。

63. D 一般情况下保留灌肠应采取左侧卧位（不选B）。灌肠压力不应过大，灌肠筒内液面距肛门＜30cm（选D），肛管插入肛门15~20cm（不选C），药液保留1小时以上（不选E）。

64. C　甘露醇为渗透性利尿药，静脉滴注后可迅速提高血浆渗透压，使组织间液向血浆转移而产生组织脱水作用，从而减轻脑水肿、降低颅内压。

65. A　癌症晚期的患者心理反应较复杂，此时护士应极力向患者道歉，争取获得谅解（选A）。护士可以寻求帮助，但应先向患者解释，取得原谅后再离开患者（不选B）。护患交流时不能给予患者肯定性或保证性的解释，以免引起不必要的纠纷（不选D）。

66. B　急性心肌梗死表现为突发的胸骨体上、中段之后及心前区压榨性疼痛。胺碘酮可抑制多种离子通道，主要用于抗心律失常，可减慢心脏传导；还可治疗心绞痛，具有舒张血管平滑肌、扩张冠状动脉、降低心肌耗氧量的作用；常用于急性心肌梗死后心律失常的治疗（选B）。阿托品属M胆碱受体阻断剂，可加快心率（不选A）。目前急性心肌梗死后心律失常治疗已不再提倡使用利多卡因（不选C）。地高辛属正性肌力药，心肌梗死后24小时禁忌使用（不选D）。普萘洛尔可减慢心率，可显著减少心肌梗死后心律失常及猝死，用于纠正冠状动脉血运重建后的心律失常（不选E）。

67. E　高热患者给予药物降温时，剂量应适当。剂量过大，会引起大量出汗、体液丢失过多，易出现休克现象，表现为血压下降、脉搏细速、四肢厥冷等，应密切观察，加强护理。

68. C　Ⅱ型呼吸衰竭是指缺氧伴CO_2潴留，即$PaO_2 < 60mmHg$且$PaCO_2 > 50mmHg$，应给予持续低流量、低浓度吸氧，避免高浓度吸氧而抑制呼吸、加重CO_2潴留。

69. A　根据咯血量不同，可分为痰中带血、小量咯血、中等量咯血和大量咯血。24小时咯血量在100ml以内为小量（选A），100~500ml为中等量（不选C），500ml以上或1次咯血300ml以上为大量（不选E）。

70. C　肝性脑病轻者表现仅为轻微智力损害，肝损害严重者有肝臭、意识障碍、行为失常和昏迷。灌肠禁用肥皂水，以减少血氨的产生和吸收，避免加重意识障碍。

71. C　休克是烧伤后48小时内最大的危险，也是导致患者死亡的最主要原因。大面积烧伤使毛细血管通透性增加，大量血浆外渗至组织间隙及创面，引起有效循环血量锐减，发生低血容量性休克。

72. D　申请护士执业注册的健康标准为无精神病史（不选E）；无色盲（不选B）、色弱（不选C）、双耳听力障碍（不选A）；无影响履行护理职责的疾病、残疾或者功能障碍。

73. E　肾小球是肾单位的起始部分，具有滤过功能。血液流经肾小球时，血浆中的水和小分子物质通过滤过膜进入肾小囊形成原尿。肾小管具有重吸收、分泌和排泄、浓缩、稀释尿液的功能。

74. B　无法正常语言沟通，只能使用手势和表情等非语言方式代替语言沟通传递信息。用非语言沟通代替语言沟通传递信息，发挥信息载体的作用，尤其适用于听力障碍、言语障碍等患者，如点头表示是，摇头表示否等。

75. D　护患关系的基本模式包括主动-被动型、指导-合作型、共同参与型。共同参与型的护患关系是一种双向、平等、新型的护患关系模式。此模式的特点是“护士积极协助患者自我护理”，强调护患双方具有平等权利，适用于高血压、糖尿病等具有自理能力的慢性病患者。

76. E　无显著血流动力学障碍的室性心动过速可选用利多卡因、β受体阻滞剂或胺碘酮治疗（选E），β受体阻滞剂首选索他洛尔（不选C）。洋地黄常用于治疗心房颤动合并心力衰竭（不选A）。硝酸甘油主要用于心绞痛发作的预防与治疗（不选B）。酚妥拉明常用于治疗顽固性充血性心力衰竭和急性心肌梗死（不选D）。

77. A　提问属于语言性沟通（选A）。非语言沟通技巧主要包括目光接触（不选E）、面部表情（如微笑）、手势（不选D）、触摸（不选C）、适当的空间距离等。沉默是一种超越语言的沟通方式，也是一种特殊的沟通技巧（不选B）。

78. A　早期发现、早期诊断和早期治疗是提高胃癌疗效的关键。手术治疗是治疗胃癌的首选方法，也是目前治愈胃癌的唯一方法，中、晚期胃癌辅以化疗、放疗及免疫治疗提高疗效。

79. B　萎缩性阴道炎多见于老年女性患者，因卵巢功能衰退导致雌激素水平降低，使阴道壁萎缩、黏膜变薄，上皮细胞内糖原减少，阴道内pH增高，达到5.0~7.0，局部抵抗力降低从而引起炎症。

80. C　高流量氧气吸入，氧流量为6~8L/min，使肺泡内压力增高，减少肺泡内毛细血管渗出液的产生。

81. B　胆红素脑病（核黄疸）是新生儿黄疸最严重的并发症，可造成中枢神经系统功能障碍，若不经治疗干预，可造成永久性损害，甚至死亡。

82. D　静脉瓣膜发育不良是原发性下肢静脉曲张发病的重要原因（选D）。血栓闭塞性脉管炎发病的相关因素包括吸烟（不选A）、寒冷与潮湿的生活环境（不选 B)、慢性损伤和感染等外在因素，自身免疫功能紊乱（不选 E)、性激素失调等内在因素（不选 C)。

83. B 临床上将意识状态分为嗜睡、意识模糊、昏睡、昏迷。嗜睡是最轻的意识障碍，患者处于持续睡眠状态，但能被言语或轻度刺激唤醒，醒后能正确、简单而缓慢地回答问题，但反应迟钝，刺激去除后又很快入睡。昏睡表现为患者一直处于熟睡状态，不易被唤醒，压迫眶上神经、摇动身体等强刺激可被唤醒，醒后答话含糊或答非所问，停止刺激后又很快进入熟睡状态（选 B，不选 C)。

84. A 小儿初次接种乙肝疫苗是在出生后 24 小时。

85. D 责任制护理是由责任护士和相应辅助护士对患者行有计划有目的的整体护理，以患者为中心，以护理计划为内容，根据患者自身特点和个体需要，提供针对性护理，解决存在的健康问题（选 D)。个案护理指由专人负责实施个体化护理（不选 A)。小组制护理指由一组护士负责护理一组患者（不选 B)。功能制护理指将工作以岗位分工，以各项护理活动为中心的护理模式，每个护士从事相对固定的护理活动（不选 C)。临床路径指医生、护士及医技人员等的一组成员，共同针对某一病种建立一套标准化治疗模式与治疗程序，制订从入院到出院的整体诊疗计划（不选 E)。

86. A 肝硬化是由一种或多种原因引起的、以肝组织弥漫性纤维化、假小叶和再生结节形成为组织学特征的慢性进行性肝病。

87. A 《侵权责任法》规定，因抢救生命垂危的患者等紧急情况，不能取得患者或者其近亲属意见的，经医疗机构负责人或者授权的负责人批准，可以立即实施相应的医疗措施。

88. E 睡眠障碍最常见于失眠症，病因可分为 4 类：素质性因素有遗传、高龄、个性特点等（不选 A)；躯体性因素为慢性疼痛，全身瘙痒，睡前进食过多等（不选 D)；心理性因素是过度的睡眠防御性思维，过分关注自己的入睡困难，反致焦虑烦恼而失眠（不选 C)；环境因素有生活习惯改变、环境嘈杂以及光线刺激等（选 E，不选 B)。

89. C 肾病综合征首选的治疗药物是糖皮质激素（如泼尼松)，通过抑制免疫炎症反应，减少醛固酮和血管升压素分泌，发挥其利尿、消除尿蛋白的疗效（选 C)。细胞毒药物（如环磷酰胺）若无激素禁忌，一般不作为首选或单独治疗用药（不选 E)。氢氯噻嗪与保钾利尿药合用可提高利尿效果（不选 D)。不主张常规使用抗生素预防感染（不选 A)，避免诱发真菌双重感染。发生感染时应选择无肾毒性的抗生素治疗，常见的肾毒性药物有氨基糖苷类（如链霉素)、磺胺类、两性霉素 B 等（不选 B)。

90. C 雄激素为治疗非重型（慢性）再生障碍性贫血的首选药物，可促进骨髓造血，作用机制是刺激肾脏产生促红细胞生成素，对骨髓有直接刺激红细胞生成的作用。

91. B 污染区是传染病患者和疑似传染病患者接受诊疗的区域，包括被其血液、体液、分泌物、排泄物污染的物品暂存和处理的场所，如病室（选 B)、患者卫生间及浴室、处置室、污物间、外走廊以及患者入院、出院处理室等。清洁区包括医务人员的值班室、卫生间、更衣室（不选 E)、浴室以及储物间等。潜在污染区也称半污染区，包括医务人员的办公室（不选 C)、治疗室（不选 D)、护士站、患者用后的物品和医疗器械等的处理室、化验室（不选 A)、内走廊等。

92. E 质子泵抑制剂是目前最强的胃酸分泌抑制药，以奥美拉唑为代表，作用时间长，可以通过抑制 H^+-K^+-ATP 酶（质子泵)，从而抑制壁细胞分泌 H^+，减少胃酸分泌（选 E)。铝碳酸镁为弱碱抗酸药，可使胃内酸度降低（不选 A)。西咪替丁是 H_2 受体拮抗剂，能阻止组胺与 H_2 受体结合，抑制胃酸分泌（不选 B)。枸橼酸铋钾为铋剂，可形成胃黏膜保护屏障，兼有抗幽门螺杆菌的作用（不选 D)。

93. C 糖皮质激素如泼尼松可抑制生长激素分泌和造成负氮平衡，影响生长发育（选 C)。吡拉西坦可改善大脑能量代谢，促进乙酰胆碱释放，常用于儿童发育迟缓的治疗（不选 A)。

94. C 五行是指木、火、土、金、水 5 种基本物质及其运动变化（选 C)。五气是指风、寒、暑、湿、燥（不选 A)。五脏是指肝、心、脾、肺、肾（不选 D)。

95. D 阴阳失调是指机体在疾病的发生、发展过程中，由于各种致病因素的影响，导致机体阴阳两方面失去相对的协调与平衡，从而形成阴阳或偏盛或偏衰，或阴阳互损，或阴阳相互格拒，或阴阳亡失等的病理状态。阴阳失调既是对人体各种功能性和器质性病变的高度概括，又是疾病发生、发展的内在根据。

96. D 入院宣教的主要内容包括介绍病区环境、作息时间及医院有关规章制度、常规标本留取方法及注意事项。对于病情急、危重患者，应重点宣教避免病情加重的措施，如无肢体运动、肌力弱的患者应注意宣教卧床休息，不可自行起床活动，防止跌倒。

97. C 平车运送法可运送不能起床的患者入院、手术及做各种检查。

98. B　偏瘫、婴幼儿、不能自理或意识不清的患者应给予双侧床栏，防止坠床。

99. B　夸赞式的语言沟通不仅可以拉近医护人员与患者和家属的距离，还可以化解医患、护患之间的矛盾；儿科护理治疗过程中应多采用夸奖鼓励的语言，可使患儿易于接受。

100. D　为患者提供帮助是护士角色的基本内容，帮助照顾患儿的饮食起居可体现护士的照顾角色。

101. C　牵引术是骨科常用的治疗方法，是利用牵引力和反牵引力作用于骨折部，达到复位或维持复位固定的治疗方法。颅骨牵引时应抬高床头，以保持反牵引力。

102. D　颅骨牵引期间牵引绳不可随意放松，也不应有其他外力作用，以免影响牵引力。牵引重锤应保持悬空，牵引重量不可随意增减或移去，以免影响骨折的愈合。

103. E　护士的义务包括依法行临床护理，即护士执业应遵守法律、法规、规章和诊疗技术规范的规定对患者进行临床护理，履行对患者、患者家属以及社会的义务。患者享有基本医疗权，但在享受权利的同时也应承担应尽的义务，包括配合医疗护理、尊重医护人员、保持和恢复健康、维护医院秩序和遵守医院规章制度、缴纳医疗费用、支持医学教育和科研。

104. E　护士应及时告诉主治医师。多数情况下，患者的权利和护士的义务，以及患者义务和护士的权利二者的目的是一致的。护士在执业活动中，应当严格遵守医疗卫生法律法规、部门规章和诊疗护理规范的规定，这是护士最基本的义务。患者有配合医疗护理的义务，应诚实表达求医目的，如实提供病情和有关信息，尽可能详细、真实地提供病史，告知医护人员治疗前后的情况。护士有尊重和保护患者隐私的义务，不得将患者个人信息泄露给与治疗、护理无关的其他人员。患者享有隐私权，但如患有涉及公共利益和他人利益的疾病，或有其他将危害社会和他人利益的情况时，护士如遵从其要求，则与护士对他人、社会的义务相矛盾。

105. B　自主原则要求护理人员尊重患者的自主权，承认患者有权根据自己的考虑就其个人的事情作出合乎理性的决定（选B）。自主原则只适用于能作出理性决定的患者，不适用于自主能力弱、没有自主能力的婴儿、昏迷或严重智障的患者（不选A）。患者和家属错误的决定明显危害患者的健康和生命时，医务人员适当限制患者的选择是符合道德的（不选C、D、E），此时护士应耐心解释说明利害得失，并采取正确的护理方案。

106. A　床垫、被褥、枕芯用紫外线灯照射消毒或在日光下暴晒6小时（选A）。室内物品，如病床及床旁桌椅，用消毒剂擦拭；非一次性脸盆、痰杯用消毒剂浸泡(不选B)。消毒时应酌情关闭门窗(不选C)。传染患者离院后按传染病终末消毒法处理，可用2%过氧乙酸加热熏蒸2小时（不选D)。按要求消毒处理后开窗通风，再铺备用床准备接收新患者（不选E)。

107. C　环氧乙烷穿透性强，广谱杀菌，适用于不耐湿、不耐热的光学仪器、电子仪器、医疗器械、书本、皮毛、棉、化纤制品及一次性使用的医疗用品等的灭菌。

108. D　甲醛溶液广谱杀菌、杀菌效果好、价格便宜，常以熏蒸法用于不耐湿、不耐高温，且易腐蚀物品的表面消毒灭菌，如书籍、文件等。

109. A　小儿轻度脱水常表现为皮肤稍干、弹性稍差，哭闹有泪，前囟、眼窝稍凹陷，尿量稍减少，尿比重正常。失水量30~50ml/kg，占体重的百分比为3%~5%。

110. D　轻度脱水的患儿给予口服补液盐（ORS）时应补充的累积损失量为50ml/kg，中度脱水补充100ml/kg，4小时内用完。

111. B　肺癌的肺外表现指肺癌非转移性的肺外表现，可出现于肺癌发现前、后。肺癌常见的肺外表现主要包括Horner综合征（不选D)，男性乳房发育（不选A)，骨关节综合征表现为杵状指（不选E)、骨膜增生（不选C)、骨关节痛等。

112. D　阿托品、巴比妥类、吗啡、哌替啶均属麻醉前用药，其中阿托品可抑制呼吸道腺体和唾液腺分泌，保持呼吸道通畅（选D)。巴比妥类药物有镇静、催眠、抗惊厥作用，并可减少局麻药的毒性反应（不选A、E)。吗啡、哌替啶为镇痛药，可提高痛阈，与全身麻醉药起协同作用，减少全身麻醉药的用量（不选B、C)。

113. E　输液反应循环负荷过重多由输液过多、过快引起，表现为突然出现呼吸困难，咳嗽、咳粉红色泡沫样痰等。应立即停止输液并通知医生（不选B)。协助患者取端坐位，两腿下垂，以减少下肢静脉回流，减轻心脏负担（不选A)。给予高流量氧气吸入，并在湿化瓶内加入20%~30%的乙醇溶液，以改善肺部气体交换，缓解缺氧症状（不选D)。遵医嘱给予镇静、强心、利尿和扩血管治疗，以稳定患者紧张情绪，舒张周围血管，加速体液排出，减少回心血量，减轻心脏负荷；不可给予血管收缩药，以免进一步加重心脏负荷(选E)。必要时四肢轮扎，减少回心血量(不选C)。

114. B　循环负荷过重的患者为使症状减轻，可采取端坐位、两腿下垂并四肢轮扎的方法，减少回心血量，减轻心脏负荷。

115. C　链霉素的主要不良反应为听力损害和肾损害（选 C）。异烟肼的主要不良反应为周围神经炎（不选 A）。利福平的主要不良反应为肝损害（不选 B）。乙胺丁醇的主要不良反应为球后视神经炎（不选 E）。吡嗪酰胺的主要不良反应为高尿酸血症（不选 D）。

116. E　链霉素属氨基糖苷类抗生素，常见的皮肤损害包括斑丘疹（不选 A）、荨麻疹（不选 B）、猩红热样皮疹（不选 C）、紫癜等（不选 D）。

117. A　在满足儿童基本营养及生长发育的需要，避免影响其生长发育的前提下，肥胖患儿每天摄入的能量必须低于机体消耗的总能量，推荐低脂（选 A）、低碳水化合物（不选 B）、高蛋白质饮食。

118. C　血压高于正常的患儿应给予低盐饮食，适当限制钠盐摄入，但不包括食物内自然存在的氯化钠，禁食腌制食品，如咸菜、皮蛋、火腿、香肠、咸肉、虾米等。

119. E　难免流产确诊后尽早使妊娠物完全排出。钳刮术适用于妊娠 10~14 周自愿要求终止妊娠而无禁忌证者。

120. A　钳刮术后应休息 4 周，吸宫术后休息 3 周（选 A），若有腹痛及阴道流血增多，随时就诊。术后应注意卧床休息，观察腹痛及阴道流血情况（不选 D）。嘱患者保持外阴清洁（不选 E），每天用温开水清洗会阴并更换内裤（不选 C）。1 个月内禁止盆浴和性生活，预防感染（不选 B）。

实践能力

1. C　查科三联征（夏柯三联征）是急性胆管炎典型临床表现，即腹痛、寒战与高热、黄疸。胆总管平滑肌或 Oddi 括约肌痉挛会导致腹痛，表现为剑突下或右上腹绞痛；寒战、高热多发生于剧烈腹痛后，体温可高达 39~40℃；胆管梗阻后胆红素逆流入血可引起黄疸。

2. C　$CD4^+T$ 淋巴细胞是 HIV 感染最主要的靶细胞，HIV 感染后，出现 $CD4^+T$ 淋巴细胞进行性减少，$CD4^+/CD8^+T$ 淋巴细胞＜ 1.0，比值倒置，表明细胞免疫功能受损。

3. A　肠梗阻在非手术治疗期间，最重要的护理措施是禁食、保持有效的胃肠减压。胃肠减压可抽出肠腔内积存的气体和液体，降低肠腔压力，有利于肠壁血液循环恢复，减轻肠壁水肿，使部分因肠壁肿胀、肠管扭曲导致的梗阻得以恢复或复位。

4. B　超声心动图是确诊二尖瓣狭窄最敏感、可靠的方法，可评估二尖瓣的病理改变和狭窄的严重程度，M 型超声心动图示二尖瓣前叶呈“城墙样”改变。

5. E　脑电图是诊断癫痫最重要的检查方法，对发作性症状的诊断有很大价值，有助于明确癫痫的诊断、分型和确定特殊综合征。

6. C　宫颈活组织检查时，协助医生在宫颈外口鳞 - 柱交界处或特殊病变处，持宫颈活检钳取适当大小的组织（不选 B）；可疑宫颈癌者，应按时钟位置 3、6、9、12 点处钳取组织（不选 A）。取出的组织分别放在标本瓶内，做好标记并及时送检（选 C）。操作结束后协助医生以棉球或纱布卷局部压迫宫颈止血 24 小时后自行取出（不选 D）。术后 1 个月内禁止性生活、盆浴及阴道灌洗（不选 E）。

7. E　葡萄胎清宫术后随访期间应严格避孕 1 年，首选避孕套避孕，安全期避孕不安全且失败率较高，一般不采用（选 E，不选 B）。观察有无阴道流血，如有阴道不规则流血，及时就诊（不选 C）。hCG 定量测定是随访最重要的项目，至少随访 1 年（不选 A、D）。

8. D　肺炎的严重性取决于肺炎局部炎症程度、肺部炎症的播散和全身炎症反应程度。重症肺炎除有呼吸衰竭外，还可发生循环、神经和消化等系统严重功能障碍。

9. C　脑组织的耗氧量很大，占全身耗氧量的 1/5~1/4。大脑皮质的神经元细胞对缺氧最为敏感，通常完全停止供氧 4~6 分钟即可引起不可逆性脑损害。

10. C　肥厚型心肌病最常见的症状是劳力性呼吸困难和乏力（选 C），夜间阵发性呼吸困难较少见（不选 E）。

11. B　病理性黄疸常在出生后 24 小时内出现（选 B），黄疸程度重，血清胆红素＞ 205.2~256.5μmol/L（12~15ml/dl），或胆红素每天上升＞ 85μmol/L（5mg/dl，不选 A）。黄疸持续时间长，足月儿＞ 2 周（不选 C），早产儿＞ 4 周。ABO 血型不合引起的新生儿溶血病是形成病理性黄疸的因素之一，常见于母亲为 O 型，新生儿为 A 型或 B 型（不选 D、E）。

12. E　早产儿的哭声轻，皮肤红嫩，胎毛多（不选 A），头发细而乱（不选 D），耳壳软、缺乏软骨、耳舟不清楚（不选 B），足底纹理少，足跟光滑（选 E），男婴睾丸未降或未全降（不选 C），女婴大阴唇不能遮盖小阴唇。

13. E 腹水是肝硬化肝功能失代偿期最突出的临床表现。形成机制主要为门静脉压力增高（为决定性因素）、有效循环血容量不足、低白蛋白血症、肝脏对醛固酮和血管升压素灭活作用减弱、肝淋巴液生成过多。

14. D 热痉挛常发生于初次进入高温环境工作或运动量过大时，大量出汗且仅补水者（选 D）。热衰竭指热应激后以血容量不足为特征的一组临床综合征（不选 A）。热射病是由于热应激机制失代偿，使中心体温骤升，导致中枢神经系统和循环系统功能障碍（不选 C）。

15. E 胎头拨露是指第二产程宫缩时胎头显露于阴道口，间歇时又缩回阴道内（选 E）。第一产程规律宫缩开始时，出现伴有疼痛的宫缩，持续时间较短（30 秒）且弱，间歇期较长（5~6 分钟），随产程进展，持续时间渐长（50~60 秒）且强度增加，间歇期渐短（不选 A）。宫口扩张是临产后规律宫缩的结果，表现为宫颈管变软、变短、消失，宫口逐渐扩张，宫口开全是第一产程结束的标志（不选 B）。肛门检查发现胎先露部逐渐下降，并在进入活跃期后快速下降，直到先露部达到外阴及阴道口（不选 C）。自然分娩多在宫口近开全时胎膜破裂（不选 D）。

16. D 外科感染多与创伤、手术有关（不选 A），常为多种细菌引起的混合性感染（选 D）。感染多集中于局部，大部分感染患者有明显而突出的局部症状和体征（不选 B），发展后可导致化脓、坏死等（不选 E），常需要手术或换药处理，严重时可有全身表现（不选 C）。

17. E 青春期及育龄期异常子宫出血以止血、调整周期、促排卵为主（选 E）。诊断性刮宫兼有诊断和止血的双重作用（不选 A），为确定有无排卵或黄体功能，应在月经来潮前 1~2 天或月经来潮 6 小时内刮宫（不选 D）。无排卵性异常子宫出血基础体温呈单相型（不选 B），宫颈黏液结晶检查，经前有羊齿状结晶（不选 C）。

18. B 阑尾炎切除术后 7~10 天禁止灌肠，避免增加肠腔压力，导致荷包包埋处破裂。

19. D 成人消化道出血量＞ 5ml/d，大便隐血试验常可出现阳性（不选 A）。出血量＞ 50ml/d 可出现黑便。胃内积血量＞ 250ml 可引起呕血（选 D）。出血量≥ 400ml，可出现全身症状，如头晕、心悸、乏力等（不选 E）。短时间内出血量＞ 1000ml，可出现周围循环衰竭如晕厥、四肢冰凉等表现。

20. D 慢性阻塞性肺疾病患者行呼吸训练时，呼气与吸气时间比为 2∶1 或 3∶1，呼吸约 10 次 / 分。

21. C T 管一般放置 2 周左右，术后 10~14 天试行夹闭 T 管 1~2 天；若无腹胀、腹痛、发热及黄疸等症状，可行 T 管造影，造影后继续引流 24 小时以上；如胆道通畅、无结石和其他病变，再次夹闭 T 管 24~48 小时，无不适方可拔管。

22. D 吉兰 - 巴雷综合征典型的脑脊液检查为细胞数正常而蛋白质明显增高，称蛋白 - 细胞分离现象（选 D）。血免疫球蛋白显著增高（不选 E）。

23. E 急性风湿热患者发生心脏炎时，宜早期使用糖皮质激素如泼尼松治疗，可较快地控制症状。无心脏炎患儿可用非甾体抗炎药如阿司匹林。

24. A 急性胰腺炎的最典型临床表现是上腹部疼痛，多于暴饮暴食或酗酒后突然发作。疼痛剧烈而持续，可有阵发性加剧。

25. D 引流橡皮管两端分别连接长玻璃管与患者身上的胸膜腔闭式引流管，接通后可见长玻璃管内水柱上升至液面上 8~10cm，即胸膜腔内负压为 8~10cmH_2O，水柱随呼吸上下波动。

26. D 结核性脑膜炎是小儿结核病中最严重的类型，可分为早、中、晚 3 期。早期又称前驱期，患儿主要表现为性格改变，精神呆滞，易疲倦或激惹，可有低热、盗汗、消瘦及不明原因的呕吐。

27. B 氨茶碱属于茶碱类药物，血药浓度与中毒浓度接近，用量过大或静脉注射过快易引起严重心律失常、血压急剧下降、抽搐等不良反应。

28. E 流行性腮腺炎是由腮腺炎病毒引起的急性呼吸道传染病，其潜伏期为 14~25 天，平均 18 天。

29. B 颅内肿瘤最常见的表现是颅内压增高，呈慢性、进行性加重（选 B）。因颅内肿瘤部位不同，局灶症状和体征可有癫痫发作（不选 D）、意识障碍（不选 A）、进行性运动障碍（不选 E）或感觉障碍等（不选 C）。

30. D 颅底骨折根据骨折部位分为颅前窝骨折、颅中窝骨折和颅后窝骨折。颅前窝骨折瘀斑部位在眶周、球结膜下，出现熊猫眼和鼻漏（选 D）。颅中窝骨折可有耳漏、鼻咽部血肿，可能有面、听神经损伤。颅后窝骨折表现为乳突区（不选 A）、枕下部（不选 B）、咽后壁瘀斑（不选 C）。

31. C 慢性支气管炎临床上以咳嗽、咳痰、喘息及反复发生感染为特征，常并发慢性阻塞性肺疾病（选 C），慢性阻塞性肺疾病常发展为慢性肺源性心脏病（不选 E）。

32. D 门静脉高压症患者一般不放置胃管，防止食管胃底静脉曲张破裂出血，加重病情，若必须放置应选择细、软胃管，插入动作应轻柔（选 D）。注意休息，术前尽量取平卧位，增加肝、肾血流灌注（不选 A）。给予低脂、高蛋白、高热量、高维生素饮食（不选 B），肝功能受损严重者应限制蛋白质摄入量（不选 C）。术前晚用酸性溶液清洁灌肠，避免术后肠胀气压迫血管吻合口（不选 E）。

33. A 产后易发生尿潴留，产妇表现为膀胱高度膨胀，排尿困难，查体可见耻骨上膨隆，触及囊样包块，叩诊呈浊音。尿潴留尚未严重时，可协助产妇坐起或下床小便、温开水冲洗外阴、听流水声及按摩下腹部等方式诱导排尿，必要时肌内注射新斯的明；腹胀疼痛难忍时应立即导尿。

34. D 体温降而复升或 3 天后仍不降，首先考虑肺炎链球菌的肺外感染，如脓胸、心包炎、关节炎等并发症；若持续发热应寻找其他原因。

35. D 根据心电图中 RR 间隔计算心率为 60 秒 /（0.04 秒 ×15 小格）=100 次 / 分。也可以通过 RR 间隔简单判断心率如下：2 个大格 150 次 / 分，3 个大格 100 次 / 分，4 个大格 75 次 / 分，5 个大格 60 次 / 分，6 个大格 50 次 / 分。

36. A 氢氯噻嗪属噻嗪类利尿药，该药的主要不良反应是易引起低钠、低钾、低氯、低钙、低镁血症及代谢性碱中毒，其中低钾血症最危险（不选 B）。发生低钾血症时可表现为乏力（不选 D）、恶心、食欲减退、腹胀（不选 C）、肠鸣音减弱（选 A）、便秘等；心电图示 T 波低平，ST 段下降，QT 间期延长，可出现 u 波（不选 E）。

37. E 平时月经周期正常，妊娠达到或超过 42 周尚未分娩者，称为过期妊娠。过期妊娠的胎盘病理有 2 种类型：一种是胎盘功能正常，除重量略有增加外，胎盘外观和镜检均与足月妊娠胎盘相似；另一种是胎盘功能减退。缩宫素激惹试验（OCT）可了解宫缩时胎盘一过性缺氧的负荷变化，若多次反复出现胎心晚期减速，提示胎盘功能减退，胎儿明显缺氧。

38. B 血友病是遗传性凝血因子缺乏的出血性疾病，多表现为自发性或轻度外伤、小手术后出血不止，实验室检查可见血小板功能正常，出血时间、凝血酶原时间（PT）正常，活化部分凝血活酶时间（APTT）延长。但以上筛查试验无法鉴别血友病类型，进一步确诊应行凝血因子Ⅷ、Ⅸ活性测定，可鉴别血友病 A 和血友病 B，并根据结果明确血友病临床分型。

39. C 对破伤风患者应严格执行接触隔离制度，所有器械、敷料均应专人专用，器械使用后灭菌处理，敷料直接焚烧。

40. A 大叶性肺炎可有语颤增强，因肺组织实变使语颤传导良好（选 A）。触觉语颤减弱或消失的疾病包括胸腔积液（不选 E）、支气管炎、肺气肿（不选 C）、胸膜炎。

41. C 张力性气胸主要表现为严重或极度呼吸困难，大汗淋漓，发绀，血压下降，多有皮下气肿，气管向健侧移位，患侧胸部饱满，叩诊鼓音，听诊呼吸音消失。因破裂口呈单向活瓣或活塞作用，气体随每次吸气进入胸膜腔并积累增多，导致患侧胸膜腔内压力进行性增高，从而发生呼吸和循环功能障碍。

42. C 甲硝唑属抗厌氧菌和抗原虫药，最常见的不良反应为恶心、呕吐、口干等（选 C）。少数患者会出现轻微的胃肠道反应和头晕、眩晕、肢体感觉异常等神经系统症状（不选 E）。

43. C 肾绞痛发作时应卧床休息，立即解痉、镇痛，可肌内注射阿托品、哌替啶或局部应用利多卡因封闭。

44. E 相邻多根多处肋骨骨折使局部胸壁失去完整肋骨的支撑而软化，可导致连枷胸，是最严重的肋骨骨折。患者常发生吸气时软化区胸壁内陷，呼气时外突，这种现象称为反常呼吸运动。若软化区范围较大，可致呼吸时双侧胸腔内压力不平衡，造成纵隔左右摆动，重者可出现呼吸和循环衰竭。

45. E 肛门检查的常用体位包括膝胸卧位、左侧卧位、截石位、蹲位。如图所示为蹲位，适用于内痔脱出、直肠脱垂及直肠息肉的检查。

46. A 高血压患者最适宜的运动为慢跑、步行等，避免竞技性运动和力量型运动，如举重、冬泳、攀岩、跳绳等，运动中出现头晕、心悸等症状时应就地休息。

47. D 呼吸性碱中毒常见于癔症、疼痛、发热、神经系统受损等引起通气过度的患者，表现为 $PaCO_2$ < 35mmHg 或 CO_2CP < 50%，呼吸加快，神经肌肉兴奋性增高。应积极治疗原发病，可用纸袋罩住口鼻，增大呼吸道无效腔，减少 CO_2 呼出。

48. A 下肢静脉曲张主要表现为血管隆起，蜿蜒成团，呈蚯蚓状改变；肢体营养不良可出现脚踝皮肤色素沉着、溃疡等。溃疡形成者应给予创面湿敷，遵医嘱服用抗生素，预防感染（选 A，不选 C）；抬高患肢以利回流（不选 D）；活动时加压，防止破溃出血（不选 E）。卧床期间可做一些足部屈伸和旋转运动，但应避免过于劳累使曲张的静脉破裂出血（不选 B）。

49. D ST段抬高作为心肌梗死的定位判断，V_1~V_3导联示前间壁，V_1~V_5导联示广泛前壁，Ⅰ、aVL导联示高侧壁，Ⅱ、Ⅲ、aVF导联示下壁。

50. B 心功能Ⅱ级患者适当限制体力活动，可从事轻体力活动和家务劳动，增加午睡时间，劳逸结合（选B）。心功能Ⅰ级的患者，应注意休息，不限制一般的体力活动，适当锻炼，但应避免剧烈运动和重体力劳动（不选A）。心功能Ⅲ级，应严格限制一般的体力活动，以卧床休息为主，鼓励或协助患者自理日常生活（不选D）。心功能Ⅳ级，无须静脉给药者为Ⅳa级，可在室内或床边略活动；需静脉给药者为Ⅳb级，应绝对卧床休息；日常生活由他人照顾完成，卧床时应做肢体被动运动（不选E）。

51. D 嵌顿性疝可突然增大并伴有明显疼痛，用手推送不能回纳，长时间不及时处理可发展为绞窄性疝。绞窄性疝的临床症状多较严重，但在肠袢坏死穿孔时，疼痛可因疝块压力骤降而暂时有所缓解。继发感染可有发热。

52. D 毛花苷丙（西地兰）属洋地黄类药物。洋地黄中毒最严重的表现是心脏毒性反应，主要表现为各类心律失常（选D）。还可引起畏食、恶心、呕吐（不选A）、腹泻、腹痛等胃肠道反应，以及头痛、疲乏、眩晕、视物模糊和黄、绿视等中枢神经系统症状（不选E）。

53. C 慢性阻塞性肺疾病由于肺泡和肺毛细血管减少引起通气/血流失调、呼吸面积减少，可导致气体交换受损，急性加重期患者症状可明显加重，易并发呼吸衰竭。首优护理问题是“气体交换受损 与通气/血流失调、呼吸面积减少等有关”。

54. E 化疗后白细胞≤ 1.0×10^9/L时，应实行保护性隔离，预防交叉感染。

55. A 主动脉瓣关闭不全的特征性体征为主动脉瓣第二听诊区（位于胸骨左缘第3、4肋间）可闻及舒张期高调叹气样杂音。图中：①肺动脉瓣听诊区；②主动脉瓣第二听诊区；③二尖瓣听诊区；④三尖瓣听诊区；⑤主动脉瓣听诊区。

56. D 法洛四联症是最常见的青紫型先天性心脏病，发绀为主要表现，其严重程度与肺动脉狭窄程度有关，表现为唇、指（趾）甲床、口腔黏膜等毛细血管丰富的部位发绀，患儿通常生长发育落后，多有蹲踞现象，长期缺氧会出现杵状指（趾）。

57. C 老年人居家安全应采取的措施包括夜晚入睡点亮地灯，保证夜间如厕安全（选C）。保持通风良好，冬季通风时注意为老年人保暖（不选A）。沐浴时间不超过20分钟，浴室温度以22~26℃为宜，水温以35~40℃为宜（不选B）。清除家中障碍物和一切危险因素（不选D）。床的高度适宜，且须安装护栏以防坠床（不选E）。

58. D 脓性指头炎一旦出现跳痛、肿胀明显，应及时切开减压引流。通常采用指神经阻滞麻醉，在末指侧面做纵切口，切口远端不超过甲沟的1/2，近端不超过指节横纹。

59. A 病毒性心肌炎患者应加强营养，合理安排休息和活动，好转出院后继续卧床休息3~6个月，半年至1年内避免重体力劳动，以减少心肌耗氧量。

60. D 妊娠早期叶酸（维生素B族）缺乏可导致胎儿神经管畸形，应指导孕妇于妊娠前3个月补充叶酸，并进食富含叶酸的食物，如谷类、新鲜的绿叶蔬菜和水果、动物肝脏等。

61. B 闭合性肾外伤应采取非手术治疗，绝对卧床休息2~4周，向患者强调绝对卧床休息的重要性，过早、过多下床活动有再度出血的危险（选B），恢复后2~3个月不宜参加体力劳动。密切观察患者生命体征和尿色变化，定期检测血红蛋白及血细胞比容，以判断出血情况（不选A）。对症支持治疗，如营养支持、补充血容量（不选E）、抗感染（不选D）以及适当使用镇痛、镇静药（不选C）。

62. D 妄想是病理性的歪曲信念，虽不符合事实，患者却坚信不疑，既不能以其文化水平及社会背景加以解释，也不能用事实和道理说服。形象性妄想表现为对自己的外貌自我定义并异常坚信。

63. C 生活中食用被农药污染的食物可导致有机磷农药中毒。有机磷农药中毒引起毒蕈碱样症状，主要表现为平滑肌痉挛，如瞳孔缩小、腹痛、腹泻等；腺体分泌增加，如多汗、全身湿冷、流泪和流涎等；括约肌松弛，如大小便失禁。

64. A 重型（急性）再生障碍性贫血起病急，进展快，病情重，主要表现为进行性贫血、严重感染和不同程度的皮肤、黏膜及内脏出血，实验室检查可有全血细胞重度减少，骨髓增生极度低下（选A）。大多急性白血病血象白细胞增多，骨髓象有核细胞显著增生，以原始细胞为主（不选B）。原发免疫性血小板减少症血象主要表现为血小板减少，血小板平均体积偏大（不选C）。血友病实验室检查血小板正常，凝血酶原时间、凝血酶时间和纤维蛋白原定量正常，活化部分凝血活酶时间延长（不选D）。溶血性贫血血象主要表现为红系减少，骨髓红系代偿性增生（不选E）。

65. D 宫颈糜烂根据糜烂面积的大小分3度，糜烂面积小于整个宫颈面积的1/3为轻度，糜烂面积占整个宫颈面积的1/3~2/3为中度，糜烂面积占整个宫颈面积的2/3以上为重度。

66. D 房间隔缺损为先天性心脏病，多数可通过手术治愈或部分矫治（不选C），预后较好（不选A）。患儿应避免去公共场所，预防上呼吸道感染，注意保护性隔离（不选B），按时预防接种（不选E）。

67. B 阵发性室上性心动过速表现为突发突止，持续时间长短不等，发作时有心悸、胸闷、乏力、头痛等，心律绝对规则，压迫颈动脉窦后心率可下降。

68. C 胰腺癌术后早期出血（24小时内）可能为凝血功能障碍所致，有出血倾向者应立即取平卧位，头偏向一侧并及时通知医生（不选A）；密切观察生命体征、切口及引流情况，准确记录24小时液体出入量（选C，不选E）；保持呼吸道通畅，给予吸氧，根据患者情况调节氧流量（不选B）；出血量少可予静脉补液、止血药、输血等治疗，出血量大者应手术止血（不选D）。

69. A 急性肺水肿是左心衰竭最严重的表现，表现为严重呼吸困难、端坐呼吸、发绀、烦躁不安、出冷汗、剧烈咳嗽、咳出大量粉红色泡沫痰，双肺布满湿啰音及哮鸣音（选A）。支气管炎双肺可闻及散在干、湿啰音，位置不固定（不选B）。支气管哮喘双肺可闻及广泛哮鸣音（不选C）。心包积液听诊特点为心音低而遥远（不选E）。肺结核为慢性消耗性疾病，较少引起突发呼吸困难（不选D）。

70. A 子宫内膜癌患者术后2~3年内每3个月复查1次；3年后每6个月复查1次；5年后每年复查1次；出现不适感觉，及时就诊，不必每月做B超检查（选A，不选D）。术后应给予高蛋白、高热量、高维生素饮食，加强营养，提高免疫力（不选B）。注意保暖防寒，预防感冒（不选C）。掌握孕激素的正确使用方法，加强用药后的监测及随访（不选E）。

71. B 硝苯地平属钙通道阻滞剂，常见不良反应包括颜面潮红、头痛、眩晕、心悸、踝部及胫前水肿、牙龈增生等，踝部及胫前水肿由毛细血管扩张所致。

72. A 腹会阴联合直肠癌根治术（Miles手术）适用于腹膜返折以下的直肠癌，癌肿距齿状线5cm以内，不能保留肛门。

73. D 慢性阻塞性肺疾病（COPD）的特征性症状是慢性和进行性加重的呼吸困难，咳嗽、咳痰。由于COPD引起肺血管床减少以及缺氧致肺动脉收缩和血管重塑，导致肺动脉高压，可发展为右心衰竭，可表现为双下肢水肿、肝大等。

74. C 儿童每次应用洋地黄类药物前测量脉搏，必要时听心率。新生儿心率＜100次/分，婴幼儿＜90次/分，儿童＜80次/分，年长儿＜60次/分须暂停用药并报告医生。

75. C 骨牵引患者需要长期卧床，可能出现坠积性肺炎、便秘、下肢深静脉血栓形成等并发症，应注意预防，加强病情观察并及时处理。

76. E 严重循环充血常发生在急性肾小球肾炎起病1周内，严重者可出现呼吸困难、端坐呼吸、颈静脉怒张、咳粉红色泡沫样痰、双肺布满湿啰音等。

77. C 病毒性脑膜炎患儿若出现意识障碍、躁动不安、呕吐、四肢肌张力增强等，应警惕惊厥发作先兆。患儿惊厥发作时应使其头偏向一侧，及时清除口鼻分泌物，保持呼吸道通畅，防止窒息。

78. D 肾切除术前抗结核药物治疗至少2周，肾部分切除术前抗结核药物治疗至少4周；术后继续抗结核药物治疗6~9个月。

79. A 妊娠期糖尿病的产妇，产后应遵医嘱调整胰岛素用量并监测血糖变化，一般分娩后24小时内胰岛素应减至原用量的1/2（不选E），48小时后减少到原用量的1/3（选A），以免发生低血糖。

80. B 严重支气管哮喘急性发作时，哮鸣音减弱，甚至消失，表现为“沉默肺”，是病情危重的表现。

81. B 胃急性穿孔后，具有强烈刺激性的胃酸、胆汁、胰液等消化液和食物进入腹腔，腹部立位X线检查可见膈下新月状游离气体影，腹腔穿刺可抽出黄色、浑浊液体或食物残渣。

82. B 胃炎患者适宜半流质饮食，避免食用过咸、过甜、过硬、生冷、刺激性食物（如辣椒）或饮料（如浓茶、咖啡）以及粗纤维食物（如芹菜、韭菜）和油炸食品。

83. E 下肢静脉曲张术后鼓励患者卧床期间可做足部屈伸和旋转运动。为避免深静脉血栓的形成，术后24小时可鼓励患者开始下地行走，促进静脉回流。

84. D 协调性子宫收缩乏力临床表现为宫缩具有正常的节律性、对称性和极性（不选A），但子宫收缩力弱，持续时间短，间歇期长且不规律，产程延长（选D），易引起产后出血（不选E）、产褥感染、胎儿窘迫等。经阴道分娩者，应加强宫缩，可静脉滴注缩宫素（不选C）。

85. B 心功能Ⅱ级表现为体力活动轻度受限，休息时无症状，日常活动（一般活动）时出现气促、乏力和心悸（选B）。心功能Ⅰ级体力活动不受限，一般活动不引起明显的气促、乏力或心悸（不选D）。心功能Ⅲ级表现为体力活动明显受限，稍事活动或轻于日常活动（一般活动）即引起显著气促、乏力或心悸（不选A）。心功能Ⅳ级体力活动重度受限，休息时也有气促、乏力或心悸，任何体力活动均会引起不适（不选E）。

86. B 慢性肺源性心脏病患者给予氧疗时，应持续低流量（1~2L/min）、低浓度给氧，维持 PaO_2 在60mmHg以上，防止高浓度吸氧抑制呼吸，加重缺氧和 CO_2 潴留，诱发肺性脑病（选B）。哮喘急性发作患者若出现低氧血症，给予鼻导管或面罩吸氧，吸氧流量为1~3L/min，氧浓度一般不超过40%（不选A）。

87. B 一氧化碳中毒典型表现为口唇呈樱桃红色。一氧化碳可与血红蛋白结合，形成稳定的碳氧血红蛋白（COHb），COHb不能携氧且不易解离，引起组织和细胞缺氧。此时血液呈樱桃红色，因此口唇、黏膜、颜面、前胸和大腿内侧皮肤呈樱桃红色。

88. E 急性上呼吸道感染由各种病毒和细菌引起，70%~80%为病毒，如鼻病毒、呼吸道合胞病毒、流感病毒等（选E）。病毒感染后可继发细菌感染，最常见的致病菌是溶血性链球菌（不选A），其次为肺炎链球菌（不选C）、流感嗜血杆菌。

89. D 根据婴儿运动发育的特点，8~9个月可扶站片刻；6~8个月能独自摇摆或玩弄小物体，出现换手及捏、敲等探索性动作；7~8个月能发“爸爸”“妈妈”等语音。婴儿最可能的月龄为9个月。

90. B 心包穿刺术前可预防性使用阿托品，防止术中发生迷走性低血压反应（选B）。穿刺时患者取半坐卧位（不选A）。术中嘱患者勿剧烈咳嗽或深呼吸，严格无菌操作，抽液过程中随时夹闭胶管，防止空气进入心包腔（不选D）。抽液要缓慢，每次抽液量不超过1000ml，以防急性右心室扩张，一般第1次抽液量不宜超过200~300ml；若抽出新鲜血，立即停止抽吸，密切观察有无心脏压塞症状（不选C）。穿刺后密切观察生命体征变化。待心包引流液＜25ml/d时拔除导管（不选E）。

91. B 腹腔镜检查可直接观察肿块状况，直视盆腔、腹腔及横膈等部位，并在可疑部位多点活组织检查，抽取腹腔积液行细胞学检查，有助于诊断卵巢癌分期及选择治疗方案。

92. B 正常胎动每小时3~5次。自数胎动计数是监测胎儿安危最简便易行的方法，每天早、中、晚各数1小时胎动，2小时内胎动计数≥10次为正常，否则应及时就诊。

93. A 支气管扩张症主要表现为长期咳嗽和大量脓痰，咳嗽与体位有关，常在晨起和夜间卧床时，由于体位改变致气管内痰液易流出而加重。

94. D 阿尔茨海默病的核心症状或早期最突出的症状为近记忆障碍，主要表现为持续进行性认知功能减退，可伴有精神症状如莫名生气、多疑、害怕等。

95. E 胎盘、胎膜娩出后，接近肌层的子宫内膜基底层逐渐再生新的功能层，内膜缓慢再生。除胎盘附着部位，子宫内膜均在产后第3周由新生内膜修复，胎盘附着部位全部修复需要至产后6周。

96. A 输卵管妊娠的典型症状为6~8周停经史，破裂后可突感下腹撕裂样疼痛，不规则阴道流血，大量腹腔内出血时有剧烈腹痛、面色苍白、四肢厥冷、血压下降等休克症状，宫颈举痛或摇摆痛是输卵管妊娠的主要体征之一（选A）。流产时腹痛为下腹中央阵发性坠痛，无宫颈举痛（不选B）。黄体破裂多无停经史，表现为下腹一侧突发性疼痛，妇科检查无肿块触及（不选D）。急性腹膜炎常伴有消化系统症状和腹膜刺激征（不选C）。卵巢囊肿常有不孕或盆腔感染史，两侧附件区可触及囊性包块，破裂时可引起整个下腹痛甚至全腹疼痛（不选E）。

97. A 阴道后穹隆穿刺是进一步确诊异位妊娠简单可靠的方法，直肠子宫陷凹抽出不凝血即可确诊（选A）。腹腔镜常用于异位妊娠诊断困难或行手术治疗时（不选C），多数输卵管妊娠可在腹腔镜直视下穿刺输卵管的妊娠囊吸出部分囊液或切开输卵管吸出胚胎，并注入药物，无须清宫（不选B）。诊断性刮宫已很少使用，适用于超声检查不能确诊或与不能存活的宫内妊娠鉴别时（不选D）。将宫腔排出物或刮出物做病理检查，切片中见到绒毛，可诊断为宫内妊娠，仅见蜕膜未见绒毛者有助于诊断异位妊娠（不选E）。

98. E 肾病综合征临床特点为大量蛋白尿（尿蛋白＞3.5g/d）、低白蛋白血症（＜30g/L）、高脂血症、明显水肿。肾活组织病理检查可明确肾小球的病变类型，指导治疗及判断预后。

99. C 环孢素A适用于激素及细胞毒性药物（如环磷酰胺）治疗无效的难治性肾病综合征。

100. B 幽门梗阻是消化性溃疡的并发症，主要表现为腹痛和反复大量呕吐，呕吐物为不含胆汁的宿食（选B）。慢性胃炎与胃溃疡的典型表现类似，上腹饱胀不适，餐后常加重，伴消化不良的表现（不选 A、C）。胆石病主要表现为胆绞痛、查科三联征（夏柯三联征）等（不选 D）。肝炎可有黄疸、全身不适、消化不良等症状，重者可致肝硬化及肝癌（不选 E）。

101. D 幽门梗阻严重呕吐，会丢失大量 H^+、Cl^- 和 K^+，肠液和胰腺的 HCO_3^- 得不到 H^+ 中和而被吸收入血，导致低氯低钾性代谢性碱中毒。

102. D 脾位于左季肋部，是腹腔最容易受损的器官之一。脾破裂可分为中央型破裂、被膜下破裂和真性破裂，前两种因包膜完整，出血量受限制，临床上可无明显内出血征象而不易被发现，脾内血肿最终可被吸收。脾被膜下血肿有时可在某些微弱外力的影响下转为真性破裂，发生大出血导致病情突然加重。

103. A 脾损伤并发失血性休克时，应在抗休克同时行腹腔探查，明确出血部位，及时止血。

104. A 补液是治疗糖尿病酮症酸中毒的首要和关键环节，只有在组织灌注得到改善后，胰岛素的生物效应才能充分发挥；补液的基本原则为“先快后慢、先盐后糖”，通常先使用生理盐水，补液量和速度视失水程度而定。其次行小剂量胰岛素治疗，即按 0.1U/（kg · h）的短效胰岛素加入生理盐水中持续静脉滴入或泵入，以达到血糖快速、稳定下降而又不易发生低血糖的效果，同时还能抑制脂肪分解和酮体产生。

105. B 当血糖下降至 13.9mmol/L 时，根据血钠情况决定改为 5% 葡萄糖液或葡萄糖生理盐水，并按每 2~4g 葡萄糖加入 1U 短效胰岛素计算。糖尿病酮症酸中毒患者有不同程度失钾，补钾应根据血钾和尿量，治疗前血钾＜ 5.5mmol/L，应在开始胰岛素和补液治疗的同时立即开始补钾。

106. E 结肠癌最早出现的症状是排便习惯和大便性状改变，表现为排便次数增多，血便、腹泻、便秘等；X 线钡剂灌肠示结肠肠壁僵硬、存在充盈缺损及小龛影。

107. E 骶前引流管术后一般放置 5~7 天，当引流管引流量少、性状无异常时，方可拔除（选 E）。术后病情平稳后取半坐卧位，有利于腹腔引流（不选 A）。禁饮禁食期间要做好口腔护理，预防口腔感染（不选 B）。术后 2~3 天肛门排气或造口开放后，可拔除胃管，进流质饮食（不选 C）。术后 2 周可进普通饮食，给予高蛋白、高热量、高维生素、低脂、易消化的少渣饮食（不选 D）。

108. D 局部脓肿分层穿刺对早期诊断急性化脓性骨髓炎最有价值，在肿胀和压痛最明显部位穿刺，抽出脓液、浑浊液或血性液时及时送检；若涂片中发现多是脓细胞或细菌，即可明确诊断。

109. E 急性化脓性骨髓炎患者的治疗原则为早期诊断与治疗，尽快控制感染，防止发展成慢性。早期、联合、大剂量应用广谱抗生素，再根据药敏试验结果选用敏感抗生素；早期经抗生素治疗 48~72 小时仍不能控制局部症状时应立即手术，引流脓液，常用手术方式有钻孔引流术和开窗减压术。

110. E 根据病程，小儿腹泻分为急性腹泻（病程＜ 2 周）、迁延性腹泻（病程 2 周至 2 个月）和慢性腹泻（病程＞ 2 个月）。根据临床表现不同，营养不良可分为轻度、中度以及重度营养不良。重度营养不良主要表现为体重低于正常体重＞ 40%，腹部皮下脂肪消失等。轻度营养不良主要表现为体重低于正常体重 15%~25%，腹部皮下脂肪厚度为 0.4~0.8cm 等。中度营养不良主要表现为体重低于正常体重 25%~40%，腹部皮下脂肪厚度为＜ 0.4cm 等。

111. D 血白蛋白降低为营养不良的特征性改变。

112. A 补液时应坚持“量出为入，宁少勿多”的原则。严格记录 24 小时液体出入量，每天补充液量 = 前 1 天总排出量＋ 500ml。恢复期患者，初期补充排出水分的 1/3~1/2，注意多饮水和及时补充钾、钠，因而补液总量适当减少。年老体弱、婴幼儿、心肺疾病者输液时速度宜慢，以免加重心脏负荷。

113. D 若营养不良患儿在夜间或清晨突然出现头晕、出冷汗、面色苍白、神志不清等低血糖的表现，应立即报告医生并遵医嘱静脉注射 25%~50% 葡萄糖溶液。

114. C 肠套叠多见于婴幼儿，典型表现为腹痛、果酱样血便、腊肠形光滑有压痛的腹部肿块（选 C）。肠扭转多见于青壮年，常因饱食后剧烈运动而发病，主要表现为突然发作的持续性剧烈腹部绞痛，腰背牵涉痛（不选 D）。肠肿瘤大多会出现大便性状改变，黑便或血便（不选 A）。蛔虫性肠梗阻的主要表现是脐周阵发性疼痛，伴呕吐，腹部柔软，可触及条索状包块（不选 B）。机械性肠梗阻表现为阵发性绞痛、呕吐、腹胀及肛门停止排便排气（不选 E）。

115. A 空气灌肠是肠套叠的诊断方法，也是有效的治疗方法，适用于病程在 48 小时以内、全身情况良好、无腹胀、无明显脱水及电解质紊乱者。

116. D 空气灌肠是肠套叠的诊断方法，也是有效的治疗方法，适用于病程在 48 小时以内、全身情况良好、无腹胀、无明显脱水及电解质紊乱者。

117. E　Ⅱ型呼吸衰竭为缺氧伴 CO_2 潴留，动脉血气分析：$PaO_2 < 60mmHg$，$PaCO_2 > 50mmHg$。

118. E　Ⅱ型呼吸衰竭主要表现为呼吸困难（不选B）、神经精神症状和循环系统表现。CO_2 潴留使外周体表静脉扩张，可表现为皮肤温暖（不选D）、多汗（选E），球结膜水肿，血压升高（不选C）。发绀是缺氧的主要表现，当血氧饱和度低于90%时出现（不选A）。

119. D　一次性注射器采集血气分析标本时，穿刺前用2ml注射器先抽吸肝素0.5ml，湿润注射器管腔后弃去余液，以防血液凝固（不选A、B）。穿刺部位首选桡动脉，其次可选股动脉，于动脉搏动最明显处进针抽取所需要的血量（不选C）。采血完毕迅速拔出针头，针头拔出后立即刺入软木塞或橡胶塞，以隔绝空气，并轻轻搓动注射器使血液与肝素混匀（选D）。采血后立即送检，以免影响检查结果（不选E）。

120. E　Ⅱ型呼吸衰竭患者应给予持续低流量、低浓度吸氧，避免高浓度吸氧而抑制呼吸、加重 CO_2 潴留。

答案与解析 · 预测试卷三

专业实务

1. D 护理立法的意义包括促进护理管理法制化，提高护理质量（不选B）；促进护理教育及护理学科的发展（不选C）；维护护士的权益（不选A）；保证护理人员具有良好的护理道德；有利于维护服务对象的正当权利（不选E）。

2. E 《传染病防治法》规定，对乙类传染病中传染性非典型肺炎、肺炭疽、人感染高致病性禽流感，采取甲类传染病的预防、控制措施。

3. A 护际关系指护士之间的关系。由于护士之间不同的职务、职责、知识水平、工作经历，产生不同的心态，从而容易发生矛盾冲突。各层次护士间应相互体谅、相互支持（不选C）、团结协作（不选D），相互理解（不选B）、相互学习（不选E）、和睦相处。

4. A 脉搏短绌（绌脉）是指在同一单位时间内脉率少于心率，常见于心房颤动患者。

5. C 吸痰时采取左右旋转，从深部向上提拉，每次吸痰时间不超过15秒，以免造成缺氧。

6. E 五行的各自特性为土爰稼穑（选E），火曰炎上（不选A），金曰从革（不选B），水曰润下（不选C），木曰曲直（不选D）。

7. C 卫生行政部门接到医疗机构关于重大医疗过失行为的报告或者医疗事故争议当事人要求处理医疗事故争议的申请后，对需要医疗事故技术鉴定的，应当交由负责医疗事故技术鉴定工作的医学会组织鉴定。

8. A 肝硬化腹水患者应给予低盐饮食，摄入量控制在1.2~2g/d，以免加重腹水形成。腹水严重者应给予无盐低钠饮食。

9. B 管理层次指组织结构中纵向管理系统所划分的等级数量。一般情况下，组织越大层次越多，从高层领导到基层领导以2~4个层次为宜。

10. B 宫颈癌多发生在宫颈外口鳞 - 柱状上皮交界处。

11. D 沟通有五个层次，由低至高分为一般性的交谈、陈述事实、分享个人想法和判断、分享感觉、沟通高峰。沟通高峰是互动双方达到了一种短暂的“一致性”的感觉，是护患双方沟通交流所达到的最理想境界，这种高峰只需要短暂的时间即可完成，也可伴随着分享感觉的沟通时自然而然地产生。

12. C 大部分葡萄胎的病变局限于宫腔内，不侵袭肌层（不选A），完全性葡萄胎可有子宫局部侵犯和（或）远处转移，但概率较低（不选D）；镜下为滋养细胞不同程度增生（选C），绒毛间质水肿，间质内血管稀少或消失。部分性葡萄胎存在胎儿及其附属物，但完全性葡萄胎无胎儿及其附属物（不选B）。

13. C 备用医嘱分为长期备用医嘱和临时备用医嘱两种：临时备用医嘱有效时间在12小时以内，必要时用，过期未执行则失效（选C）；长期备用医嘱有效期在24小时以上，两次执行之间有时间间隔，由医生注明停止日期后方失效（不选D）。临时医嘱有效期在24小时以内，应在短时间内执行，有的需要立即执行，通常只执行1次（不选A）。长期医嘱自医生开写医嘱起，至医嘱停止，有效时间在24小时以上（不选B）。一般情况下不执行口头医嘱，在抢救或手术过程中医生下口头医嘱时，执行护士应先复述1遍，双方确认无误后方可执行（不选E）。

14. E 护患语言沟通的原则包括尊重性、礼貌性、目标性、规范性、治疗性、情感性、艺术性、保密性。其中尊重是确保沟通顺利的首要原则。

15. A 过失犯罪是应当预见自己的行为可能发生危害社会的结果，因疏忽大意而没有预见，或已经预见而轻信能够避免，以致发生不良后果而构成犯罪。

16. B 急性胆囊炎主要表现为上腹部疼痛，常在饱餐、进食油腻食物后发作，典型体征为墨菲征（Murphy征）阳性。胆囊触诊的部位在右侧腹直肌外缘与肋弓交界处（即右侧肋弓下缘）。

17. B 临床血液学检查如血型检测和交叉配血试验，测定血沉、血常规、血细胞的分类和计数及血液中某些物质，如血糖、尿素氮、肌酐、尿酸、肌酸等，要求采集全血标本，使用抗凝试管（选B）。临床生化、免疫学检查，如肝功能（不选C）、血清酶（不选A、E）、电解质（不选D）、脂类等检查要求采集血清标本，使用普通干燥试管。

18. C 链霉素的主要不良反应为听力损害和肾损害（选 C）。对氨基水杨酸的主要不良反应为胃肠道反应（不选 B）。利福平的主要不良反应为肝损害（不选 D）。吡嗪酰胺的主要不良反应为高尿酸血症（不选 E）。

19. A 雌激素依赖型子宫内膜癌的主要病因可能为长期无孕激素拮抗的雌激素刺激导致子宫内膜增生症，继而发生癌变（不选 B）。患者较年轻，常伴有肥胖、高血压、糖尿病、不孕及绝经延迟等（选 A）。非激素依赖型子宫内膜癌少见。

20. D 口腔真菌培养时，应在口腔溃疡面上采集分泌物（选 D）。采集咽拭子标本时，应用无菌长棉签轻擦两侧腭弓（不选 A）、咽（不选 B）、扁桃体上的分泌物。

21. A 心力衰竭最重要的诱发因素是感染，以呼吸道感染最常见（选 A）。诱因还有心律失常，以心房颤动最常见（不选 B）；血容量增加，如钠盐摄入过多，输液过快、过多等（不选 D）；生理或心理压力过大，如妊娠、过度劳累、剧烈运动、情绪激动等（不选 C）；治疗不当，如不恰当地停用利尿药或降压药等；原有心脏疾病加重或合并其他疾病，如急性心肌梗死合并甲状腺功能亢进症或贫血等（不选 E）。

22. A 慢性子宫颈炎的病理改变有慢性宫颈管黏膜炎、宫颈息肉和宫颈肥大。宫颈糜烂曾被认为是慢性子宫颈炎最常见的病理改变。但目前已明确宫颈糜烂样改变只是一个临床征象，可为生理性改变，也可为病理性改变。

23. C 《护士条例》规定，护士执业注册申请，应当自通过护士执业资格考试之日起 3 年内提出。逾期提出申请的，还应当在符合国务院卫生主管部门规定条件的医疗卫生机构接受 3 个月临床护理培训并考核合格。

24. E 医院获得性肺炎以呼吸机相关肺炎最常见，重症患者病原体主要为铜绿假单胞菌、不动杆菌等（选 E）。社区获得性肺炎最常见的病原体为肺炎链球菌（不选 B）。

25. B 由图可知，正常位置的胎盘在胎儿娩出前，部分或全部从子宫壁剥离，为胎盘早剥。若剥离面积小，出血停止，血液凝固，临床多无症状；若继续出血，血液冲开胎盘边缘及胎膜，经宫颈向外流出，称为显性剥离，表现为腹痛、阴道流血增多。

26. A 第一产程是指从临产规律宫缩开始至宫口开全。由于第一产程时间较长，宫缩痛加上对分娩的担心和害怕，使产妇容易产生焦虑、恐惧、紧张等不良情绪，应及时提供分娩过程的信息，增强产妇对自然分娩的信心，减轻焦虑，并提供心理支持。

27. D 臀先露是最常见的异常胎位，妊娠 30 周前多能自行转为头先露；30 周后仍不正者，可根据情况采取膝胸卧位行胎位矫治。若矫治失败，临产前提前 1 周住院，根据产妇及胎儿具体情况综合分析，决定分娩方式。

28. D 流产过程中，若阴道流血时间过长、有组织残留于宫腔内等，有可能引起宫腔内感染，称流产合并感染。其治疗原则为迅速控制感染，尽快清除宫内残留物。如为轻度感染或出血较多，可在静脉滴注抗生素的同时刮宫，以达到止血目的；感染较严重而出血不多时，可用高效广谱抗生素控制感染后再行刮宫。若感染严重或盆腔脓肿形成，应行手术引流，必要时切除子宫。

29. A 在支气管哮喘治疗中，不同吸入剂同时使用时，一般先用 β_2 受体激动剂气雾剂，后用糖皮质激素气雾剂。

30. B 接种反应包括一般反应和异常反应，一般反应又包括局部反应和全身反应。局部反应表现为接种后数小时至 24 小时，注射部位会出现红、肿、热、痛，有时还伴淋巴结肿大；全身反应是于接种后 24 小时内出现体温升高。轻微的一般反应无须特殊处理。

31. E 血液生化检查，如测定肝功能（丙氨酸氨基转移酶、天冬氨酸氨基转移酶等）、脂类、电解质等，最佳的采血时间是晨起空腹时。护士应通知患者晚餐后禁食至次晨采血，避免因进食而影响检验结果。

32. D 输液时间（小时）=［液体总量（ml）× 点滴系数（滴 /ml）］/［每分钟滴数（滴 / 分）×60（分钟）］=（400×15）/（20×60）=5 小时。

33. D 直肠肛管周围脓肿常见的致病菌有大肠埃希菌、金黄色葡萄球菌、链球菌和铜绿假单胞菌，偶有厌氧性细菌和结核分枝杆菌，常是多种病原菌混合感染。在培养出致病菌之前，可经验性应用抗生素治疗，首选对革兰阴性杆菌和厌氧菌有效的抗生素，联合用药。

34. D 结束期是经过治疗和护理，患者病情好转或康复，可以出院休养，护患关系转入结束期。

35. C 咽拭子标本采集是取咽部和扁桃体分泌物，做细菌培养或病毒分离。采集时，嘱患者张口，发“啊”长音，用无菌长棉签迅速擦拭两侧腭弓、咽、扁桃体上的分泌物。图中：①上唇；②硬腭；③扁桃体；④舌根；⑤舌尖。

36. C 根据普通胰岛素（规格为 10ml，400U）得出 1U=0.025ml，计算公式为药液剂量（ml）= 所需要

的单位 ×0.025，即 12×0.025=0.3ml。

37. C 脓性指头炎患者患指一旦出现跳痛、肿胀明显，应及时切开减压引流，以免发生指骨坏死和骨髓炎。

38. C 急性阑尾炎是最常见的外科急腹症，典型症状为转移性右下腹痛。急腹症患者明确诊断前，禁用吗啡、哌替啶等强镇痛药，以免掩盖病情，延误诊断（不选 A）。绝大多数急性阑尾炎一经确诊，应及早施行阑尾切除术，早期手术操作简单，术后并发症少，但患者确诊之前不用术前准备（不选 B）。护士在检查结果出具前不能自行对病情下定论（不选 D）。护士应加强心理护理，与患者沟通，安抚患者（选 C），沟通时应注意态度谦和，不可责令患者（不选 E）。

39. D 奥伦设计了三类护理系统，即全补偿系统、部分补偿系统和支持教育系统。部分补偿护理系统适用于能完成部分自理活动，但在某些方面缺乏自理能力的患者；既需要护士提供护理照顾，也需要患者自己完成一些自理活动，在这一过程中护士和患者双方共同起作用。全补偿护理系统是指患者完全没有自理能力，需要护士给予全面的照顾，适用于在神志上和体力上均无法满足自理需要的患者，如昏迷患者、全身麻醉患者或植物状态的患者等。

40. E 胃肠道手术者一般术后禁食 24~48 小时，护士应告知不能进食的原因。待肠蠕动恢复、肛门排气后可开始进食水和少量流食，逐步过渡到半流质饮食、普食，开始进食早期应避免食用牛奶、豆类等易产气的食物。

41. B 水痘患儿应隔离至皮疹全部结痂或出疹后 7 天，易感儿接触后应检疫 3 周（选 B）。多饮水（不选 A）、补充维生素 C（不选 E）、静脉注射抗病毒药物是水痘患儿的治疗和护理措施（不选 D）。糖皮质激素具有免疫抑制作用，在出疹期避免使用，以防病毒播散（不选 C）。

42. A 重复测量血压时，应将袖带内的气体放尽，使汞柱降至“0”点，稍候片刻后再测量，避免连续加压使肢体循环受阻。

43. D 患者因血管栓塞的危险而表现出恐惧心理，此时最应给予患者心理安慰，解除患者烦恼和疑惑，消除患者的恐惧心理，使患者增强治疗疾病的信心。

44. C 肝性脑病的发病机制主要是氨中毒干扰脑功能，血氨升高对诊断肝性脑病最有意义。

45. A 护士填写患者手术时间的位置应是体温单 40~42℃横线之间（图中①），用红笔在相应日期和时间栏内纵向填写，时间数字使用中文格式。

46. B 交谈技巧包括倾听、核实、提问、阐释、移情、沉默、鼓励和反应。移情即感情进入的过程，是从他人的角度感受、理解他人的感情，并对他人的感情给予恰当的反应。移情有助于护患沟通的准确性，有助于患者自我价值的保护，有助于护士学会关注环境和他人。

47. C 临床上将意识状态分为嗜睡、意识模糊、昏睡、昏迷。昏迷按其程度分为浅昏迷、中昏迷、深昏迷；浅昏迷表现为患者意识大部分丧失，无自主运动，对声、光刺激无反应，对压迫眶上缘等疼痛刺激可有痛苦表情及躲避反应，瞳孔对光反射、角膜反射、眼球运动、吞咽反射、咳嗽反射等可存在。

48. C 胸部叩击的患者取侧卧位或坐位（不选 B），护士五指并拢，向掌心微弯曲呈空心掌状或握杯状（不选 A），自下而上（不选 E），由外向内（选 C），迅速而有节律地叩击患者胸壁，力量适中，以患者不感到疼痛为宜（不选 D）。

49. A 对呼吸机辅助呼吸患者的病室环境应特别注意保持适宜的温、湿度，以保持呼吸道黏膜的湿润，防止痰液干结，减少呼吸道感染的机会；一般维持室温为 18~22℃，湿度为 50%~60%。

50. A 压疮分为 4 期。Ⅰ期（淤血红润期）的表现是局部受压的皮肤出现红、肿、热、麻木或触痛感，但皮肤表面无破损，为可逆性改变（选 A）。Ⅱ期（炎性浸润期）的表现为受压部位紫红，表皮有水疱形成，皮下产生硬结，易破溃，患者有痛感（不选 B）。Ⅲ期（浅度溃疡期）全层皮肤破坏，可到达皮下组织，但肌肉、骨骼尚未暴露。Ⅳ期（坏死溃疡期）坏死侵入真皮下层和肌肉层，感染向周边扩展，可深达骨面（不选 E）。

51. B 静脉输液发热反应多发生在输液后数分钟至 1 小时，轻者体温在 38℃左右，停止输液后体温可自行恢复正常，严重者可有寒战、高热，伴头痛、恶心、呕吐等。反应较轻者可减慢滴速或停止输液，报告医生。反应严重者应立即停止输液，通知医生，保留剩余药液和输液器送检，必要时做细菌培养，以查找发热反应的原因。

52. E 护士与患者沟通时应注意解答患者疑惑并安抚情绪。此时工作重点是通过护士高尚的医德和良好的服务态度，取得患者的信任，获得患者的配合。

53. B 麻醉前用药可包括：抗胆碱药如阿托品，主要作用为抑制腺体分泌和副交感神经兴奋（选 B）；镇痛药如吗啡、哌替啶等，可提高痛阈，镇静，镇痛（不选 C、E）；镇静催眠药如地西泮、咪达唑仑，主要作用为安定镇静（不选D）。芬太尼属阿片类药物，主要应用于术中或术后镇痛（不选A）。

54. D　原发免疫性血小板减少症治疗首选用药为糖皮质激素，治疗无效可采用脾切除（选D）。输全血（不选C）、输血小板或应用止血药主要适用于血小板＜20×10⁹/L（不选E），出血严重而广泛和疑有或已存在颅内出血者。

55. C　胃癌好发部位以胃窦部为主，其次为贲门部。图中：①胃底部；②胃体部；③胃窦部；④幽门部；⑤胃小弯。

56. D　手术前护理最重要的措施是消除患者的恐惧心理，鼓励患者，帮助其建立战胜疾病的信心。建立良好的护患关系，鼓励患者表达感受，耐心倾听，取得其信任，帮助患者宣泄恐惧、焦虑等不良情绪，使其感受到被关心和重视。耐心解释手术的必要性，介绍医院技术水平和手术成功的例子，增强治疗的信心。

57. E　系统性红斑狼疮主要的心理问题为“焦虑与病情反复发作、迁延不愈、面容毁损及多脏器功能损害等有关”。

58. B　2%戊二醛适用于不耐热的金属器械和精密仪器如内镜等的消毒，消毒需要10~30分钟，灭菌需要10小时（选B）。甲醛熏蒸用于不耐高温、对湿敏感及易腐蚀物品表面的消毒灭菌（不选A）。含氯消毒剂可用于餐具、环境、水、疫源地消毒及被乙肝病毒、结核分枝杆菌、细菌芽孢污染的物品消毒（不选C）。碘酊用于注射、手术、穿刺部位的皮肤消毒（不选D）。过氧化氢适用于不耐热的外科植入物、塑料用品、餐具消毒等（不选E）。

59. A　临终患者的心理反应包括否认期、愤怒期、协议期、抑郁期和接受期。其中抑郁期表现为悲伤、情绪低落、退缩、沉默、抑郁和绝望。护士应首先允许患者用不同方式宣泄情感，耐心倾听患者诉说，安慰患者，调动其积极情绪（选A）；其次，安排与亲朋好友见面，尽量让家属陪伴身旁，注意安全，防范自杀（不选D）；如患者因心情抑郁忽视个人卫生，护士应协助做好皮肤、口腔护理，保持卫生和舒适。

60. B　急腹症未明确诊断者禁用吗啡、哌替啶等强镇痛药，以免掩盖病情（选B）。地西泮为苯二氮䓬类镇静催眠药，有镇静催眠、抗惊厥、抗癫痫的作用（不选A）。苯巴比妥为巴比妥类镇静催眠药，有较强的抗惊厥及抗癫痫作用（不选C）。盐酸异丙嗪（非那根）为H_1受体拮抗剂，主要用于皮肤黏膜变态反应性疾病（不选D）。6-氨基己酸为促凝血药，有止血作用，用于纤溶性出血，如脑、肺、子宫、甲状腺等外伤或手术出血（不选E）。

61. A　停用氧气时，应先拔出导管，再关闭氧气开关（选A）。使用氧气前先检查导管是否通畅（不选B）、有无漏气（不选C）。使用氧气时，应先调节流量后再应用，中途改变氧气流量，先将氧气和鼻导管分离，调节流量后再接上，以免误操作，使大量气体冲入呼吸道，损伤肺组织（不选D）。吸氧时严格遵守操作规程，注意用氧安全，做好“四防”，即防震、防火、防热、防油（不选E）。

62. B　骨髓抑制是抗肿瘤药的常见不良反应，化疗后患者外周血白细胞减少，可引起各种细菌、真菌继发感染，感染部位以口腔黏膜、牙龈、咽峡最常见。口腔真菌感染表现为口腔黏膜出现白色或灰白色乳凝块样物，此时可给予1%~4%碳酸氢钠溶液，抑制真菌生长。

63. B　临终患者的心理反应包括否认期、愤怒期、协议期、抑郁期和接受期。其中抑郁期表现为悲伤、情绪低落、退缩、沉默、抑郁和绝望。护理人员应鼓励患者说出内心的感受，允许患者用不同方式宣泄情感，如忧伤、哭泣等，耐心倾听患者诉说，安慰患者，调动其积极情绪。

64. E　物理降温有局部冷疗和全身冷疗2种方法。体温＞39.0℃应采用局部冷疗，冰袋冷敷头部；体温＞39.5℃应采用全身冷疗，用温水或乙醇拭浴（选E，不选C）。采取降温措施30分钟后应复测体温（不选A）。心前区禁止冷疗，防止引起反射性心率减慢、心律不齐（不选D）。

65. B　护士和患者的初识阶段，是护患之间开始建立信任关系的时期。患者通过护士的主动介绍、仪表举止了解护士，同时也可消除不安情绪，增加安全感和对护士的信任感。

66. C　卡托普利属血管紧张素转换酶抑制剂（ACEI），其降压的机制为阻止血管紧张素Ⅱ生成，拮抗血管紧张素Ⅱ收缩血管、升高血压的作用。适用于伴有心力衰竭、心肌梗死、心房颤动、蛋白尿、糖耐量减退或糖尿病肾病的高血压患者。

67. D　每隔1个正常搏动后出现2个期前收缩，称成对期前收缩（选D）。每隔1个正常搏动后出现1次期前收缩，称二联律（不选A）。每隔2个正常搏动后出现1次期前收缩，称三联律（不选B）。二联律和三联律属于一种有规律的频发性期前收缩（不选C）。脉搏短绌指在同一单位时间内脉率少于心率（不选E）。

68. A 患者家属探视与治疗护理工作相冲突，护士首先应耐心细致地解释，向家属适当介绍患者目前病情及医院规定，求得其配合与支持。护士应理解、同情患者家属，并加强心理支持。

69. E 使用约束带前应向患者及家属做好解释工作，取得理解，维护患者自尊（不选 C）。约束带只能短期使用，应定时松解，1 次 /2 小时（选 E）。约束带下应垫衬垫（不选 B），固定时松紧合适，以能伸入 1~2 个手指为宜（不选 A）。重点观察约束部位的血液循环，如皮肤颜色、温度、活动度和感觉，每 15 分钟 1 次；若发现肢体苍白、冰冷或麻木，应立即放松约束带（不选 D）。

70. E 呼气性呼吸困难最常见的病因是小支气管痉挛，表现为呼气费力及呼气时间延长，其发生与支气管痉挛、狭窄和肺组织弹性减弱，影响肺通气功能有关，常见于支气管哮喘和慢性阻塞性肺疾病（选 E）。支气管异物可出现吸气性呼吸困难，其发生与大气道的狭窄和梗阻有关（不选 A）。气胸常有混合性呼吸困难（不选 D）。肺栓塞以呼吸急促最常见，并伴有发绀（不选 B）。肺动脉高压主要表现为活动后的呼吸困难，呈进行性加重（不选 C）。

71. D 阿尔茨海默病治疗最常用的药物为多奈哌齐，可延缓认知功能下降及变性过程（选 D）。阿米替林（不选 B）、氯米帕明（不选 A）、氟西汀（不选 C）为抗抑郁药。丁螺环酮为抗焦虑药（不选 E）。

72. C 慢性肺源性心脏病的主要诱因是呼吸道感染，应注意防寒保暖，避免上呼吸道感染。

73. C 妊娠合并糖尿病的孕妇多数经合理饮食控制和适当运动治疗，能将血糖控制在满意范围内。若血糖控制不理想，首选胰岛素治疗。不宜使用口服降糖药治疗，防止对胎儿产生毒性反应。妊娠期如需要口服降糖药，更推荐二甲双胍。

74. B 授权的原则包括视能授权（不选 A）、合理合法（不选 C）、监督控制（不选 D）、权责对等（不选 E）。

75. D 乙醇拭浴是常用的全身冷疗法，冷疗禁忌擦拭的部位包括枕后、耳廓、阴囊处、心前区、腹部、足底。

76. C 面部和颈部手术后的患者应采取半坐卧位，以减少切口局部出血。

77. A 强酸、强碱等腐蚀性药物中毒时，禁忌洗胃，以免造成胃穿孔，可给予药物或迅速给予物理性对抗剂，如牛奶、豆浆、蛋清、米汤等以保护胃黏膜。

78. B 金黄色葡萄球菌为新生儿脐炎常见的致病菌，首选抗生素为青霉素或第一、第二代头孢菌素。第二代头孢菌素如头孢呋辛，对革兰阳性菌作用较强，可用于治疗敏感菌所致脐炎、肺炎等（选 B）。庆大霉素属氨基糖苷类抗生素，常用于治疗各种革兰阴性杆菌感染（不选 A）。罗红霉素、阿奇霉素属大环内酯类抗生素，对革兰阳性菌、革兰阴性球菌敏感（不选 C、D）。环丙沙星属于喹诺酮类药物，具有强大的抗革兰阴性菌活性，易引起软骨损伤，不宜常规用于儿童（不选 E）。

79. D 氨中毒是肝性脑病的重要发病机制，氨主要在结肠部位以非离子型（NH_3）弥散入肠黏膜内而被吸收。

80. B 气体交换为胎盘的功能（选 B）。羊水为充满于羊膜腔内的液体，可以保护胎儿，使胎儿能够自由活动，避免受到挤压或发生粘连（不选 A、C）。羊水检查目前临床上常用于遗传病的产前诊断、宫内感染病原体的检测以及胎儿肺成熟度的判断（不选 D）。临产宫缩时，羊水能使宫腔压力均匀分布（不选 E），临产后前羊水囊可扩张宫口及阴道，破膜后羊水可冲洗和润滑产道，减少感染。

81. E 肺换气是肺泡与肺毛细血管血液之间的气体以扩散方式交换的过程，气体分压差是气体交换的动力，当肺泡 PaO_2 ＞肺毛细血管 PaO_2，肺泡内的 O_2 顺分压差扩散入血液。进入血液的 O_2 需要先溶解在血液中，提高 PaO_2，再与血红蛋白结合。肺泡内 O_2 与血红蛋白的结合与解离取决于肺泡内的 PaO_2 或氧浓度。

82. E 常用的沟通方法有提问、倾听、阐释、安慰、应答、沉默。沉默可以表达接受、关注和同情，可以在患者家属过度悲痛时，默默陪伴给予安慰。

83. D 一氧化碳中毒重症患者应尽早行高压氧治疗，即在超大气压的条件下用 100% 氧气治疗，可加速血液碳氧血红蛋白解离和一氧化碳排出，缩短昏迷时间和病程，预防迟发性脑病，是治疗一氧化碳中毒最有效的方法。

84. B 目光可以表达和传递情感，也可以显示自身的心理活动，还能影响他人的行为，是传递信息十分有效的途径和方式。交谈过程中，应保持良好的目光接触，用 30%~60% 的时间注视患者的面部，并面带微笑，避免分散注意力的动作。

85. A 书写医疗与护理记录时，有书写错误应在错误文字上画双横线，就近书写正确文字并签名（选 A，不选 B）。记录内容应详细、真实、客观，不应是护理人员的主观解释和有偏见的资料（不选C）。记录必须及时，不得拖延或提早，以保证记录的时效性（不选D）。按要求分别使用红、蓝笔书写，一般白班用蓝笔，夜班用红笔记录（不选E）。

86. B　根据对患者人身造成的损害程度，医疗事故分为4级：一级医疗事故指造成患者死亡、重度残疾；二级医疗事故指造成患者中度残疾、器官组织损伤导致严重功能障碍；三级医疗事故指造成患者轻度残疾、器官组织损伤导致一般功能障碍；四级医疗事故指造成患者明显人身损害的其他事故。

87. B　护士享有安全执业的权利，即有获得与其所从事的护理工作相适应的卫生防护、医疗保健服务的权利；从事直接接触有毒、有害物质，有感染传染病危险工作的护士，有依照有关法律、行政法规的规定接受职业健康监护的权利；患职业病的，有依照有关法律、行政法规的规定获得赔偿的权利。

88. D　乙醇拭浴用物准备需要30℃、25%~35%乙醇200~300ml。

89. A　意识模糊是较嗜睡深的一种意识障碍，表现为思维和语言不连贯，对时间、地点、人物的定向力完全或部分发生障碍，可有错觉、幻觉、躁动不安、谵语或精神错乱。

90. D　2岁以下婴幼儿肌内注射不宜选择臀大肌注射（选D），因肌肉发育不完善，有损伤坐骨神经的危险，应选用臀中肌、臀小肌或股外侧肌。操作中严格执行无菌操作（不选A）；儿童进针深度稍浅（不选B）；推药前抽吸有无回血，无回血方可缓慢推药（不选C）；长期注射者，经常更换注射部位（不选E），保护局部皮肤。

91. B　预防接种或免疫规划是预防传染病最有效的措施，被动免疫的保护作用时间较短，主动免疫的保护作用大多可持续数年（选B）。环境消毒（不选A）、交通检疫（不选C）、扑杀家禽（不选D）和封锁疫区均属于疫情控制措施（不选E）。

92. C　在我国，成人以急性髓系白血病最多见，儿童以急性淋巴细胞白血病多见。

93. C　气的运动，称为气机。人体之气，是不断运动着的具有极强活力的精微物质，它流行于全身各脏腑、经络等组织器官，无处不在，推动和激发着人体的各种生理活动。

94. B　股骨头坏死为骨组织失去血液供应或其血液循环发生障碍导致骨系统的细胞死亡和骨组织结构的破坏。创伤性因素为股骨头坏死的常见原因，股骨颈骨折、髋关节外伤性脱位及股骨头骨折均可引起股骨头坏死。股骨颈骨折可分为股骨头下骨折、经股骨颈骨折、股骨颈基底骨折。股骨头下骨折后股骨头仅有小凹动脉少量血供，致使股骨头严重缺血，易引起股骨头坏死（选B）。股骨颈基底骨折由于两骨折端的血液供应受干扰较小而较易愈合（不选D）。

95. C　左心房、左心室之间及右心房、右心室之间分别相通的瓣膜是二尖瓣、三尖瓣。左心房的出口为左心室的入口，称左房室口，口周附着二尖瓣。右心房的出口为右心室的入口，称右房室口，口周附着三尖瓣。

96. A　护士应告知患者和家长控制饮食是治疗糖尿病最基本的措施，凡糖尿病患者都需要饮食治疗（选A）。指导家长及患者宜采取低碳水化合物、低脂（以不饱和脂肪酸为主）、适当蛋白质、高纤维素（可延缓血糖吸收）、高维生素饮食（不选B）。定期为患者监测血糖、血压及体重指数，如有不适及时就诊（不选C）。指导家长要准确掌握胰岛素的注射方法、剂量（不选E），经常更换注射部位（不选D）。

97. C　胰岛素用量的计算方法为1U=0.025ml，12U胰岛素抽取量为12×0.025=0.3ml。同时告知家属，普通胰岛素于餐前30分钟皮下注射，选择皮肤疏松部位，如腹壁、上臂外侧、臀部等，腹部吸收最快。每次注射须更换部位，以免形成局部硬结，影响药物吸收及疗效。

98. C　肥厚型心肌病患者因担心会发生猝死而焦虑，因情绪紧张出现难以入睡、胸闷等症状，查体无明显异常。

99. A　有晕厥病史或猝死家族史患者应避免独自外出活动，以免发作时无人在场而发生意外（选A，不选D）。症状较轻可参加轻体力工作，但应避免劳累。防寒保暖，预防上呼吸道感染。应避免情绪激动（不选C）、持重物、屏气（不选B）、用力排便及激烈运动等（不选E），减少晕厥和猝死的危险。

100. A　药物过敏试验注射部位用75%乙醇消毒皮肤，忌用含碘消毒剂，以免影响对过敏反应结果的判断。

101. D　药物过敏试验常选用前臂掌侧下段为注射部位（不选E）。注射时，用75%乙醇消毒皮肤，忌用碘剂消毒，以免影响对过敏反应结果的判断（不选C）。进针时，手持注射器，针头斜面向上（不选A），与皮肤成5°刺入皮内（选D）。注射完毕迅速拔出针头，嘱患者勿按压、揉擦，以免影响对局部反应的观察（不选B）。

102. C 青霉素过敏性休克一般发生在用药后 5~20 分钟内，表现为胸闷、气促、呼吸困难、面色苍白、出冷汗、脉搏细弱、血压下降、头晕、视物模糊、皮肤瘙痒等症状。

103. A 一旦发生青霉素过敏性休克，应立即停止用药，协助患者平卧，保暖，报告医生，皮下注射 0.1% 盐酸肾上腺素；然后再遵医嘱给予呼吸兴奋药、抗过敏药（如地塞米松）。

104. D 护士执业，应当遵守法律、法规、规章和诊疗技术规范的规定对患者行临床护理，履行对患者、患者家属以及社会的义务。维护患者的利益是护士义不容辞的责任，护士应给予高度重视，主动维护患者的合法权益。

105. A 隐私权指患者享有不公开自己的病情、家庭史、接触史、身体隐私部位、异常生理特征等个人生活秘密和自由的权利，医院及其工作人员不得非法泄露。

106. B 护士执业中的伦理原则主要包括自主原则、不伤害原则、公正原则和行善原则。自主原则指尊重患者自己决定的权利，护理人员应向患者或其法定代理人提供正确、适量、适度的信息，由患者或其法定代理人自愿同意或应允某些检查、治疗、手术等。

107. B 甘露醇法清洁肠道，患者口服甘露醇溶液 1500ml（20% 甘露醇 500ml ＋ 5% 葡萄糖 1000ml 混匀），服用后 15~20 分钟自行排便。

108. A 口服甘露醇法清洁肠道，于术前 1 天 14~16 时口服甘露醇溶液 1500ml。

109. D 主观资料是指患者的主诉或主观感觉，是患者对自己健康状况的认知和体验，如头晕、乏力、瘙痒、恶心、无力咳嗽等（选 D）。客观资料是护士通过观察、查体、仪器检查或实验室检查获得的资料，如皮肤干燥（不选 A），痰液黏稠（不选 B），体温升高（不选 C），肺部干、湿啰音（不选 E）。

110. A 慢性支气管炎以咳嗽、咳痰、喘息及反复发生感染为特征，呼吸道分泌物增多、黏稠。清理呼吸道无效的诊断依据可有无效咳嗽或咳嗽无力，与呼吸道分泌物过多、痰液黏稠不易咳出等有关。

111. B 预期目标是指服务对象接受护理之后，期望达到的健康状态或行为的改变。其陈述包括主语、谓语、行为标准、条件状语、评价状语共 5 个要素。清理呼吸道无效的预期目标可为患者 3 天内炎症控制，自行咳出痰液。

112. A 强心苷中毒最重要的表现为各类心律失常，因其可降低窦房结自律性导致窦性心动过缓；心率低于 60 次 / 分是停药的指征之一（不选 B），因此在应用此药时要监测心率（选 A）。

113. C 心力衰竭患儿护理评价包括能否维持足够心排血量及体液平衡；呼吸困难及发绀是否缓解，活动耐力是否得到改善（选 C）；能否维持足够营养摄入。洋地黄中毒或心力衰竭严重时均可能导致心率减慢，不能以此作为心力衰竭缓解的标志（不选 E）。

114. E 支气管肺炎合并心力衰竭患儿急性发作或容量负荷过重时，须准确记录 24 小时出入量，严格限制饮水量和静脉输液速度（不选 D）。轻症者给予低盐饮食，钠盐摄入量不超过 0.5~1.0g/d；重症者给予无盐饮食，避免增加心脏负担（选 E）；进食易消化、高维生素、高纤维素、高蛋白质、产气少的食物，宜少食多餐（不选 C），限制总热量（不选 A、B）。

115. A 对于水肿、高血压、尿少的患儿，应限制盐和水分的摄入；有氮质血症者应限制蛋白，可给予优质动物蛋白 0.5g/（kg · d）。

116. C 急性肾小球肾炎患儿起病 2 周内应严格卧床休息（不选 A），待水肿消退、血压恢复正常、肉眼血尿消失后，可下床轻微活动（选 C）。尿红细胞减少、血沉正常方可上学，但仍需要避免体育运动（不选 B、E）。Addis 计数正常后恢复正常生活及活动（不选 D）。

117. B 患者本人是资料的主要来源。只要患者意识清楚、情绪稳定、沟通无障碍，就应成为资料的主要来源。

118. E 护士为术前患者行心理疏导，可使患者对手术的风险及可能出现的并发症有足够的认识及心理准备，但不能给予患者肯定性或保证性的解释，以免引起不必要的纠纷。

119. B 化脓性脑膜炎是由各种化脓性的细菌感染引起的脑膜炎症，其典型表现为体温升高，进行性加重的意识障碍，嗜睡，惊厥。脑脊液检查压力增高，白细胞总数增多，以中性粒细胞为主，糖和氯化物含量显著降低，蛋白质含量显著增高（选 B）。病毒性脑膜炎时白细胞总数仅轻度增加，不超过 300×10^6/L，早期以中性粒细胞为主，晚期以淋巴细胞为主，蛋白质含量正常或稍高，糖和氯化物含量正常（不选 A）。结核性脑膜炎时白细胞总数中度增加，但多不超过 500×10^6/L，蛋白质含量升高，糖和氯化物含量同时降低（不选 D）。

120. A 3 个月至 3 岁化脓性脑膜炎的婴幼儿以流感嗜血杆菌感染为主，应选氨苄西林或第三代头孢治疗。氨苄西林和头孢菌素均属 β- 内酰胺类抗生素，应在 1 小时内输完，以免影响药效。

实践能力

1. C 阿尔茨海默病（AD）是一组病因未明的原发性大脑退行性疾病，其发病与遗传因素有关（不选 B），其主要表现为认知功能减退，如记忆障碍、失语等，还可出现非认知性的精神症状，如妄想症、抑郁症（不选 A、D）。患者神经病理检查可出现大脑皮质萎缩，脑回变窄，脑沟增宽，脑室扩大，脑重量减轻（不选 E）。AD 病程呈进行性，积极治疗可减缓认知功能及社会功能下降的速度，病情不可逆（选 C）。

2. A 氢氯噻嗪属噻嗪类利尿药，可引起高尿酸血症，痛风患者慎用（选 A）。氯沙坦属血管紧张素Ⅱ受体拮抗剂，少数患者用药后出现眩晕（不选 B）。普萘洛尔属 β 受体阻滞剂，应用不当可引起低血压，还可加重心力衰竭、窦性心动过缓、房室传导阻滞等，还可诱发哮喘（不选 C）。哌唑嗪属 α_1 受体阻滞剂，首次服用可有恶心、眩晕、头痛等（不选 D）。卡托普利属血管紧张素转换酶抑制剂，可引起刺激性干咳，停药后可自行消失（不选 E）。

3. B 产后出血首要治疗原则是针对出血原因，迅速止血。软产道裂伤所致产后出血多在胎儿娩出后立即出现阴道流血，色鲜红，应检查软产道，及时准确地修复缝合伤口（选 B）。子宫收缩乏力引起的产后出血，表现为宫底升高，子宫质软、轮廓不清，应按摩子宫，应用缩宫素（不选 A）。凝血功能障碍引起的产后出血，表现为胎儿娩出后持续流血，无凝血块，应尽快输新鲜全血，补充血小板等（不选 E）。

4. A 早开奶是指出生后半小时内即可让母亲怀抱新生儿使其吸吮（不选 E）。2 个月内的婴儿应按需哺乳，通过多次吸吮，刺激乳汁分泌增加（不选 B）。一般 0~3 个月婴儿尚未建立昼夜生活节律，胃容量小，可夜间哺乳 2~3 次（不选 C）。婴儿吸吮时，口要含住乳头和大部分乳晕，母亲另一手呈“C”形将整个乳房托起（选 A）。哺乳期产妇月经复潮延迟，在产后 4~6 个月恢复排卵；产后月经复潮较晚者，复潮前多有排卵，故哺乳期妇女虽无月经来潮，仍有受孕的可能，需要避孕（不选 D）。

5. E 癫痫典型失神发作的特征是短暂意识障碍、活动中断和呆滞凝视（选 E）。癫痫大发作表现为口吐白沫、角弓反张、全身抽搐（不选 C、D）。

6. A 白细胞介素为免疫增强药，可促进和维持 T 细胞的增殖和分化；诱导及增强自然杀伤细胞的活力，对晚期肾癌有效（选 A）。甲氨蝶呤为二氢叶酸还原酶抑制药，具有很强的免疫抑制作用，对急性白血病、绒毛膜癌、骨肉瘤、乳腺癌、睾丸肿瘤有效（不选 B）。氟尿嘧啶属于胸苷酸合成酶抑制药，常用于消化系统肿瘤和乳腺癌、宫颈癌、卵巢癌、膀胱癌等的治疗（不选 C）。顺铂是破坏 DNA 的金属铂类配合物，抗肿瘤谱广，但大剂量或连续使用可致严重而持久的肾毒性（不选 D）。

7. D 全血胆碱酯酶活力测定是诊断有机磷农药中毒的特异性指标，对判断中毒程度、疗效和预后极为重要，胆碱酯酶活性降至正常人的 70% 以下即可诊断。

8. E 新生儿肺透明膜病多见于早产儿，临床表现为出生后不久出现进行性加重的呼吸暂停和呼吸衰竭。

9. A 肺癌早期最常见的症状是咳嗽，多为刺激性干咳或少量黏液痰（选 A）。癌肿引起支气管狭窄时，咳嗽加重，为持续性高调金属音或刺激性呛咳。癌肿侵犯大血管时可引起大咯血（不选 C）。肿瘤组织坏死可引起发热，多由肿瘤引起的阻塞性肺炎所致（不选 D）。癌肿侵及胸膜、胸壁或肋骨可导致胸痛（不选 B）。肺尖部肿瘤压迫颈交感神经可引起 Horner 综合征（不选 E）。

10. C 风湿热患儿应限制活动，一般恢复至正常活动量所需要的时间为无心脏受累者 1 个月，轻度心脏受累者 2~3 个月，严重心脏炎伴心力衰竭者 6 个月。

11. A 口服铁剂期间，大便会变成黑色，为铁与肠内硫化氢作用生成黑色的硫化亚铁所致，几乎所有患者都会出现，应做好解释，消除患者顾虑。此外口服铁剂还可出现恶心、呕吐、胃部不适等胃肠道反应，严重者可致患者无法耐受而被迫停药。

12. B 复苏有效且成功的标志是自主呼吸恢复（不选 E），大动脉搏动，面色及口唇颜色由发绀转为红润（不选 A），瞳孔缩小（不选 C），出现眼球运动、对光反射、手足抽动、发出呻吟等意识恢复表现（不选 D）。行胸外按压时，可引起类似血压波动的情况，不能从测到血压来判断心肺复苏有效（选 B）。

13. E 溃疡性结肠炎是一种病因尚未明确、异常免疫介导的直肠和结肠慢性非特异性炎症性疾病（不选 A）。反复发作的腹泻、黏液脓血便及腹痛是溃疡性结肠炎的典型症状（不选 C）。多数反复发作，迁延不愈，发作与缓解交替（选 E）。活动期患者应充分休息（不选 B）。坚持长期用药，不可随意更换药物和停药；病情反复活动者，应做好终身服药的准备（不选 D）。

14. A 妊娠期肾脏略增大，肾血流量及肾小球滤过率于妊娠早期均增加，且整个妊娠期间维持高水平（选 A）。妊娠期肾小球滤过率增加，而肾小管对葡萄糖重吸收能力未相应增加（不选 C），约 15% 孕妇餐后出现妊娠期生理性糖尿，应注意与糖尿病鉴别（不选 B）。妊娠期受孕激素影响，输尿管增粗及蠕动减弱，尿流缓慢，泌尿系统平滑肌张力降低（不选 D），肾盂及输尿管自妊娠中期轻度扩张，且右侧输尿管受右旋妊娠子宫压迫，可致右侧肾盂积水更明显，易患肾盂肾炎（不选 E）。

15. B 患有发热、急性传染病（包括疾病恢复期、有急性传染病接触史而未过检疫期者）、慢性消耗性疾病、活动性肺结核、过敏性疾病、先天性免疫缺陷病等儿童均不能接种疫苗；腹泻患儿不宜接种脊髓灰质炎疫苗（选 B，不选 D）。口服脊髓灰质炎糖丸时应用冷水送服，服后 1 小时内禁饮热水（不选 A）。疫苗接种后的反应可分为一般反应、异常反应和偶合症 3 类。其中，异常反应主要有过敏性休克、过敏性皮疹、血管神经性水肿等变态反应和晕厥（不选 C）。注射疫苗前用 75% 乙醇消毒皮肤（不选 E）。

16. B 新生儿体温调节中枢功能尚不完全，皮下脂肪薄，体表面积相对较大，皮肤表皮角质层差，易散热，早产儿尤甚；由于出生后环境温度显著低于宫内温度、散热增加，若不及时保暖，可发生低体温、低氧血症、寒冷损伤等。

17. C 轮状病毒肠炎多发于秋、冬季（不选 A），以 6 个月至 2 岁婴幼儿多见，常伴有发热和上呼吸道感染症状（不选 B），多无明显感染中毒症状（不选 D）。病初呕吐，随后腹泻。大便次数多，量多，呈黄色水样或蛋花汤样，含少量黏液，无腥臭味（不选 E）。

18. B 痈是指相邻多个毛囊及其周围组织的急性细菌性化脓性感染，多由金黄色葡萄球菌感染所致，实验室检查可见中性粒细胞分类升高。

19. B 广泛性焦虑症是焦虑症最常见的表现形式，精神上的过度担心是核心症状，表现为对未来可能发生的、难以预料的某事件经常担心。

20. E 由肛门外括约肌的浅部和深部、肛门内括约肌、直肠纵肌的下部和肛提肌共同组成的肛管直肠环，对肛管起着极重要的括约作用，若手术损伤将引起大便失禁。

21. B 联合瓣膜病是指 2 个或 2 个以上的瓣膜病变同时存在。临床上最常见的是二尖瓣狭窄合并主动脉瓣关闭不全。

22. A 流行性脑脊髓膜炎主要通过飞沫由呼吸道直接传播（选 A），间接接触传播的机会较少，但密切接触，如同睡、怀抱、接吻、哺乳等对 2 岁以下婴幼儿的发病有重要意义（不选 B）。

23. C 腮腺炎病毒侵入中枢神经系统和其他腺体、器官，可并发脑膜脑炎（不选 D）、睾丸炎（不选 A）、卵巢炎、胰腺炎（不选 B）、耳聋、心肌炎等（不选 E）。

24. C 卵巢肿瘤治疗后易复发，应坚持长期随访，术后 1 年内每 3 个月随访 1 次，第 2 年后每 4~6 个月 1 次，第 5 年后每年 1 次。

25. E 胎心音多在孕妇腹壁的胎背侧听得最清楚。枕先露时在脐下方右（左）侧听得最清楚；枕左前位时在脐下方左侧听得最清楚。臀先露时在脐上方右（左）侧听得最清楚。肩先露时在靠近脐部下方听得最清楚。图中：①脐上方（右）；②脐上方（左）；③脐部；④脐下方（右）；⑤脐下方（左）。

26. D 慢性呼吸衰竭最早、最突出的临床症状是呼吸困难，表现为呼吸费力伴呼气延长。

27. C 消化系统症状是慢性肾衰竭最早和最常见的症状，可出现恶心、呕吐、腹胀、腹泻、消化道出血等。

28. E 慢性支气管炎常可并发慢性阻塞性肺疾病，慢性阻塞性肺疾病的特征性症状是慢性和进行性呼吸困难。

29. D 慢性阻塞性肺疾病患者应给予鼻导管持续低流量吸氧，吸氧时间＞15h/d，夜间不可间断。

30. C 墨菲征阳性是急性胆囊炎的典型体征。胆囊触诊的部位在右侧腹直肌外缘与肋弓交界处。医生将左手拇指按压在患者胆囊部位，嘱其做缓慢深吸气动作，胆囊随肝脏下移与拇指接触后，如患者感觉疼痛加剧而突然屏气，即可诊断为墨菲征阳性。

31. C 由于产后胎盘血液循环停止及产妇卧床休息等原因，产妇脉搏略慢，一般在 60~70 次 / 分（选 C）。血压变化不大，妊娠期高血压疾病患者产后血压明显降低或恢复正常（不选 A）。产妇胎盘娩出后，宫底位于脐下 1 横指，产后第 1 天稍上升平脐，产后 10 天降至骨盆腔内（不选 B）。产后 24 小时内体温稍高，一般不超过 38℃，可能与产程延长，产妇过度疲劳有关（不选 D）。产后 3 天内会出现血性恶露，呈鲜红色，是正常恶露（不选 E）。

32. E 孕妇妊娠早期易发生恶心、呕吐等胃肠道反应，应指导其在此期间清淡饮食，少食多餐，避免空腹，避免进食油腻食物。

33. E　小儿惊厥最常见的原因是高热，热性惊厥多由上呼吸道感染引起。发生抽搐应就地抢救，立即平卧，头偏向一侧（不选B），保持呼吸道通畅。将舌轻轻向外牵拉，防止舌后坠阻塞呼吸道（不选C）。在患儿上下臼齿之间垫牙垫，防止舌咬伤（选E）。将纱布放在患儿手心、腋下，以防皮肤损伤（不选D）。专人监护，拉起床挡，防止坠床或碰伤等（不选A）。

34. B　开放性气胸患者胸壁伤口处空气可自由进出胸膜腔，呼吸时可闻及吸吮样"嘶嘶"声（选B）。闭合性气胸的胸膜破裂口较小，随肺萎陷而闭合，气体不再进入胸膜腔（不选A）。张力性气胸破裂口呈单向活瓣或活塞作用，吸气时气体从裂口进入胸膜腔，呼气时裂口关闭（不选C）。

35. D　类风湿关节炎是以慢性、侵蚀性、对称性多关节炎为主要表现的异质性、全身性自身免疫性疾病，主要侵犯小关节，以腕、掌指、近端指间关节最常见，常见的关节表现包括关节痛、关节肿、晨僵、关节畸形、关节功能障碍等（选D）。痛风主要表现为高尿酸血症、关节痛、尿酸性肾结石等（不选A）。风湿性关节炎主要累及膝、踝、肘、腕等大关节（不选B）。系统性红斑狼疮主要表现为蝶形红斑、关节痛、狼疮性肾炎等（不选C）。

36. D　热痉挛患者表现为大量出汗和饮用低张液体后出现头痛、头晕和肢体、腹壁肌群痛性痉挛，最常见于腓肠肌，无明显体温升高，无神志障碍（选D）。先兆中暑表现为在高温环境下活动一定时间后，出现乏力、多汗、口渴、头晕、胸闷、恶心、心悸，体温正常或略有升高，不超过38℃（不选A）。热衰竭指热应激后以血容量不足为特征的一组临床综合征（不选C）。热射病（中暑高热）的典型临床表现为高热（直肠温度≥41℃）、无汗和神志障碍（不选B、E）。

37. A　急性胆囊炎主要表现为上腹部疼痛，常在饱餐、进食油腻食物后发作，疼痛可向右肩、背部放射。胆囊炎首选B超检查，可见胆囊增大，胆囊壁增厚，胆囊排空障碍或胆囊内结石；囊内显示强回声、有结石声影即可确诊。

38. D　支气管哮喘患者慢性持续期可因感染导致症状加重，出现休息时气促、呼吸增快甚至端坐呼吸等表现，呼吸困难明显者应注意休息、避免剧烈运动（选D）。尽快缓解气道痉挛，遵医嘱用药，吸氧（不选B）。应预防呼吸道感染，避免受凉、感冒（不选C）。痰液黏稠易阻塞小支气管而加重呼吸困难，应保持呼吸道通畅，及时清除呼吸道分泌物（不选E）。给予心理护理，缓解不良情绪，使患者配合治疗和护理（不选A）。

39. D　胸骨体后及心前区剧烈疼痛是急性心肌梗死患者最早出现和最突出的症状。诱因多不明显，且常发生于安静时，程度较重，持续时间较长，休息和含服硝酸甘油不能完全缓解。心电图表现为ST段弓背向上抬高，出现宽而深的Q波，T波倒置。

40. B　抽取心包积液时，动作要缓慢，每次抽液量不超过1000ml，以防急性心室扩张，第1次抽液量不宜超过200~300ml（不选E）。注意观察患者反应，如有面色苍白、血压下降、心率过快或过慢等心脏压塞症状，应及时协助医生处理（不选A）。心包引流时做好引流管护理，保持引流通畅（不选C），引流袋应低于穿刺部位（不选D）。待心包引流液＜25ml/d时方可拔管（选B）。

41. E　洋地黄中毒最重要的表现为各类心律失常，以室性期前收缩二联律最常见。一旦发现洋地黄中毒，应立即停用洋地黄（不选B、D），同时积极补钾、纠正心律失常等（选E，不选C）。β受体阻滞剂可用于治疗洋地黄中毒引起的快速心律失常（不选A）。

42. D　肺结核是临床引起咯血最常见的原因。咯血的并发症有窒息、肺不张、肺部感染等。窒息是咯血直接致死的主要原因，表现为发绀、表情恐怖、张口瞠目、双手乱抓等。

43. D　慢性肺源性心脏病失代偿期以呼吸衰竭和右心衰竭为主要表现。呼吸衰竭典型表现为呼吸困难加重，夜间尤甚（选D）。右心衰竭可表现为心悸（不选A），食欲减退（不选B），双下肢水肿等。

44. E　肥厚型心肌病有明显的家族史，是常染色体显性遗传疾病，是青年和运动员心源性猝死最常见的病因，流出道梗阻的患者可于胸骨左缘第3、4肋间闻及收缩期粗糙的喷射性杂音（选E）。冠心病主要表现为胸痛，常为压迫、发闷或紧缩性（不选A）。长期高血压使左心室后负荷加重，导致左心衰竭，表现为呼吸困难、咳粉红色泡沫痰等（不选B）。主动脉瓣狭窄严重时可出现主动脉狭窄典型三联征，即呼吸困难、心绞痛和晕厥（不选C）。感染性心内膜炎最常见的症状是发热（不选D）。

45. A　喉头水肿、肿瘤或异物等引起上呼吸道机械性梗阻时，严重病例可出现三凹征，指患者吸气时胸骨上窝、锁骨上窝及肋间隙出现明显凹陷。

46. B　外阴阴道假丝酵母菌病主要表现为外阴瘙痒（奇痒）、灼痛、性交痛，伴尿频、尿痛，典型阴道分泌物呈白色稠厚凝乳状或豆渣样（选B，不选C）。常见的诱发因素有妊娠、肥胖、糖尿病、大量应用免疫抑制药及广谱抗生素、大量雌激素治疗等（不选E）。确诊可用生理盐水悬滴法、10%氢氧化钾（KOH）悬滴法、革兰染色检查分泌物中的芽孢和假菌丝（不选A）。治疗可用2%~4%碳酸氢钠溶液冲洗阴道或坐浴（不选D）。

47. C 急性白血病患者由于大量白细胞被破坏，使血清及尿液中尿酸浓度明显增高，可产生尿酸性结石，引起肾小管堵塞，严重者可致急性肾损伤，表现为少尿或无尿。

48. D 低血糖发生时患者多有肌肉颤抖、心悸、出汗、饥饿感、流涎、面色苍白、心率增快、四肢冰冷等表现，重者抽搐、昏迷甚至死亡，应尽快补充糖分，给予静脉注射50%葡萄糖溶液，解除脑细胞缺糖症状。

49. B 口服催吐法适用于服毒量少的清醒合作者（选B）。昏迷患者洗胃应谨慎，洗胃时去枕仰卧且头偏向一侧（不选A）。镇静催眠药中毒应尽早用清水或生理盐水洗胃，服药量大者即使超过6小时仍应洗胃（不选D）；导泻首选硫酸钠，禁用硫酸镁，以免抑制心血管和神经系统，导致中毒加重（不选C）。洗胃过程中应随时观察患者的面色、生命体征、意识、瞳孔变化、口腔黏膜等，并做好记录（不选E）。

50. A 急性支气管炎患者的支气管黏膜充血、水肿，淋巴细胞和中性粒细胞浸润，黏液腺体肥大、增生，导致分泌物增加，咳嗽和咳痰症状加剧，伴有干咳或少量黏痰，痰量逐渐增多。清理呼吸道无效的诊断依据可为无效咳嗽，与呼吸道分泌物过多、痰液黏稠不易咳出等有关。

51. B 肺炎链球菌肺炎发病前常有受凉、淋雨等诱因，主要表现为高热、寒战、咳铁锈色痰、患侧胸痛等。高热可丢失较多的水分和电解质，可引起体液不足（选B）。肺炎链球菌肺炎的护理问题还可包括“营养失调：低于机体需要量　与食欲减退有关”（不选C）；“体温过高　与病原体感染有关”（不选D）；“疼痛　与鼻黏膜、咽喉充血有关”（不选A）；潜在并发症主要以肾小球肾炎为主，部分可见气管-支气管炎（不选E）。

52. E 脓性指头炎应使患指制动并抬高，以促进静脉和淋巴回流，减轻局部充血、水肿，缓解疼痛（选E）。局部给予热敷、理疗，促进炎症消退（不选B）。遵医嘱合理应用抗生素，控制感染（不选D）。观察患者手指疼痛变化及有无明显肿胀，患指一旦出现跳痛、肿胀明显，应及时切开减压引流（不选A、C）。

53. C 头面部烧伤容易发生吸入性损伤，指吸入浓烟、蒸汽或化学性烟尘、气体等引起的呼吸系统损伤。及时清除呼吸道分泌物，保持呼吸道通畅，必要时行气管插管或气管切开，预防窒息。

54. C 流行性出血热发热期主要表现为高热、畏寒，体温39~40℃，以稽留热多见，头痛、腰痛、眼眶痛及四肢关节酸痛，乏力，球结膜及颜面部、颈部和上胸部皮肤可出现显著的潮红充血，似醉酒貌。实验室检查可见白细胞增高，中性粒细胞分类增多（选C）。原发免疫性血小板减少症以自发性皮肤、黏膜及内脏出血为主要表现（不选B）。维生素C缺乏症易出现牙龈、鼻腔等部位的出血（不选E）。

55. C 膀胱结石典型表现为排尿突然中断，疼痛放射至远端尿道和阴茎头部，伴排尿困难和膀胱刺激症状，小儿常用手搓拉阴茎、跑跳或改变排尿姿势后使疼痛缓解并继续排尿（选C）。肾和输尿管结石主要表现为与活动有关的血尿和疼痛，典型表现为肾绞痛（不选A、B）。尿道结石典型症状为排尿困难，呈点滴状，伴尿痛。图中：①肾；②输尿管；③膀胱；④前列腺；⑤睾丸。

56. D X线检查对骨折的诊断和治疗具有重要价值，凡疑为骨折者均应常规行X线检查，以了解骨折的部位、类型和移位等。CT和MRI检查有助于发现结构复杂的骨折以及其他组织的损伤。

57. C 相邻多根多处肋骨骨折使局部胸壁失去完整肋骨的支撑而软化，可导致连枷胸，是最严重的肋骨骨折。疼痛及反常呼吸可引起胸闷、气促、呼吸困难、发绀、休克等，此时呼吸情况是最重要的评估内容。

58. A 急性肾盂肾炎典型症状为突发高热和膀胱刺激征，患者尿液浑浊、有异味，可有白细胞尿（脓尿）。镜下脓尿是指新鲜尿沉渣镜检白细胞＞5个/HPF。

59. C 大多数系统性红斑狼疮（SLE）活动期患者可出现各种热型的发热，应卧床休息，卧床期间应注意翻身、被动活动，防止压疮；缓解期可适当活动（选C）。SLE的发生与紫外线有关，应将患者安置在背阳的病室（不选B）。糖皮质激素是治疗SLE的首选药，应维持激素治疗（不选A）。保持皮肤的清洁卫生，可用清水冲洗皮肤处，忌用碱性肥皂（不选E）。

60. E 乳腺癌根治性手术后常见并发症为皮瓣坏死、切口感染及患侧手臂水肿。因腋窝淋巴结切除后，上肢淋巴回流受阻或组织粘连压迫静脉，致患侧上肢水肿，应特别注意观察患侧上肢血液循环有无障碍（选E）。皮瓣颜色是否红润可反映皮瓣血液循环是否建立（不选A）。引流管应处于密闭、负压吸引状态，持续引流皮瓣下积血、积液，能预防皮瓣坏死（不选B）。

61. C 心室颤动的心电图特征是QRS波群和T波消失，呈完全无规则的波浪状曲线。治疗原则与心脏骤停相同，应立即备好急救物品和药品（不选B），并通知医生抢救（不选E），施行直流非同步电除颤（不选D），同时配合胸外按压和人工呼吸，并经静脉注射复苏和抗心律失常药物，密切观察心电监护的变化（不选A）。普萘洛尔为β受体阻滞剂，可减慢心率，减弱心肌收缩力，减少心排血量，降低心肌耗氧，主要用于治疗慢性心力衰竭、原发性高血压及快速型心律失常等（选C）。

62. A　手术前护理最重要的措施是消除患者的恐惧心理。建立良好的护患关系，鼓励患者表达感受，耐心倾听，取得其信任，帮助患者宣泄恐惧、焦虑等不良情绪，使其感受到被关心和重视。耐心解释手术的必要性，介绍医院技术水平和手术成功的例子，增强患者治疗的信心。

63. E　深静脉通畅试验（Perthes test）阳性提示深静脉可能有阻塞（选E）。浅静脉瓣膜功能试验（Trendelenburg test）阳性提示浅静脉瓣膜功能不全（不选A、D）。交通静脉瓣膜功能试验（Pratt test）阳性提示该处有功能不全的交通静脉（不选B）。

64. A　$CD4^+T$淋巴细胞是HIV感染最主要的靶细胞，HIV感染后，出现$CD4^+T$淋巴细胞进行性减少，$CD4^+/CD8^+T$淋巴细胞＜1.0。检查$CD4^+T$淋巴细胞绝对数量，可了解HIV感染者机体免疫状况和病情进展，确定疾病分期和治疗时机，判断治疗效果和临床合并症。

65. C　慢性肺源性心脏病失代偿期呼吸衰竭主要表现为呼吸困难加重，明显发绀，CO_2潴留严重时可出现肺性脑病。应保持呼吸道通畅，合理氧疗，持续低流量、低浓度给氧，避免高浓度吸氧而抑制呼吸、加重CO_2潴留。

66. C　外阴、阴道手术后的患者，根据手术范围及病情留置导尿管2~14天，一般留置导尿管5~7天（选C）。术后6~8小时可进流质饮食，避免产气和刺激性食物，肛门排气后可进半流质饮食（不选B）。阴道前后壁修补术或盆底修补术后取平卧位，禁止半坐卧位，以降低外阴、阴道张力（不选D）。保持会阴清洁干燥，擦洗外阴2次/天，不可行阴道灌洗（不选E），禁止性生活及盆浴（不选A）。

67. D　缓泻药通过刺激肠道分泌和减少吸收、增加肠腔内渗透压和流体静力压而发挥导泻作用。慢性便秘患者给予缓泻药治疗时，应着重观察患者的水、电解质平衡情况，避免大量失水而导致虚脱。

68. E　心肌梗死后综合征于急性心肌梗死后数周至数月出现，可反复发生，表现为心包炎、胸膜炎或肺炎，有发热、胸痛等症状，可能为自身免疫反应所致。

69. A　氧合指数（PaO_2/FiO_2）≤300mmHg是急性呼吸窘迫综合征诊断的必备条件，需要根据血气分析测得的氧分压（PaO_2）与吸入氧浓度的数值（FiO_2）来计算。

70. A　法洛四联症常见并发症为脑栓塞、脑脓肿及感染性心内膜炎（不选B、E）。法洛四联症患儿由于长期缺氧、红细胞增加，血液黏稠度高，血液流速变慢，容易形成脑血栓；呕吐、腹泻时，体液量减少，加重血液浓缩，更易形成血栓并导致脑栓塞，表现为头晕、肢体肌力下降等（选A）。脑脓肿和感染性心内膜炎最常出现发热等感染症状（不选C、D）。

71. B　气胸患者痊愈后，指导患者适量活动，在气胸痊愈的1个月内，不宜参加剧烈活动。

72. A　妊娠合并心脏病孕妇，应给予高蛋白、高维生素、低盐、低脂、富含矿物质的清淡饮食，少食多餐，多食水果蔬菜，防止便秘（选A）。应用抗生素预防感染直至产后1周（不选D）。心功能Ⅰ~Ⅱ级者，鼓励母乳喂养，心功能Ⅲ~Ⅳ级者不宜哺乳，指导退乳及人工喂养的方法（不选B）。产后72小时严密观察生命体征，心功能Ⅰ~Ⅱ级者每4小时1次，心功能Ⅲ~Ⅳ级者每2小时1次（不选E）。心功能Ⅲ~Ⅳ级、不宜妊娠者，剖宫产的同时行输卵管结扎术，或在产后1周行绝育手术（不选C）。

73. C　在子痫前期的基础上，患者出现血压≥160/110mmHg、尿蛋白≥2.0g/24h或随机尿蛋白（＋＋）及以上、血肌酐＞106μmol/L、血小板＜100×10^9/L、血清氨基转移酶升高、持续性头痛或视觉障碍中的任何一种表现即可诊断为重度子痫前期。

74. C　绒毛膜癌最常见的转移部位是肺，其次是阴道、盆腔、脑及肝等。

75. D　胃镜检查是目前诊断上消化道出血病因的首选检查方法。一般在出血后24~48小时内行急诊内镜检查，可提高出血病因诊断的准确性。

76. D　产时胎心率改变是急性胎儿窘迫最明显的临床征象，正常胎心率为110~160次/分；缺氧早期胎心率加快，＞160次/分；缺氧严重时，胎心率＜110次/分，可随时胎死宫内。本题答案不唯一，胎心率＜100次/分和胎心率＜80次/分均为胎儿窘迫的表现，如果从接近胎儿窘迫诊断标准来考虑，应选择胎心率＜100次/分；如果从胎儿窘迫的严重程度来考虑，应选择胎心率＜80次/分。

77. B　门静脉高压症患者门体分流术后须制动，取平卧或低坡半坐卧位（＜15°），2~3天后改半坐卧位，一般术后须卧床1周，防止血管吻合口破裂出血。

78. D 急性肺水肿是左心衰竭最严重的表现，表现为严重呼吸困难、端坐呼吸、咳嗽、咳粉红色泡沫痰，双肺满布湿啰音及哮鸣音。发生肺水肿时应给予高流量氧气吸入（不选 A、C、E），氧流量为 6~8L/min，使肺泡内压力增高，减少肺泡内毛细血管渗出液产生。用 20%~30% 乙醇湿化吸氧，可减低肺泡内泡沫的表面张力，使泡沫破裂消散，从而改善肺泡通气，迅速缓解缺氧症状（选 D，不选 B）。

79. C 胎盘剥离临床表现包括宫底上升至脐上（不选 A），子宫变硬呈球形，阴道少量流血（不选 B），阴道口外露的脐带自行延长（选 C）。在耻骨联合上方轻压子宫下段时，宫体上升而外露的脐带不回缩（不选 D），子宫大小大于妊娠周数（不选 E）。

80. C 甲状腺全切术后应终身服用左甲状腺素，预防甲状腺功能减退症。应告知患者遵医嘱按时间、按剂量、按疗程服药，不可随意减量或停药。密切观察服药后病情变化，可随年龄调整剂量，如出现心悸、多汗、急躁、畏寒、乏力应及时就诊。

81. A 结核性脑膜炎是小儿结核病中最严重的类型，可分为早、中、晚 3 期。中期又称脑膜刺激期，主要表现为剧烈头痛、喷射性呕吐、嗜睡、体温增高、惊厥等，出现明显的脑膜刺激征如颈强直、凯尔尼格征、布鲁津斯基征；还可出现脑神经功能障碍，最常见的为面神经瘫痪。

82. E 心电图检查主要反映心脏激动的电学活动，对各种心律失常的诊断具有无可替代的作用（不选 A），还是诊断急性心肌缺血（不选 D）、心肌梗死的快速、简便、可靠、实用的方法（不选 B、C）。瓣膜病变最敏感、可靠的检查方法为超声心动图（选 E）。

83. D 休克早期微循环变化的主要机制是有效循环血量减少使微循环血液灌注减少、交感神经兴奋和缩血管物质增多，进一步加重微循环的缺血缺氧。临床表现为精神紧张、兴奋或烦躁不安，心率增快、尿量减少等；血压正常或稍高，全身小动脉痉挛收缩可使外周阻力增加、舒张压升高，导致脉压缩小。

84. B 抑郁症特征性的睡眠障碍是早醒，且醒后难以再入睡。

85. B 直肠癌的组织学类型主要为腺癌（不选 C）。直肠癌早期无明显症状，常为排便习惯改变（不选 E）。癌肿破溃形成溃疡或感染时才出现显著症状，主要表现有直肠刺激症状、黏液血便、肠腔狭窄症状、转移症状等（不选 D）。出现直肠刺激症状时，可有频繁便意和排便习惯改变，肛门下坠、里急后重和排便不尽感（不选 A）。癌肿增大引起肠腔狭窄可出现不完全性肠梗阻症状（选 B）。

86. E 肠扭转的主要病因包括解剖因素、物理因素（饱餐后肠腔内容物较多）、动力因素（强烈的肠蠕动或体位突然改变，使肠袢产生不同步的运动）。多见于青壮年，常因饱食后剧烈运动而发病。

87. D 再生障碍性贫血是一种可能由不同病因和机制引起的骨髓造血功能衰竭症。主要表现有贫血，患者面色苍白、乏力、头晕、心悸等呈进行性加重（不选 A）；出血，皮肤出现瘀点、瘀斑，口腔黏膜血疱等（不选 E）；感染，以呼吸道感染最常见，其次是消化道、泌尿生殖道及皮肤、黏膜感染（不选 B、C）；肝、脾、淋巴结多无增大（选 D）。

88. E 对疑有腹部损伤的患者，诊断性腹腔穿刺是最有意义的检查。诊断性腹腔穿刺抽到不凝血，提示为实质性器官或血管破裂所致的内出血，因腹膜的去纤维作用导致其不凝固。

89. A 正常心脏心室肌的除极方向是由心内膜到心外膜，刺激方向为室间隔→心尖部→心室外壁→左室壁后基底部→心底部。

90. C 重症哮喘患者使用支气管扩张药后，PaO_2 < 60mmHg，$PaCO_2$ > 45mmHg，血氧饱和度 ≤ 90%，发绀明显。

91. C 原发性颅内肿瘤以神经胶质瘤（恶性肿瘤）最常见，其次是脑膜瘤、垂体腺瘤、听神经瘤、颅咽管瘤。

92. E 急性出血坏死型胰腺炎可由急性水肿性胰腺炎发展而来，也可在发病初期即发生出血及坏死。C 反应蛋白（CRP）是组织损伤和炎症的非特异标志物，有助于评估急性胰腺炎的严重程度，发病 48 小时 > 150mg/L 提示病情较重。

93. D 最严重、最危险、最危急的心律失常类型是心室颤动。心室扑动和心室颤动时，心室内心肌纤维发生快而微弱的、不协调的乱颤，心室完全丧失射血能力，是最严重的心律失常，对血流动力学的影响相当于心室停搏。

94. C 肝癌是发生于肝细胞与肝内胆管上皮细胞的恶性肿瘤。在我国，引起原发性肝癌最常见的疾病是乙型肝炎后肝硬化。

95. B 左心衰竭主要表现为肺淤血和心排血量降低，最主要的症状是不同程度的呼吸困难（选 B），根据病情由轻到重依次出现劳力性呼吸困难、夜间阵发性呼吸困难、端坐呼吸、急性肺水肿。右心衰竭主要表现为体循环淤血，典型体征包括双下肢水肿（不选C）、肝大（不选A）、颈静脉怒张、肝颈静脉反流征阳性等。

96. D　慢性肾衰竭患者发生高血压的主要原因是水、钠潴留，也与细胞外液增加引起容量负荷过重、肾素-血管紧张素-醛固酮系统功能紊乱、血管舒张因子分泌减少等有关。

97. A　慢性肾衰竭患者最重要的护理措施是准确记录24小时液体出入量，尿量＞1000ml/d不需要严格限水；尿量＜500ml/d或严重水肿者，严格限制水的摄入，量出为入，每天摄入量不超过前1天尿量加不显性失水量（约500ml）。

98. E　慢性肾衰竭患者因少尿易引发高钾血症，应避免食用含钾高的食物，如橘子、榨菜、紫菜、菠菜、香蕉等。

99. D　门体分流术指将门静脉系统和腔静脉系统的主要血管行手术吻合，使门静脉血转流入腔静脉，降低门静脉压力，达到止血效果。但术后肠道吸收的氨部分或全部不通过肝解毒，直接影响大脑的能量代谢，肝性脑病发生率高，易引起肝衰竭。

100. E　出血是分流术术后常见的并发症，术后24小时应重点观察腹腔引流液的性质和量，注意有无切口或消化道出血征象，如1~2小时内引流出200ml以上血性液体应立即告知医生，并妥善处理。

101. B　腹部立位X线检查见膈下新月状游离气体影，是十二指肠穿孔最具特征性的检查，也是溃疡性穿孔最重要的诊断依据。

102. E　禁食和胃肠减压是十二指肠溃疡并发穿孔患者非手术治疗最重要的护理措施（不选A、B）。其他措施还包括建立静脉通道，补液以维持水、电解质和酸碱平衡（不选C）；遵医嘱合理使用抗生素以预防和控制感染（不选D）等。

103. B　十二指肠溃疡合并急性穿孔患者，无休克时取半坐卧位，利于漏出的消化液积聚于盆腔最低位，减少毒素吸收，同时也可减轻腹壁张力和疼痛。

104. B　胆道蛔虫病典型表现为突发性剑突下钻顶样绞痛。B超检查可显示蛔虫体影，是胆道蛔虫病的首选检查。

105. E　胆道蛔虫病治疗原则为以非手术治疗为主，仅在出现并发症时考虑手术（选E）。非手术治疗包括解痉（不选A）、镇痛（不选B）、利胆驱虫（不选C）、控制感染等（不选D）。大多数患者经非手术治疗可治愈或缓解症状。

106. E　Ⅱ型呼吸衰竭是指机体出现缺氧并伴CO_2潴留，血气分析特点为PaO_2＜60mmHg伴$PaCO_2$＞50mmHg，多由肺通气不足所致。咯血严重者可阻塞呼吸道，引起阻塞性通气不足，使PaO_2下降和$PaCO_2$升高，发生缺氧和CO_2潴留，导致Ⅱ型呼吸衰竭。

107. C　Ⅱ型呼吸衰竭多由肺通气不足所致，如呼吸道梗阻，可导致患者胸闷、缺氧，严重时可危及生命。首要的护理诊断为“清理呼吸道无效　与呼吸道分泌物过多、痰液黏稠不易咳出等有关”。

108. D　一般病变在患侧时，查体可见患肺呼吸音减弱。咯血患者取患侧卧位，可减少患侧胸部的活动度，防止病灶向健侧扩散，有利于健侧肺通气。

109. B　高血压的用药原则为从小剂量开始，优先选择长效制剂（不选A），联合2种或2种以上药物（不选C），个体化治疗。患者服药剂量必须遵医嘱执行，按时按量，不可随意增减药量或突然撤换药物（选B，不选E），不可漏服或补服上次漏下的剂量。

110. B　高血压急症是指原发性或继发性高血压患者，在某些诱因作用下，血压突然和明显升高（一般超过180/120mmHg），伴有进行性心、脑、肾等重要靶器官功能障碍的表现，患者可有血压明显升高造成的症状，如头痛、胸闷和烦躁不安等。

111. D　硝普钠为高血压急症首选药物，可同时扩张动脉和静脉，分别降低心脏的后、前负荷。

112. E　骨折患者因长时间卧床容易产生继发障碍，可有肌力正常但不能行走，此时主要的护理问题是有失用症的危险。

113. E　对于长时间卧床而产生继发运动障碍的患者，应积极鼓励患者做力所能及的事，如尽量自己刷牙、洗脸、穿衣、吃饭等，锻炼患者生活自理技能，鼓励患者积极参加集体活动和文娱活动，尽早恢复正常生活。

114. B　关节炎为痛风的首发症状，是尿酸盐结晶、沉积引起的炎症反应，典型发作常在夜间被关节痛惊醒，呈刀割、撕裂或咬噬样，难以忍受，受累关节红肿、灼热，皮肤紧绷，功能受限；首次发作多侵犯单关节，以单侧第1跖趾关节为最常见，其后依次为趾、踝、膝、腕、指、肘等关节。血尿酸男性＞420μmol/L，女性＞350μmol/L。

115. A　护士应给予痛风患者低热量、适量蛋白质、清淡、易消化饮食，限制嘌呤高的食物，忌辛辣和刺激性食物，严禁饮酒。

116. A　肺炎支原体肺炎突出症状为刺激性干咳，一般于患后2~3天开始。

117. E 肺炎支原体肺炎药物治疗首选大环内酯类抗生素，如红霉素、罗红霉素、阿奇霉素等。

118. D 妊娠28周后，若胎盘附着于子宫下段，其下缘达到或覆盖宫颈内口，位置低于胎儿先露部，称为前置胎盘。多次流产可导致子宫内膜损伤或瘢痕，多胎妊娠或巨大儿形成的大胎盘可延伸至子宫下段或遮盖宫颈内口，都是前置胎盘的危险因素，但是妊娠晚期发生无诱因、无痛性反复阴道流血是前置胎盘的典型症状，更有利于诊断。

119. B 腹部B超检查是前置胎盘最安全、有效的首选检查方法，可清楚显示子宫壁、胎头、宫颈及胎盘的位置，确定前置胎盘的类型（选B）。妇科检查包括阴道检查，因有可能扩大前置胎盘剥离面导致阴道大出血，危及生命，前置胎盘时不主张采用（不选A、E）。

120. A 前置胎盘孕妇出现大出血甚至休克时，为挽救孕妇生命，无须考虑胎儿情况，应立即剖宫产终止妊娠（选A），胎儿娩出后应及时使用宫缩药，防止产后出血（不选B）。期待疗法适用于妊娠＜36周、胎儿存活、一般情况良好、阴道流血量少、无须紧急分娩的孕妇，如纠正贫血（不选C），预防感染，给予地塞米松促胎肺成熟等（不选D）。阴道自然分娩仅适用于边缘性前置胎盘、枕先露、阴道流血不多，估计在短时间内能结束分娩者（不选E）。

答案与解析·预测试卷四

专业实务

1. D 六淫致病常有明显的季节性，如春季多风病，夏季多暑病，长夏多湿病，秋季多燥病，冬季多寒病，又称“时令病”。

2. C 膀胱结石的典型表现为排尿突然中断，疼痛放射至远端尿道和阴茎头部，伴排尿困难和膀胱刺激症状。

3. C 护士执业中的伦理原则主要有尊重原则（自主原则）、不伤害原则、公正原则和行善原则（有利原则）。其中尊重原则被视为护患关系中最高价值的伦理基本原则。

4. E 病毒性肝炎的传染源为急性期患者或隐性感染者（不选A）。病后可获得免疫力，但各型病毒性肝炎无交叉免疫保护力（不选C）。乙型肝炎主要通过血液-体液传播（不选B）；甲型肝炎主要通过消化道传播，以学龄前儿童发病率最高，一般为自限性（不选D），一般不采用抗病毒治疗（选E）。

5. B 先礼效应指向对方提出批评时，从礼貌的语言行为开始，以便对方容易接受，从而达到自己的目的（选B）。首因效应指与陌生人交往时，最先获得的信息比后来获得的信息产生更大影响（不选A）。免疫效应指一个人接受并相信某种观点后，对相反的观点不易接受（不选C）。晕轮效应指对一个人的某种人格特征形成印象后，泛化到此人其他方面的特征及总体特征（不选D）。近因效应指最新获得的信息比以前获得的信息产生更大影响（不选E）。

6. C 第一产程指从规律宫缩到宫口全开。住院处接诊临产产妇，首先应立即用平车送入产科，通知产科给予处理。

7. E 护士在与患者沟通过程中夸赞实习护士的穿刺技术，使患者愿意让实习护士行穿刺操作，以达到为实习护士争取动手机会的目的，属于积极的暗示性语言。

8. A 子宫收缩乏力导致的产后出血常发生在胎盘娩出后，可见阴道间歇性流血，量较多；查体子宫软，轮廓不清（选A）。胎盘、胎膜残留导致的产后出血多在胎儿娩出数分钟后出现大量阴道流血，色暗红（不选B、E）。软产道裂伤引起的产后出血表现为胎儿娩出后立即阴道流血，色鲜红（不选C）。凝血功能障碍引起的产后出血主要表现为胎儿娩出后阴道流血持续，血液不凝（不选D）。

9. D 链霉素属氨基糖苷类抗生素，是诱发药源性肾衰竭最常见的因素，在用药期间应重点监测肾功能。

10. E 《人体器官移植条例》规定，活体器官的接受人限于活体器官捐献人的配偶（不选A）、直系血亲或者三代以内旁系血亲（不选B、C、D），或者有证据证明与活体器官捐献人存在因帮扶等形成亲情关系的人员。

11. C 《突发公共卫生事件应急条例》规定，公共卫生突发事件应急预案的内容包括：突发事件应急处理指挥部的组成和相关部门的职责；突发事件的监测与预警（不选A）；突发事件信息的收集、分析、报告、通报制度（选C）；突发事件应急处理技术和监测机构及其任务（不选D）；突发事件的分级和应急处理工作方案（不选B、E）；突发事件预防、现场控制，应急设施、设备，救治药品、医疗器械，以及其他物资和技术的储备与调度；突发事件应急处理专业队伍的建设和培训。

12. D 沟通指信息发送者与信息接收者之间为达到互相理解的交流反馈过程，信息发出者与接收者均可以是个人或组织（不选C）。正式沟通是组织沟通的主要形式，打电话或口头沟通是组织间正式沟通的补充（不选B）。自我沟通指信息发送者和信息接收者为同一行为主体，自我沟通的过程其实是认识、提升和超越自我的过程（不选A）。公众沟通的特点是规模大，不易反馈（选D）。人际沟通的主要形式是语言性沟通（不选E）。

13. E 牛奶与母乳相比，牛奶蛋白质含量高，多为酪蛋白，在胃中形成乳凝块大，不易消化（选E）；所含的不饱和脂肪酸少（不选B），乳糖含量低于母乳，且为甲型乳糖，有利于大肠埃希菌的生长（不选A）；矿物质含量较高，可中和胃酸，不利于消化，可增加肾负荷（不选C、D）；缺乏免疫物质。

14. C 护患关系的基本模式可分为主动-被动型、指导-合作型和共同参与型。指导-合作型是以患者为中心的护患关系模式，适用于病情较重但神志清楚、病程短的急性患者和外科手术后恢复期的患者。

15. D 过敏性紫癜根据受累部位及临床表现可分为5种类型：单纯型、腹型、关节型、肾型和混合型。其中肾型过敏性紫癜表现为在皮肤紫癜的基础上，因肾小球毛细血管袢炎症导致血尿、蛋白尿及管型尿，偶见水肿、高血压及肾衰竭，是过敏性紫癜最严重的临床类型。

16. D 呼吸衰竭的常见病因包括慢性阻塞性肺疾病（不选B）、严重肺结核（不选E）、肺栓塞（不选C）、胸廓与胸膜病变、脑血管疾病（不选A）。

17. E 护士在操作前，应向患者解释操作目的（不选A）、意义及重要性（不选B），以取得配合。向患者介绍所需要的物品及整个操作过程（不选C），可给予患者心理上的安慰与鼓励，缓解其焦虑、恐惧的情绪（不选D）。感谢患者的合作属于操作后的道谢式结束语（选E）。

18. B 医嘱种类有长期医嘱、临时医嘱、备用医嘱（包括长期备用医嘱、临时备用医嘱）。护士在处理医嘱时，应先急后缓，先执行临时医嘱，再执行长期医嘱；临时医嘱的有效时间在24小时以内，应在短时间内执行，有的须立即执行（st），通常只执行1次，有的须在限定时间内执行（选B）。临时备用医嘱（sos）是由医生在临时医嘱单上开写，12小时内有效，在病情需要时才执行，过期未执行则失效（不选C）。

19. D 治疗性沟通的原则包括：易懂原则，即了解不同患者的年龄、职业、文化程度等特点，制订个性化的、通俗易懂的沟通方案，有助于患者理解和接受（选D）；目的原则，即护患沟通以满足患者需求、促进患者康复为目的，有特定的专业内容（不选A）；和谐原则，即对患者热情真诚，态度友善，使用礼貌用语，与患者及患者家属建立良好的护患关系，营造和谐的沟通氛围；尊重原则，理解、尊重患者，认真听取患者的意见和建议，尊重患者的自主性，考虑患者的感受，避免将自己的主观意愿强加给患者，避免突然更换话题或打断患者（不选B、C）；最好分次提问，一次只问一个问题，且提出的问题应简洁明确（不选E）。

20. B 护士被吊销执业证书的，自执业证书被吊销之日起2年内不得申请执业注册。

21. E 乳头破损或皲裂导致细菌沿淋巴管入侵是感染的主要途径，主要致病菌为金黄色葡萄球菌。

22. B 乙型肝炎病毒感染是我国原发性肝癌的主要病因（选B）；此外，原发性肝癌还与黄曲霉毒素、亚硝胺类化合物（不选C）、饮酒、饮水污染、遗传因素、寄生虫等有关。

23. E 慢性肺源性心脏病是由支气管-肺组织、胸廓或肺血管病变导致肺循环阻力增加，产生肺动脉高压，进而引起右心室肥厚、扩大，甚至右心衰竭的疾病。

24. B 责任制护理是由责任护士和相应辅助护士对患者从入院到出院行有计划、有目的的整体护理；以患者为中心，以护理计划为内容，根据患者自身特点和个体需要，提供针对性护理，解决存在的健康问题（选B）。个案护理指一名护理人员负责一个患者的全部护理工作（不选A）。小组护理是护理人员和患者各分成若干小组，以小组形式负责一组患者的护理模式（不选D）。综合护理是一种通过有效地利用人力资源，恰当地选择并综合运用上述几种工作方式，为患者提供低成本、高质量、高效率护理服务的工作方式（不选E）。

25. B 墨菲征（Murphy征）阳性是急性胆囊炎的典型体征。胆囊触诊的部位在右侧腹直肌外缘与肋弓交界处，即图中②。医生将左手拇指按压在胆囊部位，嘱患者做缓慢深吸气动作，胆囊随肝脏下移与拇指接触后，如患者感觉疼痛加剧而吸气中止，即可诊断为墨菲征阳性。急性阑尾炎常见的压痛点包括麦氏点、Morris点、Lenz点。图中：①剑突；③脐；④Morris点（右髂前上棘与脐连线和腹直肌外缘交汇点）；⑤麦氏点。

26. C 在执行医嘱时，如发现医嘱有明显错误，护士有权拒绝执行；如护士向医生指出了医嘱中的错误后，医生仍执意要求护士执行医嘱，护士应报告护士长或上级主管部门。如护士对明知有误的医嘱不提出质疑，或由于疏忽大意忽视了医嘱中的错误，由此造成严重后果的，护士与医生共同承担法律责任。

27. B 《护士条例》规定，护士申请执业注册，应当自通过护士执业资格考试之日起3年内提出；逾期提出申请的，还应当在符合国务院卫生主管部门规定条件的医疗卫生机构接受3个月临床护理培训并考核合格。

28. D 护士应具备慎独修养，在无人监督或单独工作时，自觉履行护理伦理原则和规范，积极主动地救治患者，为患者提供全面的护理服务。

29. E 异位妊娠以输卵管妊娠最常见，而输卵管炎症是引起输卵管妊娠的主要原因。炎症使黏膜皱襞粘连，管腔变窄，或纤毛功能受损，管壁与邻近器官粘连，致使输卵管扭曲，受精卵运行受阻而发生异位妊娠。

30. C 支气管哮喘治疗药物分为控制性药物和缓解性药物。控制性药物主要用于治疗气道慢性炎症而使哮喘维持临床控制、减少发作次数，糖皮质激素是目前控制支气管哮喘最有效的抗炎药物（选C）。缓解性药物通过迅速解除支气管痉挛而缓解哮喘症状，短效 β_2 受体激动剂是轻度支气管哮喘急性发作的首选药物（不选 A）。

31. C　门诊具有患者集中且流动性大、病种复杂的特点，易发生交叉感染，对传染病如麻疹或疑似传染病患者，应立即分诊到隔离门诊并做好疫情报告。

32. A　原发免疫性血小板减少症患者皮肤、口腔黏膜易出血，为患者擦洗时，动作要轻，以免损伤口腔黏膜和牙龈，引起出血。

33. C　急性咽 - 扁桃体炎病原体主要由溶血性链球菌引起（选 C），其次为流感嗜血杆菌（不选 D）、肺炎链球菌、葡萄球菌（不选 A）。

34. A　10% 葡萄糖酸钙静脉注射或静脉滴注时，均要用 5%~10% 葡萄糖溶液稀释至少一倍，推注要缓慢，经稀释后药液推注速度＜ 1ml/min。若患儿心率＜ 80 次 / 分时，应停用，防止血钙浓度过高引起心动过缓，甚至心脏骤停。

35. E　图中：①双顶径；②枕颏径；③枕额径；④枕下前囟径。胎头径线主要有 4 条。妊娠足月时双顶径均值为 9.3cm，是胎头最大横径（选 E）。分娩时胎头双顶径进入骨盆入口平面，颅骨的最低点接近或达到坐骨棘水平，此时胎头呈半俯屈状态进入骨盆入口，以枕额径衔接（不选 A）。枕颏径为胎头最大径线，长约 13.3cm（不选 B）。妊娠足月时枕额径均值为 11.3cm（不选 C）。枕下前囟径在妊娠足月时均值为 9.5cm，胎头俯屈后以此径线通过产道（不选 D）。

36. C　输液患者采血应避免在输液的同侧上肢或下肢采血，在对侧肢体采血（不选 B、D、E）；在不能停止输液的情况下静脉采血一定要注意远端原则，患者在左手手背输液，可在左侧下肢采血，避免在左侧上肢采血（选 C，不选 A）。

37. C　肛瘘是指直肠远端或肛管与肛周皮肤间形成的肉芽肿性管道，多由直肠肛管周围脓肿自行破溃或脓肿切开后形成，护理中应特别注意保持引流通畅。

38. E　磺胺嘧啶银具有磺胺嘧啶的抗菌作用和银盐的收敛作用，对铜绿假单胞菌感染有效，用于预防和治疗Ⅱ度、Ⅲ度烧伤的创面感染，并可促使创面干燥、结痂和促进愈合。

39. E　《人体器官移植条例》规定，捐献人体器官，要严格遵循自愿的原则。任何组织或者个人不得以任何形式买卖人体器官，不得从事与买卖人体器官有关的活动。同时，对人体器官移植手术收取费用的范围做了界定，医疗机构实施人体器官移植手术，只能依照条例的规定收取摘取和植入人体器官的手术费（不选 A）、药费、检验费（不选 C）、医用耗材费以及保存和运送人体器官的费用（不选 B、D），不得收取或者变相收取所移植人体器官的费用（选 E）。

40. E　脓性指头炎初发时应悬吊前臂平置患手，避免下垂以减轻疼痛；患指一旦出现跳痛、肿胀明显，应及时切开减压、引流，以免发生指骨坏死和骨髓炎。

41. E　尿液含有胆红素为胆红素尿，尿色呈深黄色或黄褐色，振荡尿液可有黄色泡沫（选 E）。正常新鲜尿液呈淡黄色或深黄色，由尿胆原和尿色素所致（不选 A）。尿液中红细胞异常增多为血尿，呈红色或棕色，含红细胞量多时呈洗肉水色（不选 B）。尿液中含有血红蛋白为血红蛋白尿，一般尿液呈浓茶色、酱油样色，常见于血型不合所致的溶血、恶性疟疾和阵发性睡眠性血红蛋白尿症。

42. D　非语言沟通具有表达情感、修饰补充、替代作用、强调目的和调节作用。替代作用指用非语言沟通代替语言沟通传递信息，发挥信息载体的作用，尤其适用于听力障碍、言语障碍等患者。

43. D　在同一单位时间内脉率少于心率，称脉搏短绌（绌脉），常见于心房颤动患者。主要是由于心肌收缩强弱不等，较弱的搏动只可产生心音，而不能引起周围血管搏动，导致脉率少于心率。

44. E　细菌性肝脓肿是指细菌侵入肝脏形成的肝内化脓性感染疾病。胆囊炎、胆管炎及各种原因引起的胆道系统感染，细菌沿胆管上升，是引起细菌性肝脓肿的主要原因。其他入侵途径包括肝动脉、门静脉、淋巴系统、肝外伤等。

45. B　乳腺癌是主要由乳腺导管上皮发生的恶性肿瘤，以乳房外上象限最常见。图中：①内上象限；②外上象限；③腋窝；④内下象限；⑤外下象限。

46. A　特级护理适用于病情危重，随时可能发生病情变化需要监护、抢救等患者，应安排 24 小时专人护理，严密观察生命体征变化。

47. C　病室内不能以跑代走，当遇到紧急事件时宜快步走。护理工作中，护士的行姿要求为行走时，挺胸收腹、腰背正直，步幅适度、步速均匀、步履轻盈、具有节奏、行进无声。

48. B　日常护理用语包括招呼用语、介绍用语、电话用语、安慰用语和迎送用语。向刚入院的患者自我介绍属于护理日常用语中的介绍用语。

49. E　不同氧疗方法的更换时间分别是鼻导管应每

天更换 2 次以上；鼻塞应每天更换；面罩应 4~8 小时更换 1 次。

50. B 化疗期间最主要的观察项目是血常规，白细胞≤ 3.5×10^9/L 时，应暂停化疗，预防感染。

51. D 肝功能严重损害的患者，呼气可有肝臭味，提示为肝性脑病的前兆，护士为患者做口腔护理时应特别注意（选 D）。糖尿病酮症酸中毒的患者呼吸中有酮味，即烂苹果味（不选 B）。长期使用抗生素和激素的患者，口腔内可有真菌感染，表现为口腔黏膜糜烂（不选 A）。

52. E 便秘是指正常排便形态改变，排便次数减少。发生便秘可行腹部按摩，自右下腹盲肠开始，沿升结肠、横结肠、降结肠、乙状结肠的顺序做环形按摩促进排便(选 E)。高龄患者应根据其身体状况适当运动，不可增大活动量或延长活动时间（不选 A、B）。摄取充足的水分，可促进肠蠕动，刺激排便反射，预防便秘，但避免一次饮水过多，以免引起不适（不选 D）。

53. D 脑出血多见于 50 岁以上的男性患者，常有高血压史，活动中或情绪激动时突然发生，无前驱症状，有肢体瘫痪、失语等局灶定位症状和颅内压增高表现，意识障碍出现迅速，发病后血压多有明显升高。颅内压增高是脑出血患者死亡的主要原因，由早期血肿的占位效应和血肿周围脑组织的水肿所致，降低颅内压为治疗脑出血的重要措施。

54. B 护士在安排候诊时应随时观察患者病情变化，遇高热、剧痛、呼吸困难、出血、休克等患者，应立即安排提前就诊，或送急诊室处理，必要时配合医生实施抢救。

55. C 仰头抬颏法在患者无明显头、颈部外伤时采用。施救者一手置于患者前额，另一手的示指与中指置于下颏骨部向上抬起，使下颌尖和耳垂的连线与地面垂直。

56. E 高脂血症、高血压、高血糖、吸烟等均为引起动脉粥样硬化的高危因素。

57. B 小儿轻度脱水失水百分比占体重的 3%~5%。中度脱水的失水量占体重的 5%~10%。重度脱水的失水量＞体重的 10%。

58. B 肺炎支原体肺炎首选大环内酯类抗生素如红霉素、罗红霉素、阿奇霉素等治疗。

59. B 骨折的急救包括抢救休克、包扎伤口、妥善固定、迅速转运。开放性骨折应先加压包扎止血（不选 C），外露骨端一般不做现场复位，防止进一步损伤或污染（选 B）。妥善固定，迅速转运，尽早清创（不选 A），并使用抗生素和注射破伤风抗毒素预防感染（不选 D、E）。

60. B 半流质饮食适用于口腔及消化道疾病、中度发热、手术后等患者（选 B）。软质饮食适用于消化吸收功能差、咀嚼不便、低热，消化道手术后恢复期的患者（不选 A）。流质饮食适用于病情危重、高热、口腔疾病、大手术后、急性消化道疾病等患者（不选 C）。要素饮食适用于低白蛋白血症、营养不良等患者（不选 D）。肠外营养适用于急性胃穿孔、大面积烧伤等患者（不选 E）。

61. B 行股静脉穿刺的部位在股三角区，触及股动脉最明显部位内侧 0.5cm 处。

62. A 燃烧法是一种简单、迅速、彻底的灭菌方法，在搪瓷坐浴盆内倒入 95% 乙醇溶液，点燃至熄灭，时间不少于 3 分钟，可杀灭所有微生物（选 A）。过氧乙酸属灭菌剂，消毒效果彻底，但对消毒的浓度和时间均有一定要求，操作相对复杂（不选 E）。紫外线灯照射法（不选 B）、煮沸消毒法不能杀灭全部芽孢（不选 D），消毒坐浴盆不彻底，有可能造成交叉感染。氯己定仅可杀灭细菌繁殖体和亲脂病毒，不能达到有效消毒的作用（不选 C）。

63. C 门诊护士应随时观察候诊者的病情，遇高热、剧痛、呼吸困难、出血、休克的患者，应立即采取措施，安排提前就诊或送急诊室处理。

64. C 患者角色的适应包括角色行为缺如、角色行为消退、角色行为冲突、角色行为强化。角色行为强化是指患者安于患者角色，对自我能力表示怀疑，产生退缩和依赖心理（选 C）。角色行为缺如是指患者没有进入患者角色，否认自己是患者，自我感觉良好，认为医生诊断有误，或病情尚未严重到需要治疗的程度，不能很好地配合治疗和休息（不选 D）。角色行为消退指患者适应患者角色后，由于某种原因，又重新承担起本应免除的社会角色的责任而放弃患者角色（不选 A）。角色行为冲突指患者在适应患者角色过程中，与其患病前的各种角色发生心理冲突而引起行为的矛盾。患者不能很好地接受患者角色，出现烦躁不安、焦虑紧张等情绪改变（不选 B）。

65. B 对于突然确诊肺癌的患者，护士应安慰患者，使其保持积极情绪，配合治疗（选 B）。告知家属患者的担忧，家属安慰患者解释不当可能会起反作用（不选 A）；讲述化疗的弊端会加重患者心理负担(不选 C)；指导患者立遗嘱安排后事不符合伦理，可能会引起纠纷（不选 D）；请医生讲解治疗方案及原则可能会使其不能理解而加重焦虑（不选 E）。

66. C 阿米巴痢疾病变多在回盲部，灌肠应取右侧卧位，使回盲部处于低位，有利于药物到达治疗部位，以提高疗效（选C）。为了延长药液保留时间，嘱患者灌肠前排尿、排便（不选B），于睡前灌肠（不选A），保证治疗效果。保留灌肠压力不应过大，液面距肛门＜30cm（不选D）。肛管插入肛门15~20cm，药液注入后保留1小时以上（不选E）。

67. C 癔症分离性抽搐又称假性癫痫发作，表现为情绪激动或受到暗示时突然发生，出现全身僵直、角弓反张、表情痛苦等类似于癫痫发作的表现，但无舌头咬破或大小便失禁。癔症患者出现分离性抽搐时，首选地西泮药物治疗(选C)。丁螺环酮为抗焦虑药(不选A)。利培酮、奋乃静为抗精神分裂药（不选B、D)。氟西汀为抗抑郁药（不选E)。

68. B 护士应以热情的态度迎接新患者，向患者作自我介绍、病区环境介绍（不选E)、医院制度介绍、同室病友介绍等（不选D)，以自己的行动和语言消除患者的不安情绪和陌生感，增强患者的安全感和对护士的信任感(不选A)。创造良好的护患沟通氛围(不选C)，关心患者并主动询问其需要，帮助满足其合理需求（选B)。

69. D 2型糖尿病首选生活方式干预和口服降糖药治疗。二甲双胍属双胍类降糖药，是2型糖尿病的一线用药和联合治疗中的基础用药（选D)，主要作用机制为抑制肝葡萄糖输出，改善外周组织对胰岛素的敏感性，增加对葡萄糖的摄取和利用而降低血糖。格列齐特（达美康)、格列吡嗪（美吡达)、格列本脲（优降糖)、甲苯磺丁脲属磺酰脲类降糖药（不选A、B、C、E)，主要作用机制为刺激胰岛β细胞分泌胰岛素，增加体内的胰岛素而降低血糖，适用于新诊断的2型糖尿病非肥胖患者、用饮食和运动治疗控制血糖不理想时。

70. E 护患沟通时，应特别注意沟通技巧，让患者感受到被关心。采集标本时，应告知患者检查的必要性，以取得配合。

71. A 压疮Ⅰ期（淤血红润期）表现为红、肿、热、痛或麻木，解除压力30分钟后，皮肤颜色仍不能恢复正常，皮肤完整性未破坏。

72. D 临终护理不以延长临终患者的生存时间为目的，而以提高临终阶段的生存质量为宗旨（选D，不选C)。临终护理是对临终患者及家属的护理，提供全面的身心照顾（不选A)。以尊重生命、尊重患者的尊严及权利为宗旨（不选B)。了解患者和家属的需求并给予满足，对他们表示理解和关爱，使临终患者的生存质量得以提高，能够安详、舒适、有尊严地告别人世，并使其家属的身心健康得到维护（不选E)。

73. B 精神异常的患者，使用宽绷带约束时，应打双套结。双套结的优点是不会随着手腕的活动而越拉越紧，既可以使肢体不易脱出，又不影响血液循环（选B)。单套结打法简单、迅速，可单手打成，但易松解（不选D)。平结的缺点为若没系紧便会松开，若系得紧便难解开（不选E)。

74. C 马斯洛需要层次理论根据人的基本需求由低到高分为5个层次，分别为生理需要、安全需要、爱与归属需要、自尊需要、自我实现需要。其中，爱与归属需要是指个体对家庭、朋友、伙伴的需要，希望得到他人的爱和给予他人爱的需要，若无法满足，会产生孤独、空虚、被遗忘等痛苦。

75. E 引起便秘的原因包括精神压力（不选A)、环境的改变、疾病的影响等，使排便习惯改变；心力衰竭患者长时间卧床，使肠蠕动减慢（不选B、C)；胃肠道淤血，食欲减退，进食减少，可抑制肠道功能而导致便秘的发生（不选D)，与大肠排便反射没有直接关系（选E)。

76. A 间停呼吸（比奥呼吸）的特点是有规律地呼吸几次后，突然停止呼吸，间隔短时间后又开始呼吸，如此呼吸和呼吸暂停反复交替，与呼吸中枢的兴奋性明显降低有关，是病情危急的表现，常见于濒死患者(选A)。浮浅性呼吸表现为呼吸浅而快(不选B)。酸中毒大呼吸（库斯莫尔呼吸）的特点是呼吸深长而规则（不选C)。潮式呼吸（陈-施呼吸）的特点是呼吸由浅慢逐渐加快，达高潮后逐渐变浅、变慢，经过一段时间的暂停（5~20秒）后又出现如上的周期性呼吸，形如潮水起伏（不选D)。蝉鸣样呼吸表现为吸气时产生一种极高的似蝉鸣样音响（不选E)。

77. E 危重患者呼吸微弱，测量呼吸应将少许棉花置于患者鼻孔前，观察棉花被吹动的次数，测1分钟。

78. D 大便隐血试验前3天禁食肉类（选D)、动物肝脏、血、含铁丰富的食物或药物、绿色蔬菜，以免造成假阳性，可食豆制品、山药（不选C)、黄瓜（不选E)、米饭（不选A)、面条（不选B)、粉丝等。

79. C 《民法典》规定，18周岁以上的自然人为成年人。成年人为完全民事行为能力人，可以独立实施民事法律行为。

80. C 肾病综合征患者一般给予正常量的优质蛋白，少食富含饱和脂肪酸的动物脂肪，并增加富含可溶性纤维的食物，以控制高脂血症。

81. B 脐带是连接胎儿与胎盘的条索状组织，胚胎及胎儿借助脐带悬浮于羊水中。脐带内的血管包括2条脐动脉、1条脐静脉，是母体与胎儿气体交换、营养物质供应和代谢产物排出的重要通道。

82. C 维生素D缺乏性佝偻病是由于体内维生素D缺乏导致钙、磷代谢紊乱，引起的以骨骼病变为特征的全身慢性营养性疾病。

83. B 免疫复合物（IC）的形成和沉积是系统性红斑狼疮（SLE）发病的主要机制，IC由自身抗体和相应自身抗原相结合而成，能够沉积于组织造成组织损伤，最易引起肾损伤，导致狼疮性肾炎；狼疮性肾炎随着病情发展可进展为慢性肾衰竭，晚期发生尿毒症，成为患者死亡的常见原因。

84. D 心脏自身的血液供应主要来自冠状动脉。有左、右冠状动脉两支，左冠状动脉起自主动脉左窦，主要分为前室间支（也称前降支）和左旋支；右冠状动脉起自主动脉右窦，主要分为后室间支（也称后降支）和右旋支。

85. D 医院护理管理的组织原则包括任务和目标一致原则（不选C）、专业化分工与协作的原则（不选A）、等级和统一指挥原则（不选E）、集权分权结合原则、层幅适当原则、职责与权限一致原则（不选B）、稳定性与适应性相结合原则。

86. D 乙醚、乙醇、环氧乙烷等易燃易爆炸药物，应远离明火存放。

87. E 小儿呼吸道的非特异性与特异性免疫功能较差，如纤毛运动功能差，难以有效清除吸入的尘埃和异物颗粒；肺泡吞噬细胞功能不足，婴幼儿辅助T细胞功能暂时性低下；分泌型IgA（SIgA）、IgG含量低微等。SIgA是外分泌液中的主要抗体类别，参与黏膜局部免疫，通过与相应病原微生物结合，阻止病原体黏附于细胞表面，从而在局部抗感染中发挥重要作用。

88. B 齿状线以上为单层柱状上皮，受内脏神经支配，无疼痛感；齿状线以下为复层扁平上皮，受躯体神经支配，痛觉敏锐（选B）。直肠位于盆腔的后部，上接乙状结肠，向下移行为肛管（不选D），长10~14cm（不选A），是大便暂存的部位。以腹膜反折为界，直肠分为上段直肠和下段直肠，下段直肠位于腹膜外（不选C）。直肠肌层由内环行和外纵行两层平滑肌组成（不选E）。

89. E 间歇脉常见于各种器质性心脏病如急性心肌梗死或洋地黄中毒等患者，正常人在过度疲劳、精神兴奋、体位改变时偶尔出现；而心房颤动表现为脉搏短绌（选E）。交替脉是左心衰竭的重要体征（不选A）。丝脉常见于休克、大出血、主动脉瓣狭窄等患者（不选B）。缓脉常见于高钾血症、颅内压增高、房室传导阻滞等患者（不选C）。奇脉见于心包积液、心脏压塞的患者（不选D）。

90. A 原发性肝癌非手术疗法中首选的是肝动脉化疗栓塞，一般每6~8周重复治疗，可使肝癌缩小，再行手术（选A）。中医中药治疗作为肝癌的辅助治疗方法，有助于提高生活质量，延长生存期（不选B）。经皮穿刺瘤内注射无水乙醇，适用于肿瘤直径＜3cm者，可达到治疗性切除的目的（不选C）。放疗对本病效果不佳，目前趋向于手术、介入治疗合并放疗等联合治疗（不选D）。

91. C 开放性气胸胸膜腔内压几乎等于大气压，患者呼吸时两侧胸膜腔的压力发生变化，可出现吸气时纵隔向健侧移位，呼气时又移回患侧，导致纵隔位置随呼吸而左右摆动，即纵隔扑动。

92. E 人体五官是指目、舌、鼻、口、耳。

93. E 正常肉芽组织2.6呈新鲜粉红色或红色、颗粒均匀、分泌物少、触之易出血。

94. C 小儿支气管肺炎抗生素一般用至体温正常后5~7天，临床症状、体征消失后3天。需要注意，七轮儿科护理学P248关于小儿支气管肺炎抗生素的使用时间更新为：一般用药至热退且平稳、全身症状明显改善、呼吸道症状改善后3~5天，但考试未采用。

95. B 急性面容表现为表情痛苦，面颊潮红，呼吸急促，鼻翼扇动，口唇疱疹等，见于急性感染性疾病患者。

96. B 病区交班报告应先填写离开病区的患者（出院、转出、死亡），再填写进入病区的患者（入院、转入），最后写本班重点护理患者（手术、分娩、危重及有异常情况的患者）。同一栏内的内容，按床号先后顺序书写报告。

97. E 临时备用医嘱（sos）自医生开写医嘱起12小时内有效，必要时用，过期未执行则失效。

98. B 水果、蔬菜中富含纤维素，难以被完全消化吸收，可使大便量增加，成为肠道运动的有效机械性刺激物，强化排便，减少干燥，而达到通便的效果。

99. B 便秘患者应选择适合自身排便的时间，每天固定在此时间排便（不选D）。不随意使用缓泻药及灌肠等方法，避免形成依赖性（选B）。每天保证足够的水分摄入（不选A），多食用蔬菜、水果、粗粮等高纤维素食物（不选E），少食多餐。提供适当的排便环境，选取适宜的排便姿势，适当运动和按摩腹部（不选C）。

100. D 临终患者的心理反应包括否认期、愤怒期、协议期、抑郁期和接受期。其中抑郁期患者的身体更虚弱，病情恶化，内心被强烈的失落感所占据出现悲伤、情绪低落、抑郁和绝望，希望家人、朋友能够时常陪伴在身旁，逐渐对周围事物失去兴趣，少言寡语，反应迟钝。

101. E 对抑郁期的患者，护士应首先允许患者用不同方式宣泄情感，如忧伤、哭泣等，耐心倾听患者诉说，安慰患者，调动其积极情绪；其次，安排与亲朋好友见面，尽量让家属陪伴身旁，注意安全，防范自杀；如患者因心情抑郁忽视个人卫生，护士应协助做好皮肤、口腔护理，保持卫生和舒适。

102. C 溺水现场首要的紧急治疗是尽快恢复通气，首先应以最快的速度清除口鼻腔异物，保持呼吸道通畅。依据《2010美国心脏协会心肺复苏和心血管急救指南》，通常不做控水处理，因为大多数淹溺者只吸入中等量的水分，且很快被吸收进入循环，水分不会成为气道阻塞物，部分患者仅发生喉痉挛。

103. C 缺氧时间和程度是决定淹溺预后最重要的因素。清理呼吸道后，对心脏骤停和无呼吸者应立即行心肺复苏。

104. C 急性心肌梗死合并室性心动过速心电图表现为ST段弓背向上抬高，心率150次/分，QRS波群宽大畸形，首选胺碘酮治疗（选C）。苯妥英钠主要用于洋地黄中毒所引起的室性心律失常（不选A）。美托洛尔主要用于原发性高血压、慢性心力衰竭及各种快速型心律失常等（不选D）。阿托品主要用于缓慢型心律失常（不选B）。硝酸甘油主要用于心绞痛发作的预防与治疗（不选E）。

105. C 胺碘酮常见不良反应有窦性心动过缓、房室传导阻滞，静脉给药时低血压常见。长期应用可发生角膜色素沉积，停药可恢复，不影响视力。少数患者可出现甲状腺功能亢进症或甲状腺功能减退症。个别患者出现间质性肺炎或肺纤维化。

106. B 影响沟通的生理因素包括：暂时性的生理不适，如疼痛、饥饿、寒冷等；年龄因素；永久性生理缺陷等。这些因素可不同程度影响沟通效果，护士应在患者不适缓解后再沟通。

107. D 护士与患者沟通时，患者切口疼痛，加之亲人在场，使护患交谈难以继续，可能的原因是患者术后想引起家人更多的关注。护士此时应暂停沟通，待其不适缓解后再交谈。

108. C 血压是休克最常用的监测指标，收缩压＜90mmHg、脉压＜20mmHg提示休克。中度休克的失血量在20%~40%之间，表现为反应迟钝，表情淡漠，皮肤苍白或发绀，心率100~200次/分，较弱，收缩压70~90mmHg，脉压＜20mmHg，尿量减少（选C）。轻度休克失血量＜20%，表现为神志清楚，紧张或烦躁不安，皮肤苍白，心率＜100次/分，尚有力，血压正常或稍升高，脉压减小，尿量正常或稍少（不选A、B）。重度休克的失血量＞40%，表现为意识模糊或昏迷，皮肤显著苍白，肢端青紫，脉搏很弱或摸不到，收缩压＜70mmHg或测不到，尿量极少或无尿（不选E）。

109. A 每小时输入液体量=每分钟滴数（滴/分）/点滴系数（滴/ml）×60（分钟），点滴系数默认为15滴/ml，即80/15×60=320ml。

110. B 内镜检查是诊断上消化道出血病因、部位和出血情况的首选检查方法。一般于出血后24~48小时行内镜检查，可直接观察消化道病灶情况，明确病因，并可行紧急止血治疗。

111. C 昏迷患者当胃管插入15cm（会厌部）时，将患者的头部托起，使其下颌靠近胸骨柄，以增大咽喉部通道弧度，便于胃管通过会厌后壁进入食管。

112. E 长期鼻饲患者应定期更换胃管，普通乳胶胃管1次/周，硅胶胃管1次/月。

113. D 左心衰竭主要表现为肺淤血和心排血量降低，主要的症状包括不同程度的呼吸困难、咳嗽、咳痰等。右心衰竭主要表现为体循环淤血，典型体征包括双下肢水肿、肝大、颈静脉怒张、肝颈静脉反流征阳性等。全心衰竭兼有上述两种表现。

114. E 心力衰竭患者应严格限制水、钠摄入量，强调低盐饮食的重要性并督促执行，避免血容量过多增加心脏负担。

115. D 小儿不同脱水性质中血钠浓度与成人不一致，低渗性脱水血钠＜130mmol/L，高渗性脱水血钠＞150mmol/L（不选E），等渗性脱水血钠130~150mmol/L（不选A、B）。重度脱水表现为精神淡漠、昏睡或昏迷，前囟深陷，眼睑不能闭合，皮肤干燥、有花纹、弹性极差，尿量极少或无尿等（选D，不选C）。

116. A 2:1含钠液由2份0.9%氯化钠和1份1.4%碳酸氢钠组成，为等张溶液，用于低渗或重度脱水的治疗及扩容等（选A）。1:2含钠液为1/3张，适用于高渗性脱水（不选B）。葡萄糖进入人体后很快被代谢，只有渗透压而没有张力，5%或10%葡萄糖可静脉注射，补充水分和能量（不选C、D）。0.45%氯化钠注射液为低渗溶液，用于治疗高渗性脱水（不选E）。

117. D 库存血自血库取出后不能加温，以免血浆蛋白凝固变性而引起不良反应，需要在室温下放置15~20分钟后再输入（选D）。输血前抽患者血标本做血型鉴定和交叉配血试验（不选A）。在取血和输血过程中，要严格执行无菌操作及“三查八对”（不选B）。输血前摇匀血液，但勿剧烈振荡，以免红细胞破坏而引起溶血（不选C）。输血前后及两袋血之间需要滴注少量生理盐水，以防发生不良反应（不选E）。

118. A 输血溶血反应表现为在输血后出现头部胀痛、四肢麻木、腰背部剧痛、胸闷、气促等。应立即停止输血，并通知医生，保留余血，重新鉴定。

119. B 胎儿较小且骨盆正常，胎位、胎心正常，宫口已开，宫缩规律且未破膜者，应选择自然分娩（选B）。若胎头娩出时出现会阴过紧、会阴水肿、耻骨弓过低、胎儿娩出过快及胎头过大等现象，易引起会阴撕裂；或母儿有病理情况须紧急结束分娩者，应行会阴切开辅助阴道分娩（不选D）。出现胎方位为持续性枕横位时，多需要用手或胎头吸引器（或产钳）将胎头转成枕前位经阴道娩出（不选C）。剖宫产的适应证包括产道梗阻、头盆不称、胎位异常、妊娠期并发症或合并症不宜经阴道分娩以及胎儿窘迫等（不选A、E）。

120. B 第一产程活跃期指宫口扩张6cm到宫口全开，对活跃期出现的子宫收缩乏力，若胎膜已破，胎心良好、胎位正常、头盆相称者可给予缩宫素静脉滴注，以促进宫缩，加快产程。

实践能力

1. D 子宫收缩乏力引起的产后出血常发生在胎盘娩出后，阴道流血量大，子宫质软，轮廓不清，此时应加强宫缩，按摩子宫，刺激宫缩，减少出血（选D）。宫腔纱条填塞法适用于子宫松弛无力，经按摩及宫缩药等处理仍无效者，但会增加感染机会，不常使用（不选E）。胎盘因素所致出血多在胎儿娩出数分钟后出现大量阴道流血，色暗红，应及时取出胎盘，做好刮宫准备（不选A）。软产道裂伤引起的产后出血表现为胎儿娩出后立即阴道流血，应及时准确地修复缝合切口（不选B）。凝血功能障碍引起的产后出血主要表现为血液不凝，应尽快输新鲜全血，补充血小板等（不选C）。

2. C 房性期前收缩的心电图示P′波提早出现，其形态与窦性P波不同（不选A），PR间期≥0.12秒（不选B），QRS波群形态与正常窦性心律的QRS波群相同（不选D、E），期前收缩后有不完全的代偿间歇（选C）。

3. C 非特异性淋巴结炎主要由A组β溶血性链球菌、金黄色葡萄球菌等感染所致；轻者仅有局部淋巴结肿大、触痛，与周围组织分界清楚，多能自愈。重者有多个淋巴结肿大，可融合形成肿块，疼痛加重，主要特点是压痛明显。

4. B 分娩期产妇一旦发现先兆子宫破裂，应立即报告医师、停用缩宫素并停止一切操作，遵医嘱给予宫缩抑制药、吸氧并做好剖宫产的术前准备。

5. C 葡萄胎表现为停经8~12周出现不规则阴道流血（不选A）；子宫异常增大＞妊娠周数（不选B），且伴血清hCG异常升高（不选E）；早孕反应及妊娠期高血压疾病出现早，症状重（选C，不选D）。

6. E 子宫肌瘤为实质性球形包块，表面光滑，质地较子宫肌层硬（选E），肌瘤外由被压缩的肌纤维束和结缔组织构成的假包膜覆盖（不选B）。子宫肌瘤发病可能与雌、孕激素过高或长期刺激有关（不选A），是女性生殖器中最常见的良性肿瘤（不选C）。按肌瘤与子宫肌壁的关系分为肌壁间肌瘤（最常见）、浆膜下肌瘤和黏膜下肌瘤（不选D）。

7. B 慢性阻塞性肺疾病患者应戒烟（不选A），减少有害气体或粉尘的吸入（不选D），行呼吸训练和步行、慢跑等体育锻炼（不选C），潮湿、大风、严寒气候时避免室外活动（选B），加强呼吸功能锻炼（不选E）。

8. A 甲状腺术中误伤甲状旁腺，易引起甲状旁腺功能减退症及低钙血症，轻者仅有面部、唇部或手足部的针刺感、麻木感或强直感，经2~3周后症状可消失；重者可出现面肌和手足伴有疼痛的持续性痉挛，甚至窒息死亡（选A）。喉返神经单侧损伤可引起声音嘶哑；双侧损伤可引起两侧声带麻痹、失声或呼吸困难，甚至窒息（不选B）。喉上神经损伤时，损伤外支可使环甲肌瘫痪，引起声带松弛、音调降低；损伤内支则使喉部黏膜感觉丧失，患者饮水时易发生误咽或呛咳（不选E）。

9. A 心肌炎最常见的病因为病毒感染，多数患者在发病前1~3周有病毒感染前驱症状，随后出现胸痛、心悸、胸闷、呼吸困难、水肿，甚至晕厥、猝死。

10. A 急性渗出性心包炎最突出的症状是呼吸困难，由支气管、肺、大血管受压及肺淤血所致。积液压迫气管、喉返神经产生干咳和声音嘶哑。

11. C　颅内压增高患者行脱水治疗时，常用高渗性脱水药 20% 的甘露醇 250ml，15~30 分钟静脉滴注完毕。

12. B　结核菌素试验常作为结核感染的流行病学指标，也是卡介苗接种后效果的验证指标。常用皮内注射法，在左前臂掌侧中、下 1/3 交界处注射 0.1ml（5U）PPD。

13. C　产后产妇脉搏略缓慢，60~70 次 / 分，与子宫胎盘循环停止及卧床休息有关，一般产后 1 周可恢复正常。当脉搏增快超过正常范围时应立即通知医生，并对症处理（选 C）。产后 24 小时内体温略有升高，但一般不超过 38℃，可能与产程延长或过度疲劳有关（不选 A）。产后呼吸深而慢，一般 14~16 次 / 分，与产后腹压降低、膈肌下降、胸式呼吸变为腹式呼吸有关，如产妇呼吸略高，但在正常频率（16~20 次 / 分）范围内，可继续观察（不选 E）。血压一般无变化，但患有妊娠期高血压疾病的产妇产后血压有明显的下降或恢复正常（不选 B）。产褥早期皮肤排泄功能旺盛，排出大量汗液，睡眠和初醒时明显，产后 1 周内自行好转，不属病态（不选 D）。

14. D　胸部叩击应在餐后 2 小时至餐前 30 分钟完成，以免引发呕吐（选 D）。叩背产生的振动使气道内的分泌物松动，利于患者咳出体外（不选 A）。操作前用单层薄布覆盖叩击部位，以防直接叩击引起皮肤发红（不选 B）。护士可站在患者背侧叩背（不选 C）。操作后给予患者足够的水分摄入，以便稀释痰液（不选 E）。

15. B　呼气性呼吸困难主要由肺泡弹性减弱和（或）小支气管的痉挛或炎症所致，常见于慢性阻塞性肺疾病、支气管哮喘（选 B）。吸气性呼吸困难常见于喉部、气管、大支气管的狭窄与阻塞（不选 A）。混合性呼吸困难常见于重症肺炎、大量胸腔积液、气胸等（不选 C、E）。

16. E　流行性脑脊髓膜炎患儿出疹多在败血症期，皮肤黏膜瘀点、瘀斑为本期特征性表现；病情危重者瘀点、瘀斑迅速增多融合，中央呈紫黑色坏死或水疱。

17. E　慢性肾小球肾炎是一组以蛋白尿、血尿、高血压和水肿为临床特征的肾小球疾病。蛋白尿是本病必有的表现，多为轻度蛋白尿，部分患者出现大量蛋白尿（选 E）。血尿多为镜下血尿，也可出现肉眼血尿（不选 A）。水肿可有可无，一般不严重，多为眼睑和下肢凹陷性水肿，晚期持续存在（不选 B）。多数患者血压可正常或轻度升高（不选 D）。慢性肾小球肾炎早期血常规可正常或仅有轻度贫血（不选 C）。

18. A　慢性阻塞性肺疾病患者应给予鼻导管持续低流量吸氧，吸氧时间＞ 15h/d，夜间不可间断，因熟睡时呼吸中枢兴奋性降低或上呼吸道梗阻导致缺氧加重。

19. A　根据我国《孕前和孕期保健指南（2018 年）》，目前推荐的产前检查妊娠周数分别是：妊娠 6~13^{+6} 周，14~19^{+6} 周，20~24 周，25~28 周，29~32 周，33~36 周，37~41 周（每周 1 次）。

20. B　羊水出现胎粪污染，提示胎儿宫内缺氧，正常妊娠的孕妇，羊水中不应含有胎粪。妊娠早期羊水为无色澄清液体，主要是母体血清经胎膜进入羊膜腔的透析液。妊娠中期以后，胎儿尿液是羊水的重要来源。妊娠晚期胎肺也参与羊水生成。足月妊娠时羊水略浑浊，不透明，羊水内常悬有小片状物，包括胎脂、胎儿脱落上皮细胞、毳毛、毛发、少量白细胞、白蛋白、尿酸盐等，并含有大量激素和酶。

21. B　妊娠早期羊水是无色、澄清的液体，足月时羊水呈乳白色混有絮状物。羊水浑浊提示有羊水胎粪污染，是胎儿窘迫常见的临床表现。为防止胎粪继续污染导致胎儿在宫内缺氧加重，胎死宫内，若宫口已开全且情况良好，应尽快经阴道助产终止妊娠。

22. D　胎膜早破指胎膜在临产前发生自然破裂，表现为孕妇突感有液体自阴道流出，胎膜破裂后阴道液 pH 升高，可见试纸由红色变为蓝色。发生胎膜早破时应严密观察胎儿及宫缩情况，立即听胎心并记录破膜时间，有条件者用电子胎心监护仪动态监测（不选 B、C）。定时观察羊水性状、颜色、气味及量等，若羊水混有胎粪，提示胎儿宫内缺氧，应立即给氧（选 D）。嘱患者绝对卧床休息（不选 E），抬高臀部或取头低足高位，避免不必要的肛门检查和阴道检查，保持大便通畅，禁忌灌肠（不选 A）。

23. A　缺氧、CO_2 潴留引起的肺动脉高压和中毒性心肌炎是肺炎诱发心力衰竭的主要原因，对肺炎合并心力衰竭患儿，首要的措施是改善呼吸功能，尽早吸氧，纠正缺氧和 CO_2 潴留，其次才是针对心力衰竭的措施如镇静、利尿、强心、应用血管活性药物等。

24. B　青少年心理处于从幼稚向成熟发展的过渡时期，身心发展处在一种非平衡状态，容易出现反抗性和依赖性，可产生强烈的成年人感，具有强烈的独立意识，易产生与成人相抵触的情绪。此外还可存在闭锁性和开放性、自满和自卑等心理。

25. C　人体第 4~7 肋骨长而薄，最易折断。图中：①第 1 肋骨；②第 3 肋骨；③第 5 肋骨；④第 8 肋骨；⑤第 11 肋骨。

26. E　毒蛇咬伤后尽快使毒液流出，并清除残留的毒牙（不选 B）；伤后忌奔跑（不选 A），伤肢制动、放置低位（选 E，不选 C），立即用布带或止血带等在伤肢的近心端伤口上方绑扎，以阻断淋巴、静脉回流（不选 D）。

27. C 肛瘘切除术后坐浴可清洁肛门，改善局部血液循环，促进炎症吸收，并缓解括约肌痉挛、减轻疼痛。可使用 1∶5000 高锰酸钾溶液，将沸水降温至 43~46℃时盛于盆内，高锰酸钾全部溶化后方可坐浴，持续时间为 20~30 分钟，2~3 次 / 天。

28. E 开放性骨折大出血患者，在医生到达之前，为防止失血性休克，护士应先为患者止血，可加压包扎或使用止血带止血，在未开具医嘱时，不可擅自使用药物止血。

29. C 抑郁症的临床症状为情绪低落、兴趣减退、乐趣丧失三主征；心理症状群包括焦虑、自责自罪、精神病性症状等；躯体症状群包括睡眠障碍和食欲紊乱、性功能减退、精力丧失（选 C）。适应障碍是指在明显生活改变或环境改变时所产生的短期、轻度的烦恼状态和情绪失调，常有行为改变和生理障碍，但不出现精神病性症状（不选 B）。精神发育迟滞是儿童发育期因各种原因造成智力明显低于同龄儿童水平，同时伴有适应行为明显障碍的一组疾病（不选 A）。精神分裂症是以精神活动与周围环境明显脱离、互不协调为主要特征（不选 E）。

30. B 急性胰腺炎早期最常用和最有价值的检查方法是淀粉酶测定，血淀粉酶超过正常值 3 倍即可诊断。

31. B 腹腔内出血是经皮肝穿刺胆管造影术后常见的并发症，多发生于术后 24~48 小时内，可能与术中血管结扎线脱落、肝断面渗血及凝血功能障碍有关。

32. E 反复发作的腹泻、黏液脓血便及腹痛是溃疡性结肠炎的典型症状。腹泻轻者排便 2~4 次 / 天，大便呈糊状，便血轻或无便血。重者排便≥ 10 次 / 天，大量脓血，甚至呈稀水样血便（选 E）。米泔水样便常见于霍乱（不选 A）。黑便是上消化道出血的特征性表现（不选 B）。羊屎便见于慢性便秘（不选 C）。白陶土色便提示胆管梗阻（不选 D）。

33. A 急性咽 - 扁桃体炎属于急性上呼吸道感染，应给予清淡的流质或半流质饮食，多饮水（选 A），避免辛辣刺激性食物（不选 E）。发热时每 4 小时测量 1 次体温（不选 B）。急性上呼吸道并发细菌感染者应用抗生素治疗，积极抗感染和对症处理（不选 C）。急性上呼吸道感染可通过飞沫传播，应限制探视，做好呼吸道隔离（不选 D）。

34. C 法洛四联症是最常见的青紫型先天性心脏病，发绀为主要表现，其严重程度与肺动脉狭窄程度有关；表现为唇、指（趾）甲床、口腔黏膜等毛细血管丰富的部位发绀，患儿通常生长发育落后，多有蹲踞现象，长期缺氧会出现杵状指（趾）。心脏听诊胸骨左缘第 2~4 肋间闻及(2~3)/6 级喷射性收缩期杂音。

35. A 神经根型颈椎病好发于颈 5、6，颈 6、7，临床上开始多为颈肩痛，短期内加重，并向上肢放射，用力咳嗽、喷嚏、颈部活动时疼痛加重，查体臂丛牵拉试验阳性，压头试验阳性。图中：①为颈 5；②为颈 4；③为颈 3；④为颈 2；⑤为颈 1。

36. C 韦尼克（Wernicke）脑病表现为眼球震颤、眼球不能外展和明显的意识障碍，伴定向障碍、共济失调和步态不稳等（不选 E）；科尔萨科夫（Korsakoff）综合征表现为记忆障碍、虚构、定向障碍三大特征（不选 B）；周围神经麻痹表现为双下肢远端感觉运动减退，跟腱反射消失，四肢麻木等（选 C）。戒断综合征指长期酗酒者在突然停止饮酒或减少酒量后出现与乙醇中毒相反的症状，可发生单纯性戒断反应、酒精性幻觉反应、戒断性惊厥反应（不选 A）、震颤谵妄反应（不选 D）。

37. D 术后早期腹胀是由胃肠蠕动受抑制所致，最重要的护理措施是持续胃肠减压、放置肛管、高渗溶液低压灌肠等，协助患者翻身、下床活动，必要时遵医嘱使用促进肠蠕动药物。

38. C 直肠癌早期无明显症状，癌肿破溃形成溃疡或感染时才出现显著症状，以黏液血便最常见。结肠镜检查加病理检查是直肠癌最可靠的检查方法（选 C）。直肠指诊是诊断直肠癌最重要、最简单有效的检查方法，可了解癌肿的部位，距肛缘的距离，癌肿的大小、范围、固定程度及与周围脏器的关系（不选 B）。如直肠病变病因不明，应进一步做乙状结肠镜检查（不选 A）。X 线钡剂灌肠是结肠癌的重要检查方法，但对低位直肠癌诊断价值不大（不选 E）。

39. C 良性前列腺增生术后宜进食富含营养与高纤维的食物，防止便秘（不选 A）。指导患者有意识地锻炼肛提肌，吸气时收缩肛门，呼气时放松肛门，以尽快恢复尿道括约肌功能（不选 D）。术后 1~2 个月避免久坐、提重物，避免剧烈活动，如跑步、骑自行车等，防止继发性出血（选 C）。鼓励患者多饮水，预防尿路感染（不选 B）。经尿道前列腺切除术后 1 个月、经膀胱前列腺切除术后 2 个月，原则上可恢复性生活（不选 E）。

40. E 慢性肺源性心脏病失代偿期呼吸衰竭主要表现为呼吸困难加重，明显发绀，CO_2 潴留严重时可出现肺性脑病。应保持呼吸道通畅，合理氧疗，持续低流量、低浓度给氧，避免高浓度吸氧而抑制呼吸、加重 CO_2 潴留。

41. D 肾癌术后，血压平稳后取半坐卧位，避免过早下床（不选 A）。肾部分切除的患者应卧床 1~2 周，以防出血（选 D）。

42. D 支气管肺癌出现最早的症状是咳嗽，多为刺激性干咳或少量黏液痰，癌肿可转移累及锁骨上窝淋巴结和颈部淋巴结；癌肿转移至肺门时 X 线检查可见肺门阴影（选 D）。肺结核多表现为长期午后低热、盗汗、咳嗽、咳痰等（不选 B）。慢性支气管炎的典型症状为慢性咳嗽、咳痰或伴有喘息及反复发作，痰多为白色黏液或泡沫状（不选 E）。

43. D 鹅口疮为白假丝酵母菌感染所致。多见于新生儿和婴幼儿，口腔黏膜出现白色或灰白色乳凝块样小点或小片状物，可逐渐融合成大片，不易拭去。患处不痛，一般无全身症状。可用 2% 碳酸氢钠溶液清洁口腔，或 10 万 ~20 万 U/ml 制霉菌素鱼肝油混悬溶液局部治疗。

44. B 内痔位于齿状线以上，表面覆盖直肠黏膜，主要表现为排便时无痛性出血和痔块脱出。

45. C 根据心电图中 RR 间隔计算心率为 60 秒 /（0.04 秒 ×9 小格）=167 次 / 分。阵发性室上性心动过速的心电图表现为心率 150~250 次 / 分，P 波为逆行性，QRS 波群形态正常，节律规则。

46. A 诊断颅底骨折最可靠的是有脑脊液漏的临床表现。预防脑脊液逆流及颅内感染是护理的重点。禁止经鼻腔或耳道冲洗、滴药（选 A），禁止挖耳、抠鼻（不选 E）。避免咳嗽、用力屏气排便等动作，防止颅内压骤升导致颅内积气或脑脊液逆流（不选 B）。在外耳道或鼻前庭疏松处放置干棉球，并记录 24 小时浸湿的棉球数，以此估计漏出液量，渗湿及时更换（不选 C）。密切观察有无颅内感染征象，遵医嘱使用抗菌药物及破伤风抗毒素（TAT）等，预防感染（不选 D）。

47. D 支气管哮喘的典型表现为反复发作性伴哮鸣音的呼气性呼吸困难（选 D）。心源性呼吸困难主要由左心和（或）右心衰竭引起（不选 B）。左心衰竭最早出现的症状为劳力性呼吸困难（不选 A）。吸气性呼吸困难常见于喉部、气管、大支气管的狭窄与阻塞（不选 C）。混合性呼吸困难常见于重症肺炎、大量胸腔积液和气胸等（不选 E）。

48. C 艾滋病合并肺结核患者应采取血液 - 体液隔离、呼吸道隔离。吸痰时地面或室内物品表面如被痰液、血液、体液污染，应先用漂白粉消毒再做清洁处理（选 C）。接触患者血液、体液、排泄物及其污染的器械前应戴手套，治疗完毕脱去手套并立即洗手（不选 A、B）。患者用过的注射器、输液器、吸痰管、棉签、敷料等一次性用物放入医疗废物袋内，针头及尖锐物品放入锐器盒，袋口密封，贴“医疗废弃物”标识后，由专人按要求收集，送医疗废物处置中心集中处理（不选 D、E）。

49. C 采集尿培养标本时留取清晨第 1 次清洁、新鲜中段尿液，宜在使用抗菌药物前或停药后 5 天收集标本。

50. E 肥厚型心肌病有明显的家族史（如孪生兄弟），是常染色体显性遗传疾病，首先应询问患者有无家族史。

51. C 亚冬眠低温治疗时先给予足量冬眠药物，患者御寒反应消失后加用物理降温措施，以肛温 32~34℃、腋温 31~33℃为理想（选 C，不选 D）。在冬眠期间尽量减少体位改变（不选 A）。应用冬眠疗法降温前应测量生命体征，以作为治疗后观察对比的基础（不选 B）。应注意维持电解质及酸碱平衡（不选 E）。

52. D 绞窄性肠梗阻者表现为腹痛间歇期不断缩短，呈持续性剧烈腹痛，可有固定压痛和腹膜刺激征。

53. B 超声心动图是诊断肥厚型心肌病最主要的方法，其特征为室间隔不对称肥厚而无心腔增大。

54. C 可待因属中枢性镇咳药，但可抑制支气管腺体分泌和纤毛运动，使痰液黏稠度增高，对黏痰且量多者易造成呼吸道梗阻和继发感染，不宜使用。

55. B 行胸膜腔闭式引流时，引流气体应放置在患侧锁骨中线第 2 肋间处，引流液体应放置在患侧腋中线与腋后线之间第 6~8 肋间。图中：①锁骨中线第 1 肋间；②锁骨中线第 2 肋间；③锁骨中线第 3 肋间；④锁骨中线第 4 肋间；⑤锁骨中线第 5 肋间。

56. C 原发性肝癌可由肝硬化发展而来，肝区疼痛是其最常见和最主要的症状，多为持续性胀痛、钝痛或刺痛，可有消瘦、乏力，伴腹水、水肿等恶病质表现，肝大和肿块为中晚期原发性肝癌最主要的体征。

57. D 在我国，肝硬化最常见的病因是病毒性肝炎，以乙型肝炎最常见。肝硬化患者可表现为蜘蛛痣、脾大、出血和贫血等。肝性脑病是晚期肝硬化最严重的并发症，主要表现为高级神经中枢的功能紊乱以及运动和反射异常，血氨是最有价值的诊断指标（选 D）。甲胎蛋白是诊断肝癌的特异性指标（不选 B）。B 超检查是肝癌筛查和早期定位的首选检查（不选 C）。CT 和 MRI 检查具有较高的分辨率，可提高小肝癌的检出率（不选 A）。乙肝五项属于入院、手术患者的常规检查，用于判断是否有乙型肝炎病毒感染（不选 E）。

58. E 做深静脉通畅试验时嘱患者站立，在腹股沟下方绑扎止血带压迫大隐静脉，待静脉充盈后，嘱患者用力踢腿或下蹲 10 余次，如静脉曲张明显减轻或消失，提示深静脉通畅；如静脉曲张加重，提示深静脉阻塞。

59. D 阿托品为 M 胆碱受体阻断剂，可抑制胃肠道蠕动，解除平滑肌的痉挛，外科急腹症患者术后腹胀使用阿托品会加重病情。

60. A 正常成人血尿素氮(血 BUN)为 3.2~7.1mmol/L。血 BUN 升高时，提示肾功能不全。由肾脏病变引起的高血压是最常见的继发性高血压，主要是由于肾单位大量丢失，导致水、钠潴留和细胞外容量增加。

61. C 超声心动图是心力衰竭诊断中最有价值的检查，简便、无创，且适合于床旁检查，通过测量左心室收缩末及舒张末的容量差，计算左心室射血分数，作为评价心脏功能的主要指标（选 C）；超声心动图还可以测量各心腔大小改变、评估心脏舒张功能等。心电图是诊断心律失常、冠心病最常用的方法，但不能反映心功能（不选 A）。中心静脉压的变化可反映血容量和心功能的改变，可以作为休克患者补液时的参考依据（不选 B）。胸部 X 线检查可提供心脏增大、肺淤血、肺水肿及原有肺部疾病的信息（不选 D）。24 小时动态血压常用于高血压急症患者的血压监测（不选 E）。

62. C 硝普钠通常为高血压急症的首选药物，可同时扩张动脉和静脉，分别降低心脏的后、前负荷。硝普钠静脉滴注，应现用现配，停止注射后作用仅维持 3~5 分钟。因其降压迅速，不可与其他降压药物同时应用，使用时应调整给药速度，严密监测血压变化，有条件者可用输液泵控制滴速，滴注过程中应避光。

63. D 房室传导阻滞的常见症状有疲倦、乏力、头晕、晕厥、心绞痛、心力衰竭等，二度房室传导阻滞可引起心搏脱漏，出现心悸症状；三度房室传导阻滞症状的严重程度取决于心室率的快慢，心室率可达 40 次 / 分以下(选 D)。心力衰竭主要表现为体循环淤血、肺淤血和心排血量降低，有不同程度的呼吸困难（不选 A)。肺源性心脏病以呼吸衰竭为主要表现(不选 B)。周围循环衰竭多表现为面色苍白、血压下降、脉搏细速、呼吸急促、四肢湿冷等（不选 E)。

64. E 急性左心衰表现为突发严重呼吸困难，端坐呼吸，频繁咳嗽，咳粉红色泡沫痰，早期可有一过性血压升高，双肺满布湿啰音及哮鸣音。应立即协助患者取坐位，双腿下垂，减少回心血量，避免加重心脏负担（选 E)，并立即通知医生（不选 A)。遵医嘱给予高流量吸氧(不选 B)。静脉注射吗啡可使患者镇静，减少躁动，同时也通过扩张小血管减轻心脏负荷（不选 D)。静脉注射呋塞米可迅速利尿，有效降低心脏前负荷（不选 C)。

65. D 阿尔茨海默病的核心症状、首发症状、早期最突出的症状是近记忆障碍，常表现为近事遗忘首先出现，短时记忆、记忆保存和学习新知识困难。

66. E 网织红细胞是晚幼红细胞脱核后的红细胞阶段，其持续时间较短，正常情况下外周血网织红细胞只占 0.005~0.015，当骨髓造血功能增强时，大量网织红细胞释放入血，血液中网织红细胞可达 0.30~0.50；若骨髓造血功能低下，网织红细胞可＜ 0.001，常见于再生障碍性贫血。

67. D 肺炎的严重性取决于肺炎局部炎症程度、肺部炎症的播散和全身炎症反应程度。重症肺炎除有呼吸衰竭外，还可发生循环、神经和消化等系统严重功能障碍。

68. D 妊娠期妇女便秘时应养成定期排便的习惯，排便时尽量保持体位舒适（不选 A)；多吃水果、蔬菜等含纤维素多的食物（不选 E)；同时增加每天饮水量（不选 B)；注意适当活动（不选 C)；未经医师允许，不可随意用药（选 D)。

69. B 溶血性链球菌感染时脓液较稀薄，且常呈血性（选 B)。脓液稠厚、黄绿色提示铜绿假单胞菌感染（不选 A)。脓液稀薄、有粪臭味常提示大肠埃希菌感染（不选 C)。

70. A 尿毒症晚期患者因唾液中的尿素被分解成氨，呼吸会有尿臭味。

71. D 支气管扩张症最常见的原因是婴幼儿期支气管 - 肺组织感染，其中以麻疹最为常见，主要表现为持续或反复地咳嗽、咳痰或咳脓痰。主要治疗原则是控制感染和清除气道分泌物，加强支气管扩张症患者的痰液引流是减少其肺部继发感染和全身中毒症状最关键的措施。

72. B 乳腺囊性增生病的主要表现为乳房胀痛和肿块，部分患者具有周期性，疼痛与月经周期有关，常在月经前疼痛加重，月经来潮后减轻或消失，有时整个月经周期都有疼痛。

73. E 肾绞痛和活动后出现镜下血尿为输尿管结石的典型表现，疼痛剧烈难忍，位于腰部或上腹部，并沿输尿管走行放射至同侧腹股沟，还可放射到同侧睾丸和阴唇。

74. D 新生儿出生后的首要任务是清理呼吸道，应迅速擦拭新生儿面部，吸出口、鼻中的黏液和羊水（选D）。新生儿大声啼哭表示呼吸道已通畅，呼吸建立，可处理脐带（不选C），做一般护理如清洗胎脂、称体重等（不选A、B）。新生儿Apgar评分用于判断新生儿有无窒息及窒息的严重程度（不选E）。

75. B 法洛四联症患儿由于长期缺氧、红细胞增加，血液黏稠度高，血液流速变慢，容易形成脑血栓。发热、出汗、吐泻时，体液量减少，加重血液浓缩，更易形成血栓。因此要注意供给充足液体，必要时可静脉输液。

76. D 肝性脑病昏迷患者可鼻饲25%葡萄糖液供给热量，以减少体内蛋白质代谢产氨。急性起病数天内禁食蛋白质，减少蛋白质分解而产生的氨（不选A、B）；每天供给足量的热量和维生素，以碳水化合物为主（选D），限制摄入脂肪类食物（不选E）。待患者清醒、病情好转后可逐渐增加蛋白质的摄入量，并应选择植物蛋白如豆制品（不选C）。

77. B 抗核抗体可见于几乎所有的系统性红斑狼疮（SLE）患者，敏感性较高，但特异性较低，是SLE首选的筛选检查（选B）。抗Sm抗体是SLE的标记抗体，特异性高达99%，敏感性仅25%，有助于早期和不典型患者的诊断或回顾性诊断（不选C）。

78. A 细胞外液中最主要的阳离子是Na^+，主要的阴离子是Cl^-、HCO_3^-和蛋白质；细胞内液中的主要阳离子是K^+，主要阴离子是HPO_4^{2-}和蛋白质。

79. B 消化性溃疡的四大主要并发症包括穿孔、出血、幽门梗阻、癌变，其中最常见的是上消化道出血。

80. A 流行性腮腺炎最常影响5~15岁儿童，一次感染后可获得终生免疫。

81. A 小儿气管异物多发生于5岁以下儿童，婴幼儿牙及喉反射功能发育不全是最常见原因。

82. C 冠状动脉在不稳定斑块破裂、糜烂基础上继发血栓形成导致管腔完全闭塞，持续20~30分钟，受其供血的心肌即有少数坏死，即发生急性心肌梗死。

83. E 新生儿窒息行气管插管加压给氧，一般维持呼吸40~60次/分，吸呼比为1∶2。

84. D 血栓闭塞性脉管炎分局部缺血期（早期）、营养障碍期（中期）、组织坏死期（晚期）。间歇性跛行是早期的典型表现，当患者行走一段后患肢疼痛，被迫停下，休息后疼痛缓解（选D）。静息痛是中期的特征性表现，即休息时也不能满足局部组织的血液供应，患肢持续疼痛，夜间尤甚（不选C）。坏疽形成是晚期的特有表现，肢体由远端向近端逐渐发生干性坏疽，肢端发黑，形成经久不愈的溃疡（不选B）。

85. B 羊水过多是指妊娠期间羊水量超过2000ml。羊水过少是指妊娠晚期至足月时羊水量少于300ml。

86. D 胰头癌最典型、最突出的症状是进行性加重的黄疸（选D），由癌肿压迫或浸润胆总管所致。上腹疼痛或不适是胰腺癌最常见的首发症状（不选A、B）。

87. E 暗示性、情绪性、自我中心性、表演性、幻想性（富于幻想）等性格是癔症发生的重要人格基础。

88. B 脊髓灰质炎疫苗分别在2、3、4个月接种（选B）。卡介苗在出生时接种（不选C）。乙肝疫苗应在出生后24小时内、1个月和6个月接种（不选D）。乙脑疫苗、麻疹疫苗在8个月接种（不选A、E）。

89. D 有机磷农药中毒后可表现为毒蕈碱样症状，如瞳孔缩小、多汗、呼吸困难等，严重者发生肺水肿；烟碱样症状，如肌纤维颤动、全身肌强直性痉挛，也可出现肌力减退或瘫痪，呼吸肌麻痹可引起呼吸衰竭；中枢神经系统症状，如烦躁不安、谵妄等，部分患者发生呼吸、循环衰竭而死亡。

90. D 原发免疫性血小板减少症是临床最常见的血小板减少性疾病。主要临床表现为皮肤瘀点，鼻出血、牙龈出血、月经过多，可无贫血症状。

91. C 氧合指数（PaO_2/FiO_2）是指在吸入某一氧浓度（FiO_2）时PaO_2与FiO_2的比值，正常值为400~500mmHg，≤300mmHg是诊断急性呼吸窘迫综合征的必要条件。

92. A 直肠癌根治术后2~3天肠蠕动恢复后开放造口，取左侧卧位，并用塑料薄膜隔开腹部切口与造口，防止流出的大便污染腹部切口。

93. C 利巴韦林是腺病毒肺炎较为有效的病毒抑制药物。

94. B 枸橼酸铋钾属铋剂，不良反应包括便秘和大便变黑，恶心，一过性氨基转移酶升高，过量蓄积会引起神经毒性（选B）。西咪替丁属H_2受体拮抗剂，不良反应包括头晕、嗜睡、腹泻、肝损害、骨髓抑制等（不选A）。多潘立酮属促胃肠动力药，不良反应包括头晕、嗜睡、泌乳等（不选C）。铝碳酸镁（达喜）属弱碱抗酸药，不良反应包括胃肠道不适、消化不良、便秘等（不选D）。硫糖铝属胃黏膜保护药，不良反应包括便秘、口干、眩晕、嗜睡等（不选E）。

95. B 心房颤动为二尖瓣狭窄最常见的心律失常，也是相对早期的常见并发症，可能为患者就诊的首发症状。

96. B 新生儿黄疸可分为生理性黄疸和病理性黄疸，其鉴别主要依靠血清胆红素测定，通常认为，足月儿血清胆红素＜221μmol/L（12.9mg/dl）、早产儿＜256μmol/L（15mg/dl）为生理性黄疸（不选 C）；超过上述数值为病理性黄疸，又称非生理性高胆红素血症（选 B）。

97. A 病理性黄疸患儿血清胆红素增高时，应根据胎龄、患儿是否存在高危因素及出生后日龄等行光照疗法，以降低血清胆红素（选 A）。极低和超低出生体重儿可给予预防性光疗。对大部分 Rh 溶血和严重的 ABO 溶血患儿应采取换血疗法（不选 C）。

98. C 黄疸患儿应重点监测皮肤、巩膜黄染的部位、范围和深度，估计血清胆红素增高的程度。

99. B 跌倒时手掌着地，暴力经前臂向上传递，身体向前倾，使肱骨干与肱骨髁交界处发生骨折。在肱骨髁内、前方有肱动脉和正中神经，肱骨髁的内侧和外侧分别有尺神经和桡神经，易合并肱动、静脉及正中神经、桡神经、尺神经损伤。

100. A X 线检查是诊断骨折最可靠、必不可少的检查，可明确诊断并了解骨折类型及移位情况。

101. C 骨折的治疗原则首先是复位，复位方法包括手法复位和切开复位。手法复位是闭合性骨折最常用的复位方法，适用于受伤时间短，局部肿胀轻，无血液循环障碍者。切开复位内固定是指切开直视下复位后用加压钢板、螺钉或带锁髓内针固定，适用于受伤时间长、骨折并发主要血管或神经损伤、多处骨折等情况。

102. B 胸骨体后及心前区剧烈疼痛是急性心肌梗死患者最早出现和最突出的症状。诱因多不明显，且常发生于安静时，程度较重，持续时间较长，休息和含服硝酸甘油不能完全缓解。患者常伴有烦躁不安、大汗、呼吸困难、恐惧和濒死感。疼痛剧烈时常伴有恶心、呕吐和上腹胀痛，与迷走神经受坏死心肌刺激和心排血量降低、组织灌注不足等有关。

103. D 急性心肌梗死患者首先应给予的护理措施是卧床休息（不选 A）、吸氧（不选 E），改善心肌氧供，减轻疼痛；立即开放静脉通道（不选 B），迅速镇痛，要在患者入院 10 分钟内完成首份心电图（不选 C）。直流非同步电除颤适用于心室颤动和心室扑动（选 D）。

104. B 微血管病变是糖尿病的特异性并发症，以肾脏和视网膜病变最为严重。糖尿病肾病表现为蛋白尿，眼睑或下肢水肿，高血压，病情严重时可出现肾功能减退、肾衰竭，血尿素氮和肌酐升高等。

105. C 患者患病期间消耗大，且 BMI＜18.5，实测体重占标准体重为－13%＜－10%，体重偏轻。成年人休息状态下每天需要热量 30kcal/kg，营养不良或消耗患者应增加 5kcal/kg，即为 35kcal/kg；计算每天总热量应以理想体重为依据，理想体重（kg）= 身高（cm）－105，不分性别。总热量计算为 58×35=2030kcal，糖尿病患者碳水化合物占饮食总热量的 50%~60%，2030×0.6=1218kcal，每克碳水化合物提供约 4kcal 热量，折合为碳水化合物的需要量为 1218/4=305g。

106. B 开放性气胸患者胸壁伤口处空气可自由进出胸膜腔，呼吸时可闻及吸吮样“嘶嘶”声。急救时应立即将开放性气胸转变为闭合性气胸，可使用无菌敷料在患者用力呼气末封盖伤口，并加压包扎。

107. D 行胸膜腔闭式引流时，胸膜腔引流管与长玻璃相接为引流通路（选 D），应插入液面下 3~4cm（不选 B）。水封瓶内盛 500ml 无菌生理盐水（不选 A）。水封瓶应低于引流管出口平面 60~100cm（不选 E）。正确安装引流装置，保证衔接处密封良好（不选 C）。

108. C 胸膜腔闭式引流瓶意外被打破时，应立即将胸膜腔导管反折捏紧，并更换引流装置，通知医生，防止开放性气胸的发生。

109. D 骨髓抑制是大多数化疗药物的共有不良反应，患者化疗后外周血成熟粒细胞减少或功能缺陷，将导致感染加重，严重者可出现感染性休克，表现为高热、烦躁不安、血压下降、脉搏细速等。

110. B 为白血病患者降温可采取调整室温（不选 A）、头颈部放置冰袋（不选 C）、遵医嘱应用解热镇痛药（不选 D）、大动脉放置冰袋降温等措施（不选 E）。白血病患者禁用乙醇拭浴，以防局部血管扩张而进一步加重出血（选 B）。

111. E 外阴阴道假丝酵母菌病主要表现为外阴瘙痒、灼痛、性交痛，伴尿频、尿痛，典型阴道分泌物呈白色稠厚凝乳状或豆渣样。确诊可用生理盐水悬滴法、10% 氢氧化钾（KOH）悬滴法、革兰染色检查分泌物中的芽孢和假菌丝。

112. C 假丝酵母菌为条件致病菌（选 C），内源性感染为主要传播途径（不选 B）；适宜在酸性环境中生长，对热的抵抗力不强，但对干燥、日光、紫外线及化学制剂等因素的抵抗力较强（不选 A）。发病的常见诱因有长期应用广谱抗生素、妊娠、糖尿病、大量应用免疫抑制药或激素等。

113. A　过敏性紫癜是一种常见的血管变态反应性出血性疾病。以皮肤紫癜为首发症状，多见于下肢和臀部（不选B）；可有腹痛，伴恶心、呕吐、腹泻或血便（不选C）；关节部位血管受累易出现关节肿胀、疼痛、压痛及功能障碍（不选D）；若病变累及肾脏，可有蛋白尿、血尿、管型尿等表现（不选E）。而肾源性水肿多由肾小球滤过率降低或血浆胶体渗透压下降引起，常见于急性肾小球肾炎、肾病综合征等疾病（选A）。

114. B　过敏性紫癜根据受累部位及临床表现可分为5种类型：单纯型、腹型、关节型、肾型和混合型。其中肾型过敏性紫癜表现为在皮肤紫癜的基础上，因肾小球毛细血管袢炎症导致血尿、蛋白尿及管型尿，偶见水肿、高血压及肾衰竭，是过敏性紫癜最严重的临床类型。

115. A　急性胆囊炎典型表现为进食油腻食物后发生右上腹阵发性绞痛，可向右肩、肩胛和背部放射。B超检查是诊断胆道疾病的首选方法，可显示胆囊增大，胆囊壁增厚，并可探及胆囊内结石影。

116. D　胆石病术后患者应给予低脂、高蛋白、高碳水化合物、高维生素的普通饮食或半流质饮食，以维持良好的营养状态。

117. B　在长期高血压的作用下，脑内细小动脉可发生慢性病变破裂引起脑出血，出现肢体瘫痪、失语等局灶定位症状和颅内压增高表现（典型表现为头痛、呕吐和视神经乳头水肿）。当颅内压增高到一定程度，可致脑组织、血管等重要结构受压和移位，诱发脑疝，表现为双侧瞳孔不等大、心率减慢、呼吸不规则等。此时应立即给予甘露醇静脉滴注，快速脱水降颅内压。

118. C　患者进食时以及进食后30分钟内抬高床头，防止食物反流（选C）。鼓励患者说出其心理感受，帮助其接受疾病带来的改变，介绍疾病有关的知识和治疗方法，指导学习康复知识和技能（不选A）。康复训练应在病情稳定后早期开始，坚持瘫痪肢体被动及主动的功能锻炼（不选B）。保持大便通畅，多饮水，养成定时排便、自行排便的习惯（不选D、E）。

119. A　完全性前置胎盘的典型症状为妊娠晚期无诱因、无痛性反复阴道流血，且出血时间早，一般在妊娠28周左右，出血次数频繁，量较多可导致休克（选A）。边缘性前置胎盘出血时间较晚，多在妊娠37~40周或临产后出现，出血次数少，量也较少（不选C）。Ⅲ度胎盘早期剥离多有休克症状，腹部检查可见子宫处于高张状态，硬如板状，压痛明显，宫缩间歇期不能放松，胎位触不清，胎心音消失（不选D）。早产常有规则宫缩，伴宫颈管进行性缩短，宫口扩张，部分孕妇可有少量阴道流血或流液（不选E）。会阴撕裂伤在胎儿娩出后立即发生阴道流血，色鲜红（不选B）。

120. B　前置胎盘行期待疗法时，应禁止性生活，禁做阴道检查及肛门检查，减少刺激以免诱发出血（选B）。绝对卧床休息，协助患者取左侧卧位（不选A）。给予高蛋白、含铁丰富的食物，如动物肝、绿叶蔬菜及豆类等（不选C）。注意观察胎心率变化，指导孕妇自测胎动（不选D）。禁止盆浴，做好会阴护理，预防感染（不选E）。

答案与解析·预测试卷五

专业实务

1. C 癫痫持续状态首先用地西泮静脉注射（选 C）；用地西泮静脉注射取得疗效后，再用苯妥英钠，部分患者可单用苯妥英钠（不选 B）。10% 水合氯醛灌肠适用于肝功能不全或不宜使用苯巴比妥类药物者（不选 D）。异戊巴比妥钠是治疗难治性癫痫持续状态的标准疗法（不选 E）。

2. C 病情观察是护士对患者的病史和现状做全面系统了解，对病情作出综合判断的过程，是护士临床工作的重要内容之一。病情观察有助于护士及时发现患者病情变化的征象，并采取有效措施及时处理，防止病情恶化，挽救患者生命，在此过程中要求护士有较强的实践能力。

3. E 心房颤动转复为窦性心律，首选药物治疗。胺碘酮很少引起致命性心律失常，特别适合于器质性心脏病的患者（选 E）。维拉帕米常用于室上性心动过速、高血压、心绞痛等的治疗（不选 A）。硝酸甘油主要用于心绞痛发作的预防与治疗（不选 B）。普萘洛尔常用于多种原因引起的快速型心律失常，主要用于心房颤动患者复律后控制心室率（不选 C）。酚妥拉明常用于治疗顽固性充血性心力衰竭和急性心肌梗死（不选 D）。

4. C 腹膜炎非手术治疗护理措施可包括：严格执行外科急腹症的“四禁”，即禁食禁饮（不选 A），禁忌灌肠，禁用泻药，禁用吗啡、哌替啶等镇痛药物（选 C）；病情稳定者取半坐卧位，有利于引流和呼吸，病情不稳定者取平卧或休克卧位（不选 D）；密切观察生命体征、腹部症状和体征（不选 B）；体温升高的患者，采用物理降温（不选 E）。

5. B 高血压患者的预后不仅与血压有关，而且与是否合并其他心血管危险因素以及靶器官损害程度有关，高血压危险分层是指 5 年内发生心脑血管病事件概率的大小。

6. B 人是社会的产物，社会性是人的本质属性，是人际关系的基本特点。人际关系是个体社会化的重要媒介，是个体需要的社会支持系统，个人与社会中其他人或集体的互动需要属于社会性需要。

7. D 产褥期指导产妇采取半坐卧位或抬高床头，利于恶露引流，平卧并抬高臀部会引起感染扩散（选 D）。产褥期应密切观察产妇生命体征变化，每 4 小时测体温 1 次（不选 B）。加强营养，给予高蛋白饮食（不选 C）。产褥期妇女会大量出汗，应鼓励产妇多饮水，保证足够液体摄入（不选 A）。在病原体未确定时，可根据临床经验选用广谱抗生素（不选 E）。

8. B 急性心包炎分为纤维蛋白性和渗出性两种。急性期心包脏层和壁层出现纤维蛋白、白细胞和少量内皮细胞渗出，此时尚无明显液体积聚，为纤维蛋白性心包炎（不选 A）。随着液体的增多，转变为渗出性心包炎，渗出液常为浆液性（不选 C）。积液一般在数周或数个月吸收，引起心包壁层和脏层粘连、增厚（不选 D）；急性心包炎可以是心脏损害的唯一表现，也可以同时合并心肌炎和（或）心内膜炎（选 B）；积液也可在短时间内大量积聚，引起急性心脏压塞（不选 E）。

9. A 尊重是确保沟通顺利的首要原则。护士与患者沟通时应尊重患者，避免伤害患者尊严，更不能侮辱患者人格。

10. A 医嘱一般由医生开写，护士负责执行，随意篡改医嘱属于违法行为（选 A）。需要下一班执行的临时医嘱应交班，并在护士交班记录上注明（不选 B）。对有疑问的医嘱，护士不可盲目执行，必须核对清楚后再执行，对有明显错误的医嘱，须告知相关医生（不选 C）。执行医嘱后，注明执行时间，并签全名（不选 D）。护士一般不执行口头医嘱，在抢救、手术过程中医生向护士下达口头医嘱时，护士应将医嘱复诵 1 遍，双方确认无误后方可执行（不选 E）。

11. C 上消化道大出血伴休克，应立即建立 1~2 条足够大的静脉通道，补充血容量，积极纠正休克（选 C）。安置患者平卧位并将下肢略抬高，以保证脑部供血；呕血时头偏向一侧，防止误吸（不选 B）；保持呼吸道通畅，必要时吸氧。医生未到达之前备好抢救物品，如三腔二囊管等（不选 D）；做好手术准备（不选 E）；加强心理护理，稳定患者情绪，避免出血加重（不选 A）。

12. E 护士的义务包括：依法行临床护理义务，即遵守法律、法规、规章和诊疗技术规范的规定对患者进行临床护理，履行对患者、患者家属以及社会的义务（不选 B）；紧急救治患者的义务，即发现患者病情危急时应当立即通知医师（不选 D），在紧急情况下为抢救垂危患者生命应当先行实施必要的紧急救护（不选 C）；

正确查对，执行医嘱的义务；保护患者隐私的义务（不选A）；积极参加公共卫生应急事件救护的义务。

13. C 统一指挥原则指组织内各部门必须服从于它的上一级部门领导的命令和指挥，并且强调只能服从一个上级的命令和指挥。责任护士的上一级领导人为护士长，应首先报告病区护士长。

14. D 护士在发药时如患者提出疑问，应重新核对，给予解释，确认无误后再给患者发放。

15. B 支气管哮喘急性发作时，患者呼吸增快、出汗，常伴脱水、痰液黏稠，形成痰栓阻塞小支气管，加重呼吸困难。应鼓励患者饮水2500~3000ml/d，以补充水分和稀释痰液。

16. D 吉兰-巴雷综合征是一种自身免疫介导的周围神经病，确切病因未明。临床及流行病学资料显示发病可能与空肠弯曲菌感染有关。

17. B 急性上呼吸道感染可由各种病毒和细菌引起，但70%~80%为病毒，如鼻病毒、呼吸道合胞病毒、流感病毒等（选B）。病毒感染后可继发细菌感染，最常见的致病菌是溶血性链球菌，其次为肺炎链球菌、流感嗜血杆菌（不选A）。

18. B A组β溶血性链球菌感染后的免疫反应可导致急性肾小球肾炎、风湿热、风湿性心脏瓣膜病等。有风湿活动的患者应长期甚至终生应用苄星青霉素，预防感染后的免疫反应对心、肾等器官的损害。

19. A 蛛网膜下腔阻滞麻醉（腰麻）是将局部麻醉药注入蛛网膜下腔，使脊神经根的前根和后根神经传导暂时阻滞的麻醉方法（选A）。硬膜外阻滞是将局麻药注入硬脊膜外腔，暂时阻滞脊神经根神经传导的麻醉方法（不选C）。局部麻醉是指使用麻醉药作用于周围神经系统，使某些或某一神经感觉传导被暂时阻滞的麻醉方法，主要包括表面麻醉、局部浸润（不选E）、区域阻滞（不选D）、神经及神经丛阻滞（不选B）。

20. C 结肠癌癌肿向深层浸润后，常侵入肠系膜血管，沿门静脉系统转移至肝，也可向远处转移至肺、脑或骨骼等。

21. E 口底、颌下蜂窝织炎多起源于口腔或面部，炎症肿胀可迅速波及咽喉部，易致喉头水肿、气管受压而阻碍通气；应尽早切开减压，防止窒息。

22. A 链霉素过敏患者应给予10%葡萄糖酸钙或5%氯化钙。因Ca^{2+}可与链霉素结合，从而减轻链霉素的毒性症状，其他措施同青霉素过敏。

23. D 弥散性血管内凝血（DIC）的常见的病因包括细菌、病毒、立克次体等导致的严重感染（不选A）；手术及严重创伤（不选B），如低灌注或低血压（不选E）、大面积烧伤、严重挤压伤、大手术等；急性白血病、淋巴瘤等恶性肿瘤（不选C）。

24. B 护士应具备慎独修养，在无人监督或单独工作时，自觉履行护理伦理原则和规范，积极主动地救治患者，为患者提供全面的护理服务。

25. A 胃溃疡多发生于胃小弯，即图中①处；胃窦部与胃体也可见，胃大弯、胃底少见。图中：②幽门窦；③胃底；④胃体；⑤胃大弯。

26. A 铺好的无菌盘应保持干燥，防潮湿、污染，有效时间不超过4小时。

27. B 若发现患者感染艾滋病病毒，应立即向当地卫生防疫机构报告（不选A）。任何单位和个人不得歧视艾滋病病毒感染者、艾滋病患者及其家属（不选C）。医疗机构应当为艾滋病病毒感染者和艾滋病患者提供艾滋病防治咨询、诊断和治疗服务（不选D）。对卫生技术人员和在执行公务中可能感染艾滋病病毒的人员，有关单位应当采取有效的卫生防护措施和医疗保健措施，如严格消毒管理，防止医源性感染（不选E）。身体约束主要用于保护躁动的患者，限制身体或约束失控肢体活动，防止患者自伤或坠床（选B）。

28. E 硫酸镁的治疗剂量和中毒剂量接近，因此在治疗期间应严密观察其毒性作用。如出现硫酸镁中毒，应停用硫酸镁并遵医嘱给予10%的葡萄糖酸钙10ml，5~10分钟静脉缓慢推注完毕。

29. A 《侵权责任法》规定，医疗机构及其医务人员应当对患者的隐私保密。泄露患者隐私或者未经患者同意公开其病历资料，造成患者损害的，应当承担侵权责任。

30. C 卡托普利属血管紧张素转换酶抑制剂（ACEI），是目前治疗和改善慢性心力衰竭预后的首选药，可以改善心室重塑，延缓心力衰竭进展，降低病死率，改善预后（选C）。地高辛、毛花苷丙均属洋地黄类药物，可显著改善心力衰竭患者的症状，提高运动耐量，改善生活质量，但对降低心力衰竭患者的病死率无明显改善（不选A、B）。硝苯地平属钙通道阻滞剂，主要用于治疗高血压，因有负性肌力的作用，心力衰竭患者慎用（不选D）。吗啡主要用于急性心力衰竭和急性心肌梗死的治疗，可减少急性肺水肿患者的焦虑及呼吸困难引起的痛苦；改善由心肌梗死疼痛所引起的焦虑、紧张、恐惧等反应，扩张冠状动脉，减小梗死病灶（不选E）。

31. B 有头虮者护理时可使用30%含酸百部酊灭虱，具体方法为取百部酊30g加50%乙醇100ml、纯乙酸1ml，盖严浸泡48小时。

32. B 外文缩写bid中文译意是每天2次，给药时间安排是8am和4pm。

33. D 绝大多数急性阑尾炎一经确诊，应及早施行阑尾切除术，早期手术操作简单，术后并发症少。

34. E 张力性气胸首要处理措施是迅速排气减压，应立即行胸膜腔穿刺排气。

35. B 患者仰卧位时压疮的好发部位为枕骨粗隆、肩胛部、肘部、脊椎体隆突处、骶尾部及足跟，最常发生于骶尾部。图中：①足跟；②骶尾部；③肘部；④肩胛部；⑤枕骨粗隆。

36. C 支被架可用于烧伤患者暴露疗法时保暖（选C）。床栏、约束带用于躁动或精神病患者，限制其躯体活动，防止坠床（不选A）。宽绷带用于固定手腕及踝部（不选B），肩部约束带限制患者坐起（不选D），膝部约束带限制患者下肢活动（不选E）。

37. D 护士享有人格尊严和人身安全不受侵犯的权利。扰乱医疗秩序，阻碍护士依法开展执业活动，侮辱、威胁、殴打护士，或有其他侵犯护士合法权益行为的，由公安机关依照治安管理处罚法的规定给予处罚；构成犯罪的，依法追究刑事责任。

38. D 为缓解患儿家属的焦虑情绪，应向家属适当介绍患儿病情，耐心解释，以取得配合与支持（选D）。病房护士有责任解答患儿家长的疑问，不应推脱给其他医务人员（不选A、B）。

39. B 使用礼貌的语言和行为是有效沟通的最基本原则。与患者及家属沟通过程中，应注意使用礼貌用语，坚持文明优雅的语言。治疗抢救患者时，应对家属给予安慰并说明医院保持安静的重要性。

40. B 急性心肌梗死表现为心前区压榨性疼痛，伴出汗、恐惧等。为评估病情和更准确地诊疗，护士应重点评估患者有无心绞痛病史、患病的起始时间、患病后的诊治过程、目前用药及有关的检查等。

41. E 危重患者呼吸微弱，测量呼吸时，将少许棉花置于患者鼻孔前，观察棉花被吹动次数，测1分钟。

42. C 护士行健康教育时，应着重于家长对维生素D缺乏性手足搐搦症的了解程度，向患儿家属介绍本病的病因和预后以及预防方法，减轻家长心理压力，教会其患儿抽搐发作时的正确处置方法。

43. C 专业护士的角色包括护理者、计划者、管理者、教育者等。教育者指护士应按照患者的不同特点行健康教育，指导保健知识、疾病的预防和康复知识，以改善护理对象的健康态度和不良行为（选C）。护理者指护士应用自己的专业知识及技能满足患者在患病过程中的生理、心理等方面的需要（不选A）。管理者指护士需要对日常的护理工作行合理的组织、协调与控制（不选B）。科研者指护士实施护理科研，以检验成果，促进护理专业的发展和提高护理质量（不选D）。协调者指护士应与相关卫生保健机构及相关工作人员维持有效的沟通，以使诊断、治疗、救助和护理工作得以有序、高效地进行（不选E）。

44. A 静脉补钾遵循“四不宜”原则，不宜过早（见尿补钾，尿量40ml/h以上）；不宜过多（依据血钾，补钾量为60~80mmol/d，4.5~6g/d）；不宜过浓（不超过0.3%，或不超过40mmol/L）；不宜过快（成人30~40滴/分，小儿、老年人酌减）。其中尿量＞40ml/h方可补钾尤其重要，否则有高钾血症危险。

45. E 空气栓塞是空气随血流经上、下腔静脉回流至右心房，通过三尖瓣进入右心室。心脏收缩，右心室射血入肺动脉，如空气量少，可经肺循环毛细血管吸收，损害较小；如空气量大，可在右心室内阻塞肺动脉入口，即图中⑤，使血液不能进入肺内，气体交换发生障碍，引起机体严重缺氧而危及生命。图中：①上腔静脉入口；②下腔静脉入口；③主动脉弓；④肺静脉入口。

46. C 肺炎患儿应多饮水，以稀释痰液（选C）。给予高热量、高蛋白、高维生素、易消化的清淡流食或半流质饮食（不选E），少食多餐（不选B），避免呛咳（不选D）。母乳中含有的SIgA可增强婴儿免疫力（不选A）。

47. B 紫外线的灯管可用无水乙醇或70%~80%乙醇布巾擦拭清洁（选B）。紫外线对人的眼睛和皮肤有刺激作用，照射时人应离开房间（不选D）。紫外线灯管消毒时间须从灯亮5~7分钟后开始计时（不选E）。关灯后若需要重新开启，应间隔3~4分钟，冷却后再开（不选A）。紫外线灯管消毒法用于物品表面消毒时，有效照射距离为25~60cm，消毒时间为20~30分钟（不选C）。

48. D 发生绞窄性疝时可因肠袢缺血、坏死而出现疝内容物感染，在抗休克和紧急手术的同时，应注意抗感染治疗。头孢地秦属第三代头孢菌素，抗革兰阴性菌及厌氧菌的效果较好。

49. A 胆道蛔虫病表现为突发剑突下钻顶样剧烈绞痛，阵发性加剧。疼痛发作时可行解痉镇痛治疗，遵医嘱给予阿托品、山莨菪碱等抗胆碱药物。阿托品对胆碱能神经支配的多种内脏平滑肌有松弛作用，适用于各种内脏绞痛。

50. A　对于病情较轻、清醒且能合作者首选口服催吐法清除胃内毒物，减少吸收。

51. A　强迫症是以强迫观念和强迫行为为主要表现的精神疾病，其特点是有意识的自我强迫和反强迫强烈冲突使患者感到焦虑和痛苦，但又无法摆脱，其治疗主要是药物和心理治疗。

52. C　患者家属失去亲人，对结果就无法接受，情绪较为激动，此时护士应默默陪伴给予安慰，待其冷静下来再由医生来解答家属的疑问。

53. D　治疗性沟通的原则包括目的原则、易懂原则、和谐原则、尊重原则。易懂原则即了解不同患者的年龄、职业、文化程度等特点，制订个性化的、通俗易懂的沟通方案，有助于患者理解和接受（选 D）。护患沟通一般采取个人距离，亲密距离适用于护士为患者查体、治疗或安慰时（不选 C）。

54. E　实施心肺复苏，按压部位在胸骨下段（不选 A），使胸骨下陷 5~6cm（不选 C），按压频率 100~120 次 / 分（不选 D）；胸外按压应与人工呼吸相结合，同时进行，成人不论两人操作或是单人操作，按压通气比均为 30∶2（选 E）。按压和松开的时间比例为 1∶1 时，心排血量最大（不选 B）。

55. A　二尖瓣狭窄患者血栓栓塞以脑栓塞最多见，栓子多来自扩大的左心房伴心房颤动者。来源于右心房的栓子可造成肺栓塞。图中：①脑；②脾；③肾；④肝；⑤肺。

56. D《医疗事故处理条例》中规定，在医疗活动中由于患者病情异常或者患者体质特殊而发生医疗意外的情形，不属于医疗事故（选 D）。护理差错指在护理工作中，由于护士的过失造成患者身心痛苦或延长治疗时间，但未造成人身损害的严重后果或构成事故（不选 A）。护理缺陷指在护理工作中，由于各种原因导致的一切不符合护理质量标准的现象和结果，使患者不满意或给患者造成危害（不选 E）。

57. B　甲状腺 ^{131}I 功能检查前应排除外源性摄入碘对检查结果的干扰，试验期为 2 周，试验期间禁食含碘食物，如海带、海蜇、紫菜、鱼、虾、加碘食盐等，禁用含碘消毒剂做局部消毒。

58. B　术前护理最重要的措施为消除患者的恐惧心理，护士应向患者耐心解释手术的必要性，介绍医院技术水平和手术成功的例子，增强患者治疗的信心。但不能给予患者肯定性或保证性的解释，以免引起不必要的纠纷。

59. C　子宫肌瘤切除术后的患者麻醉清醒后应取半坐卧位，可减轻腹部切口缝合处的张力，缓解疼痛，有利于切口愈合。

60. D　妇科腹部手术备皮范围为上自剑突下，下至外阴及两大腿上 1/3 处（包括阴阜、会阴周围），两侧至腋中线。

61. B　经腹直肠癌切除术（Dixon 手术）适用于腹膜返折以上的直肠癌，癌肿距齿状线 5cm 以上，远端切缘距癌肿下缘 2cm 以上，保留正常肛门。

62. D　留置导尿管若发现尿液浑浊、沉淀或结晶等，常提示尿路感染的可能，如病情允许，应鼓励患者多饮水，保持每天尿量 2000ml 以上，通过增加尿量，达到自然冲洗尿道的目的（选 D）。明确诊断的膀胱疾病，如膀胱炎，可膀胱内给予抗生素行局部治疗（不选 E）。

63. B　Ⅱ型呼吸衰竭血气分析特点为 $PaO_2 < 60mmHg$，$PaCO_2 > 50mmHg$，应给予持续低浓度吸氧，保持缺氧对外周化学感受器的刺激作用，避免高浓度吸氧而抑制呼吸、加重 CO_2 潴留。

64. A　肺气肿引起的肺泡和肺毛细血管减少可造成通气 / 血流失调和呼吸面积减少，导致肺换气功能障碍，对应的护理问题为气体交换受损。

65. A　避免局部组织长期受压，经常翻身是长期卧床患者最简单而有效的预防压疮措施，一般每 2 小时翻身 1 次，必要时每 30 分钟翻身 1 次。

66. A　长期卧床、极度消瘦患者最可能发生压疮。营养不良是影响压疮形成的重要因素，全身出现营养障碍时，营养摄入不足，蛋白质合成减少，出现负氮平衡，皮下脂肪减少，肌肉萎缩，一旦受压，骨隆突处皮肤要承受外界压力和骨隆突本身对皮肤的挤压力，受压处因缺乏肌肉和脂肪组织保护而容易引起血液循环障碍，出现压疮。

67. E　糖皮质激素可促进蛋白质分解，抑制蛋白质合成，增加钙、磷排泄，引起骨质疏松、肌肉萎缩等，患者可出现肢体疼痛、自发性骨折。

68. A　心房颤动表现为听诊心率快慢不一、心律完全不规则、心音强弱不等，当心室率快时可发生脉搏短绌（绌脉），即在同一单位时间内脉率少于心率。出现绌脉时，由 2 名护士同时测量，1 人听心率，另 1 人测脉率，由听心率者发“开始”“停止”的口令，计数 1 分钟，记录方式为：心率 / 脉率 / 分。

69. B 压力性尿失禁是由于尿道括约肌张力减低、骨盆底部肌肉及韧带松弛等原因导致尿道阻力下降，患者平时尚能控制排尿，当腹内压骤然增高时（如咳嗽、打喷嚏、大笑、举重等），少量尿液不自主地从尿道口溢出（选 B）。充溢性尿失禁（假性尿失禁）是由于各种原因使膀胱排尿出口梗阻或膀胱逼尿肌失去正常张力，引起尿液潴留，膀胱过度充盈，造成尿液从尿道不断溢出（不选 A、E）。急迫性尿失禁表现为患者有迫不及待的排尿感，尿液自动流出，多伴有尿频、尿急等膀胱刺激症状（不选 C）。持续性尿失禁（真性尿失禁）是尿液持续地从膀胱或尿道瘘中流出，膀胱处于空虚状态（不选 D）。

70. E 猩红热是由 A 组 β 溶血性链球菌引起的急性呼吸道传染病，个别病例可于病程第 2、3 周时，出现变态反应性病变引起急性肾小球肾炎，可能与 A 组 β 溶血性链球菌与肾小球基底膜的抗原产生交叉免疫反应，或抗原 - 抗体免疫复合物沉积有关。

71. C 阿托品化的表现为瞳孔由小扩大后不再缩小（不选 A），意识清楚或模糊，心率加快、脉搏快而有力（不选 B），颜面潮红，口干、皮肤干燥（选 C，不选 D），体温正常或轻度升高，肺部湿啰音减少或消失（不选 E）。

72. D 胎儿可通过胎盘从母体获得 IgG，因此新生儿对一些传染病有免疫力而不易感染。IgA 和 IgM 不能通过胎盘，因此新生儿易患细菌感染，尤其是革兰阴性杆菌感染。

73. D 申请护士执业注册的健康标准为无精神病史（不选 A）；无色盲（不选 B）、色弱（不选 C）、双耳听力障碍（不选 E）；无影响履行护理职责的疾病、残疾或者功能障碍。

74. B 婴儿护理中多采用搂抱与抚摸的心理沟通方式，有利于婴儿的生长发育，促进食物的消化和吸收，减少婴儿的哭闹，增进睡眠，促进神经系统的发育和增强免疫系统功能，提高应激能力。

75. C 偏瘫患者测量血压时，应选择健侧肢体（不选 D、E）。直肠测温方法准确但不方便，不作为首选测温方式（不选 A）；精神异常、昏迷等不能配合者禁忌口温测量，以免体温计被咬碎，造成损伤（不选 B）；腋温测量方法安全，用于婴儿或其他无法测量口温者（选 C）。

76. D 胎盘合体滋养细胞合成多种激素、酶和细胞因子，对维持正常妊娠期具有重要作用。激素主要有蛋白、多肽和甾体激素。蛋白激素有人绒毛膜促性腺激素和人胎盘生乳素（不选 C、E）。甾体激素有雌激素和孕激素，妊娠期胎盘合成的雌激素主要为雌三醇（不选 A），孕激素主要为孕酮（不选 B）。

77. E 糖尿病酮症酸中毒的诱因包括严重感染（不选 A）、胰岛素减量或突然中断治疗（不选 D）、饮食不当（选 E）、严重疾病、创伤（不选 B）、手术（不选 C）、妊娠、分娩、精神刺激等。

78. A 萎缩性阴道炎可用 1% 乳酸液或 0.1%~0.5% 醋酸液冲洗阴道，抑制细菌生长。

79. A 采集尿培养标本时，对昏迷或尿潴留患者，应采用导尿术留取。对于一般患者，在膀胱充盈时，留取中段尿 5~10ml。

80. C 急性呼吸窘迫综合征是由各种肺内、外致病因素所导致的急性弥漫性肺损伤引起的急性呼吸衰竭。我国最主要的危险因素是重症肺炎（选 C），国外则是误吸胃内容物（不选 E）。

81. C 血站对献血者每次采集血液量一般为 200ml，最多不得超过 400ml（不选 B），两次采集间隔不少于 6 个月（选 C）。国家提倡 18 周岁至 55 周岁的健康公民自愿献血（不选 A）。血站对献血者必须免费行必要的健康检查（不选 E）。身体状况不符合献血条件的，血站应当向其说明情况，不得采集血液（不选 D）。

82. D 血栓闭塞性脉管炎是血管炎性、节段性和反复发作的慢性闭塞性疾病，活动期病理改变为受累动静脉管壁全层非化脓性炎症，管腔被血栓堵塞。

83. C 亚急性感染性心内膜炎患者行血培养时的采血量是 10~15ml，以提高培养的阳性率。

84. D 羊水过多孕妇行腹部穿刺放羊水时，应严格执行无菌操作，避免速度过快，约 500ml/h，每次不超过 1500ml。放羊水后腹部放置沙袋或腹带包扎，以防腹压骤降而发生休克。

85. B 护患冲突指护患双方在诊疗护理过程中，为了自身利益，或对某些医疗护理方法、态度、行为以及后果等存在理解、认识上的分歧，以致发生争执或对抗。在临床工作中，护士与患者接触机会多，护患之间出现矛盾冲突的机会也相对增多。护患关系发生障碍时，主要责任人是护士。

86. D 护士一般不执行口头医嘱，在抢救、手术过程中医生向护士下达口头医嘱时，护士应将医嘱复诵 1 遍，双方确认无误后方可执行。

87. E 胰腺癌组织学类型以导管细胞腺癌最多见（选 E），黏液性囊腺癌和腺泡细胞癌较少（不选 D）。

88. C　麻疹疫苗为减毒活疫苗，接种活疫苗时只可用 75% 乙醇消毒皮肤，待干后才可接种，以防消毒剂使疫苗失活，降低效价。

89. C　急性肾小球肾炎常见于由 A 组 β 溶血性链球菌急性感染后引起的免疫复合物性肾小球肾炎，多继发于上呼吸道感染、猩红热、皮肤感染后。

90. C　望、闻、问、切四种诊察疾病的方法，是搜集临床资料的主要方法，是获得病情信息的手段，又称为“四诊”。

91. A　护理工作中，护士的坐姿要求，入座时，不应坐满座位，一般只坐椅面的前 1/2~2/3（选 A），以示敬意。坐稳后抬头，上身挺直，双目柔和平视（不选 B），下颌微收，双肩平正放松，微微挺胸收腹；双手交叉相握于腹前（不选 D）；女性两腿并拢无空隙，两脚不宜前伸；男性可略分开一拳左右，但不可超过肩宽（不选 C）；双腿正放、侧放或叠放，双脚跟并拢；躯干与大腿、大腿与小腿成两个自然的 90°（不选 E）。

92. D　在我国，肝硬化最常见的病因是病毒性肝炎（选 D）；而欧美国家则以慢性乙醇中毒多见（不选 B）。

93. D　动脉导管未闭听诊胸骨左缘第 2 肋间可闻及粗糙响亮的连续性机器样杂音，肺动脉瓣第二心音增强，X 线检查可见肺血流增多。动脉导管未闭的早产儿出生后 1 周内应用吲哚美辛或阿司匹林，抑制前列腺素合成，促进动脉导管平滑肌收缩、关闭。

94. A　支气管扩张症是由急、慢性呼吸道感染和支气管阻塞后，反复发生支气管化脓性炎症，引起支气管异常和持久性扩张。最常见的原因是婴幼儿期支气管 - 肺组织感染，其中以麻疹、百日咳、支气管肺炎最为常见。

95. D　中医中的“六气”为风、寒、暑、湿、燥、火。

96. A　6 个月以内婴儿提倡纯母乳喂养，能够满足 6 个月以内婴儿全部液体、能量和营养素的需要。母乳喂养 6 个月以上应及时添加辅食，满足婴儿生长发育需要。

97. C　哺乳期妇女因避孕药物可渗入乳汁，应禁止药物避孕（不选 A）。可选择工具避孕，常用工具有避孕套、宫内节育器等（选 C）。剖宫产术半年内禁用宫内节育器（不选 B）。紧急避孕用于无保护性生活或避孕失败的几小时或几天内，只能起一次性保护作用，不能作为常规避孕方法（不选 D）。

98. B　青霉素血清病型反应属于Ⅲ型变态反应，一般于用药后 7~12 天发生，临床表现和血清病相似，有发热、关节肿痛、皮肤发痒、荨麻疹、全身淋巴结肿大、腹痛等。

99. D　青霉素过敏性休克有呼吸道阻塞症状，如胸闷、气促与呼吸困难，伴濒死感；还可有面色苍白、出冷汗、发绀、脉细速、血压下降等循环衰竭症状；因脑组织缺氧，可表现为意识丧失、大小便失禁、抽搐等中枢神经系统症状。

100. A　一旦发生青霉素过敏性休克，应立即停药，协助患者平卧，报告医生，就地抢救，即刻皮下注射 0.1% 盐酸肾上腺素；症状如不缓解，可每隔 15 分钟皮下或深部肌内注射该药，直至脱离危险期。

101. D　脾破裂出血量较大，可迅速发展为失血性休克，输血的目的是补充血容量，改善全身血液灌注，升高血压，增加心排血量，促进循环。

102. D　库存血中的部分血细胞被破坏，细胞内钾释放到细胞外，使血浆钾离子浓度升高，大量输注可引起高钾血症。随着保存时间延长，葡萄糖分解，乳酸增高，pH 逐渐下降；同时高钾血症时，钾离子与细胞内氢离子交换，引起细胞外氢离子增加，导致酸中毒。

103. D　门诊发现传染病患者或疑似传染病患者，应将其分诊到隔离门诊就诊，并立即上报主管部门，做好疫情报告工作。

104. E　开窗通风可降低室内空气含菌的密度，短时间内使大气中的新鲜空气替换室内的污浊空气，是目前最简便且行之有效的空气净化方法。

105. D　流行性乙型脑炎主要侵犯人体中枢神经系统，其临床特征为高热、抽搐、意识障碍、病理反射及脑膜刺激征（颈强直、凯尔尼格征阳性、布鲁津斯基征阳性）；实验室检查可见白细胞增高，脑脊液外观无色透明或微浊（选 D）。流行性脑脊髓膜炎是化脓性脑膜炎的一种类型，脑脊液检查可呈脓性，外观浑浊（不选 B、E）。

106. A　流行性乙型脑炎目前尚无特效抗病毒药，以对症治疗为主，应重点处理好高热、抽搐，控制脑水肿和呼吸衰竭等危重症状。脑水肿是引起抽搐和呼吸衰竭的重要因素，首选的抢救措施为脱水治疗（选 A）。中枢性呼吸衰竭时可使用呼吸兴奋药（不选 B）。高热时以物理降温为主，药物降温为辅（不选 D）。糖皮质激素对防止脑水肿有一定作用，但可抑制免疫，不常规使用（不选 C）。

107. E　系统性红斑狼疮（SLE）是一种致病性自身抗体和免疫复合物形成并介导器官、组织损伤的自身免疫病，患者多有发热、乏力、体重下降等表现，蝶形红斑是其特征性皮肤表现。实验室检查可见抗核抗体（＋），抗双链 DNA 抗体（＋）。

108. E 系统性红斑狼疮（SLE）是一种自身免疫性疾病（不选 B），“洋葱皮样病变”是其受损器官的特征性改变，即小动脉周围有显著向心性纤维组织增生，明显表现于脾中央动脉，也可累及心包、心肌、肺、神经系统等（不选 A）。关节肿痛是大多数患者的首发症状（不选 C）；实验室检查可见多数患者有轻至中度贫血（不选 D）。狼疮性肾炎是 SLE 最常见和最严重的临床表现，慢性肾衰竭是其死亡的常见原因（选 E）。

109. D 诱导式提问指提问者把自己的观点加在问话中，有暗示对方作出自己想要得到的答案的倾向，在了解病情、健康咨询等收集信息为首要目的的活动中，应避免使用此类提问方式。

110. D 系统性红斑狼疮主要的护理诊断包括“皮肤完整性受损　与疾病所致的血管炎性反应等因素有关”（不选 E）；“体液过多　与全身水肿有关”（不选 A）；“自我形象紊乱　与面部蝶形红斑有关”（不选 B）；“焦虑　与病情反复发作、迁延不愈、面容毁损及多脏器功能损害等有关”（不选 C）。

111. D 腹膜炎是发生于腹腔壁腹膜与脏腹膜的炎症。壁腹膜主要受躯体神经的支配，对各种刺激敏感，痛觉定位准确。腹前壁腹膜受炎症刺激后（如急性化脓性阑尾炎累及壁腹膜）可引起局部疼痛、压痛及反射性腹肌紧张，是诊断腹膜炎的主要依据（选 D）。脏腹膜受自主神经支配，对牵拉、胃肠腔内压力增加及炎症、压迫等刺激较为敏感，表现为钝痛，定位较差，感觉多局限于脐周腹中部，严重刺激常可引起心率减慢、血压下降和肠麻痹等（不选 C）。

112. C 半坐卧位时，由于盆腔处于腹腔的最低部位，腹腔渗出液最易蓄积盆腔。

113. A 针对留置导尿管患者，应保持引流管通畅，固定妥当，集尿袋应低于膀胱高度，防止逆行感染（选 A）。及时排空集尿袋，并记录尿量（不选 B）。保持尿道口清洁，每天消毒尿道口 1~2 次。每周检查 1 次尿常规，若发现尿液有浑浊、沉淀及结晶，应及时给予膀胱冲洗（不选 D）。导尿管的更换频率通常根据导尿管的材质决定，一般 1~4 周更换 1 次（不选 E）。

114. D 对于眼睑不能自行闭合的患者，可涂金霉素眼膏或盖凡士林纱布保护角膜，防止角膜长时间暴露、干裂引起溃疡。

115. B 角膜是眼球最前面的一层透明薄膜，眼睑不能闭合者角膜将暴露在空气里，接触病菌机会多，可引起角膜溃疡，此类患者应注意眼部护理，可涂眼膏或覆盖油性纱布。

116. C 沟通障碍的原因主要包括发送者的障碍、接收者的障碍和沟通通道的障碍。由于接收者认知水平、价值标准和思维方式上的差异，往往会造成思想隔阂或误解，引发冲突，导致信息交流的中断以及人际关系的破裂。护士在行化疗前一天告知患者化疗的大量知识，没有考虑到患者年龄大的限制。

117. C 核实是指在交谈过程中，为了验证自己对内容的理解是否准确所采用的沟通策略，是一种反馈机制。核实既可以确保护士接收信息的准确性，也可以使患者感受到自己的谈话得到护士的重视，主要包括重述、改述、澄清和归纳总结四种方式。

118. C 热疗法使局部血管扩张，改善血液循环，增强新陈代谢和白细胞的吞噬功能。炎症早期用热疗法可促进炎性渗出物吸收、消散。炎症后期用热疗法，可促进白细胞释放蛋白溶解酶，溶解坏死组织，使炎症局限。

119. D 使用热水袋时，正常成人水温 60~70℃，婴幼儿、老年人及麻醉未清醒、末梢循环不良、昏迷等患者，水温应＜ 50℃，以免烫伤。

120. D 老年患者，局部感觉差，热敷温度不可太高，以免烫伤。

实践能力

1. D Ⅰ型呼吸衰竭仅存在缺氧而不伴有 CO_2 潴留，血气分析为 PaO_2 ＜ 60mmHg，$PaCO_2$ 降低或正常，多见于换气功能障碍（选 D），如通气 / 血流失调（不选 A）、氧耗量增加（不选 C）、弥散障碍和肺内动 - 静脉解剖分流增加（不选 E）。Ⅱ型呼吸衰竭在缺氧的同时伴 CO_2 潴留，血气分析为 PaO_2 ＜ 60mmHg，$PaCO_2$ ＞ 50mmHg，多由于肺通气不足所致（不选 B）。

2. B 肺泡通气量（VA）指每分钟进入呼吸性细支气管及肺泡参与气体交换的有效通气量，VA=（VT − VD）×f，其中 VT 为潮气量，VD 为生理无效腔气量，f 为呼吸频率，则肺泡通气量 =（500 − 150）×14=4900ml/min。

3. B 大咯血时血从口、鼻涌出，严重者可阻塞气道，导致窒息甚至死亡。应绝对卧床，防止窒息。

4. C 有机磷农药中毒时应根据患者病情需要早期（选 C）、足量（不选 A）、联合和重复应用解毒药（不选 B)，并选用合理给药途径及择期停药。早期即联合应用抗胆碱能药（如阿托品）与胆碱酯酶复能药才能取得更好疗效（不选 D）。用药时应稀释后缓慢静脉推注，防止注射过快引起中毒、发生呼吸抑制（不选 E)。

5. D 第一产程又称宫颈扩张期，是指从临产开始至宫口开全，宫口开全是第一产程结束的标志（选 D)。胎膜多在宫口近开全时自然破裂（不选 B)。第二产程时胎头下降压迫骨盆底组织时，孕妇会有排便感（不选 C)，还有胎头拨露、胎头着冠等表现（不选 A、E)。

6. C 闭经患者羊齿状结晶越明显、越粗，提示雌激素作用显著（选 C，不选 D)。宫颈黏液结晶检查经前仍可见羊齿状结晶提示无排卵，经前有卵圆体提示有排卵（不选 A、B)。宫颈黏液量少、黏稠、拉丝度差，涂片干燥后光镜下仅见排列成行的椭圆体，不见羊齿植物叶状结晶，则早期妊娠的可能性大（不选 E)。

7. A 法洛四联症患儿由于长期缺氧、红细胞增加，血液黏稠度高，血液流速变慢，容易形成脑血栓。发热、出汗、吐泻时，体液量减少，加重血液浓缩，更易形成血栓。因此要注意供给充足液体，必要时可静脉输液。

8. B 血、尿中人绒毛膜促性腺激素（hCG）测定在妊娠早期达高峰，不能反映晚期的胎盘功能（选 B)。尿雌三醇和人胎盘生乳素均为妊娠晚期达高峰的胎盘激素，可反映胎盘功能（不选 C、D)。B 超检查胎盘成熟度，可确定胎盘分级（不选 E)，而胎动计数能反映胎儿宫内安危，间接反映胎盘功能（不选 A)。

9. D 肥厚型心肌病是青年和运动员心脏性猝死最常见的病因。猝死与体力活动有关，不明原因晕厥、心肌明显肥厚（超过 30mm)、有猝死家族史、自发性室性心动过速等为猝死的危险因素。

10. B 不同病原体所导致肺炎的痰液特点不同。成人肺炎链球菌肺炎的典型表现是咳铁锈色痰（选 B)。细菌性感染，如金黄色葡萄球菌感染，可见黄脓痰（不选 C)。急性左心衰可见粉红色泡沫痰（不选 A)。肺真菌病可见少量白色黏痰（不选 D)。肺炎克雷伯菌肺炎可见砖红色胶冻样痰（不选 E)。

11. D 食管胃底静脉曲张破裂出血是门静脉高压症最严重的并发症。发生急性大出血时，患者呕吐鲜红色血液，排出柏油样便。因曲张静脉管壁薄弱、缺乏弹性收缩，肝功能受损导致凝血障碍，而脾功能亢进又可造成血小板减少，患者出血不易自行停止，易诱发肝性脑病、严重休克。

12. E 肝性脑病急性起病数天内禁食蛋白质，减少蛋白质分解而产生的氨，每天供给足量的热量和维生素，即无蛋白、高热量饮食，以碳水化合物为主，限制摄入脂肪类食物。肉末蛋羹含有大量蛋白质，不宜食用。

13. C 心力衰竭是感染性心内膜炎最常见的并发症，主要由瓣膜关闭不全导致，最常累及主动脉瓣。

14. D 精神分裂症最突出的感知觉障碍是幻觉，其中最常见的是幻听，言语性幻听是精神分裂症诊断最有价值的感知觉障碍，其他的感知觉障碍，如感觉过敏、内感性不适等也可见于非精神分裂症患者。

15. C 高钾血症会抑制心脏传导系统，抑制心肌收缩，导致心动过缓、房室传导阻滞甚至心脏骤停。静脉缓慢注射 10% 葡萄糖酸钙或 5% 氯化钙，可对抗钾离子对心肌的抑制作用，维持心脏的正常生理功能。

16. A 疼痛是骨质疏松症患者最常见、最主要的症状，患者疼痛呈弥漫性，无固定部位的疼痛，检查找不到压痛点。白天疼痛轻，夜间和清晨醒来时加重。

17. C 关节脱位指由于直接或间接暴力作用于关节，使组成关节的各骨面失去正常的对合关系，特征表现为畸形、弹性固定和关节盂空虚。

18. C 含铜宫内节育器可在宫内持续释放具有生物活性、有较强抗生育能力的铜离子（Cu^{2+}），Cu^{2+} 主要通过进入细胞核和线粒体，干扰细胞正常代谢而发挥避孕作用。

19. E 肾盂肾炎患者应多饮水，增加尿量，可促进细菌和毒素排出，减少炎症对膀胱和尿道的刺激。

20. C 张力性气胸破裂口呈单向活瓣或活塞作用，吸气时气体从裂口进入胸膜腔，呼气时裂口关闭，气体无法排出，使胸膜腔内积气不断增加、患侧胸膜腔内压力进行性增高，患侧肺严重萎陷。

21. B 老年人运动要注意持续时间和强度不能太大，一般来讲，老年人运动的时间以 1~2 次 / 天，30 分钟 / 次，总时间不超过 2 小时 / 天为宜。

22. C 皮肤黏膜瘀点、瘀斑是流行性脑脊髓膜炎败血症期典型的变化；病情危重者瘀点、瘀斑迅速增多融合，中央呈紫黑色坏死或水疱。

23. E 麻疹患儿应采取呼吸道隔离至出疹后 5 天，并发肺炎者延长至出疹后 10 天。

24. D 慢性化脓性骨髓炎病变周围皮肤有色素沉着或湿疹样皮炎，局部可见经久不愈的伤口和窦道。窦道的肉芽组织突出，流出大量臭味脓液，偶有小的死骨片经窦道排出。

25. A 棉线束带法或绷带压深环法适用于 1 岁以下婴幼儿腹外疝治疗。因为婴幼儿腹肌可随躯体生长逐渐强壮，疝有自行消失的可能。

26. D 尿潴留可见膀胱高度膨胀，排尿困难，查体可见耻骨上膨隆，触及囊样包块，叩诊呈浊音。在产褥期，尤其产后 24 小时内，由于膀胱肌张力降低，对膀胱内压的敏感性降低，加之外阴切口疼痛、产程中会阴部受压迫过久、器械助产、区域阻滞麻醉等均可能增加尿潴留的发生。

27. D 行胸膜腔闭式引流时，水封瓶上的长玻璃管下口浸没液面下 3~4cm（选 D）。水封瓶要始终低于患者胸膜腔水平面，位置应低于胸壁引流口平面 60~100cm（不选 E）。若引流管脱出胸膜腔，应立即用手捏住引流口周围皮肤，再用凡士林纱布封闭（不选 C）。妥善固定引流管，长度适宜，便于患者翻身活动，避免扭曲、反折或压迫管道（不选 A、B）。

28. B 根据我国《孕前和孕期保健指南（2018 年）》，目前推荐的产前检查妊娠周数分别是：妊娠 $6\sim13^{+6}$ 周，$14\sim19^{+6}$ 周，20~24 周，25~28 周，29~32 周，33~36 周，37~41 周（每周 1 次）。

29. A 腹痛是异位妊娠就诊的最主要症状。输卵管妊娠未破裂前表现为一侧下腹隐痛或酸胀感，流产或破裂时，突感下腹撕裂样疼痛，大量腹腔内出血及剧烈腹痛。休克程度与腹腔内出血的量和速度有关，与阴道流血量不成正比。

30. E 妊娠合并心脏病孕妇常有胸闷、心悸、气促等症状，X 线检查显示心脏显著扩大，心脏听诊有粗糙的全收缩期 3 级以上杂音，并发急性左心衰时，心率＞ 110 次 / 分，肺底部有少量持续性湿啰音。妊娠 32~34 周、分娩期及产后 3 天内是全身血液循环变化最大、心脏负担最重的时期，极易诱发心力衰竭和心律失常（选 E）。进入第二产程时由于屏气用力，腹压升高，使内脏血液涌入心脏，肺循环压力增加，心脏负担最重，最易发生心力衰竭（不选 B）。病变程度严重、发绀者往往由于缺氧，易发生胎儿生长受限、胎儿窘迫、早产（不选 A、D）。孕妇应保证充分休息，每天至少 10 小时睡眠，取左侧卧位或半坐卧位，避免劳累和情绪激动（不选 C）。

31. A 腹腔镜检查是将腹腔镜经腹壁插入腹腔，通过视频观察盆腔、腹腔内脏器的形态、有无病变，必要时取活组织行病理学检查，是确诊子宫内膜异位症的标准方法；腹腔镜下手术也是子宫内膜异位症治疗的重要手段。

32. B 食管癌患者因吞咽困难，摄入水分不足，可导致高渗性脱水（不选 A、D、E）。中度高渗性脱水表现为极度口渴，烦躁，黏膜干燥、皮肤弹性下降，眼窝凹陷，尿少、尿比重高（选 B）。重度高渗性脱水还会出现躁狂、幻觉、谵妄、昏迷等（不选 C）。

33. E 急性肾小球肾炎应给予高碳水化合物、高维生素、低盐饮食。尿少、水肿时，应限制钠盐，摄入量＜ 60mg/（kg·d），严重水肿或高血压者宜给予无盐饮食。待尿量增加、水肿消退、血压正常后，可恢复正常饮食。

34. D 鼻、上唇及周围所谓“危险三角区”的面疖被挤压或处理不当时，致病菌可经内眦静脉、眼静脉进入颅内海绵状静脉窦，引起化脓性海绵状静脉窦炎。

35. B 检查者一手的两指或一指放入阴道，另一手在腹部配合检查，称为双合诊。对无性生活史者，禁做阴道窥器检查和双合诊检查，应行直肠 - 腹部诊。

36. E 急性呼吸窘迫综合征患者为改善肺泡通气功能，应尽早行机械通气，维持适当的气体交换，可选用呼气末正压（PEEP）模式。

37. B 急性上呼吸道感染应给予高蛋白、高热量、高维生素、清淡的流质或半流质饮食。高热（体温 ≥ 39.0℃）者给予流质饮食（不选 A），中等发热（体温 38.1~39.0℃）者应给予半流质饮食（选 B）。

38. C 脾位于左季肋部，是腹腔脏器最容易受损的器官之一，脾破裂常见失血性表现，患者面色苍白、血压不稳，腹痛和腹膜刺激征较轻，多呈持续性；出血量大时可有移动性浊音，是内出血的晚期体征（选 C）。空腔脏器损伤（肠、胃破裂）主要表现为弥漫性腹膜炎，多出现持续性剧烈腹痛，恶心、呕吐，伴全身性感染症状（不选 A、E）。

39. A 正常胆汁呈黄绿色、透明、无沉淀。患者呕吐物中混有大量胆汁时，可呈黄绿色。

40. D 支气管镜术后 2 小时内禁食、禁水。待麻醉作用消失后可小口饮水，无呛咳再进少量温凉流质或半流质食物。

41. A 肝硬化患者大量腹水时，护士应协助患者取半坐卧位，以减轻呼吸困难和心悸（选 A）；少量腹水患者取平卧位，以增加肝、肾血流量。严格限制水、钠摄入，摄入钠 80~120mmol/d（盐 4~6g/d），液体入量＜ 1000ml/d（不选 B）。保持床铺清洁、干燥、整齐，定时翻身，以防压疮（不选 C）。服用利尿药期间，注意记录出入量，如出现软弱无力、心悸等症状，则提示低钾、低钠血症，应及时就诊（不选 D）。肝硬化患者抵抗力低下，注意预防感染（不选 E）。

42. E　骨筋膜隔室综合征是石膏固定的并发症，多由骨筋膜内压力增高和包扎过紧所致，一旦出现“5P”征（疼痛、感觉异常、麻痹、苍白及脉搏消失）应立即放平肢体，通知医师松解或拆除石膏，必要时行肢体切开减压术。

43. D　慢性肾衰竭是各种慢性肾脏疾病进行性发展的最终结局，临床表现复杂。实验室检查可见红细胞计数和血红蛋白浓度降低，尿蛋白（＋＋＋～＋＋＋＋），血肌酐451~707μmol/L提示处于肾衰竭期。糖代谢异常主要表现为糖耐量减低和低血糖；大部分患者存在不同程度的高血压，可引起动脉硬化、左心室肥厚和心力衰竭；食欲减退是尿毒症患者最早和最常见的症状，还可出现恶心、呕吐、腹胀、腹泻等；唾液中尿素被分解成氨导致呼气有尿臭味；血液系统表现为轻、中度贫血和出血倾向。

44. D　尿酸结石患者不宜食用含嘌呤高的食物，如动物内脏、啤酒，同时限制各种肉类和鱼虾等高蛋白的食物。

45. B　手足痉挛呈弓状，手腕屈曲，手指僵直、拇指内收掌心，是维生素D缺乏性手足搐搦症发作的典型临床表现。牛奶喂养、未添加鱼肝油、户外活动少等致维生素D缺乏可导致血钙降低，引起维生素D缺乏性手足搐搦症，典型发作时表现为惊厥、喉痉挛和手足搐搦（选B）。癫痫患者惊厥发作伴高热（不选A）；低血糖表现为乏力、大汗、神志不清，不伴抽搐（不选C）；化脓性脑膜炎表现为脑膜刺激征（不选D）；热性惊厥常伴高热（不选E）。

46. B　右下腹麦氏点固定压痛是急性阑尾炎的最常见和最重要的体征。发病早期腹痛尚未转移至右下腹时，右下腹即出现固定压痛；阑尾穿孔、疼痛范围扩大时，仍以阑尾所在部位压痛最明显。

47. E　原发性支气管肺癌的主要表现为咳嗽，多为刺激性干咳或有少量黏液痰，癌肿引起支气管狭窄时，咳嗽加重，为持续性高调金属音或刺激性呛咳；血痰或咯血；低热、体重下降、食欲减退等。痰脱落细胞学检查是肺癌简易有效的普查和早期诊断方法，找到癌细胞即可确诊。

48. A　帕金森病患者应坚持主动运动，以保持关节运动达到最大范围，防止和推迟关节僵直与肢体挛缩（选A）。鼓励患者参加社交活动及参与家务活动（不选B、E）。用药应根据医嘱，及时服药，不可擅自停药或减少药量（不选C）。根据饮食治疗原则及目的，合理安排进餐时间（不选D）。

49. B　肾结石患者活动后出现上腹或腰部钝痛，向下腹部放射，血尿的多少与结石对尿路黏膜损伤程度有关（选B）。间歇性无痛性肉眼血尿为肾肿瘤的常见症状（不选A）。尿道结石的典型症状为排尿困难，呈点滴状，伴尿痛（不选C）。良性前列腺增生的典型症状为进行性排尿困难（不选D）。膀胱结石表现为排尿突然中断，疼痛放射至远端尿道和阴茎头部，伴排尿困难和膀胱刺激症状，改变排尿姿势后能缓解疼痛并继续排尿（不选E）。

50. E　下肢静脉曲张手术后患者弹力绷带一般需要维持1~3个月可拆除（选E）。术后抬高患肢30°（不选A），指导患者做足背伸屈运动，术后24小时应鼓励患者下床活动，以促进静脉血回流（不选D）。禁止按摩和压迫患肢，以防血栓脱落引起肺栓塞（不选B）。下肢深静脉血栓已经形成的患者，应绝对卧床2周，床上活动患肢避免范围过大（不选C）。

51. D　在我国，胆石病、胆道感染、胆道蛔虫病是急性胰腺炎发病的主要原因。引起胆源性胰腺炎的机制可能为：胆石、感染、蛔虫等因素致Oddi括约肌水肿、痉挛，使十二指肠壶腹部出口梗阻，胆道内压力高于胰管内压力，胆汁逆流入胰管，引起急性胰腺炎。为避免胰腺炎反复发作，应积极治疗胆道疾病，去除病因。

52. C　手法复位适用于嵌顿性疝3~4小时、局部压痛不明显、无腹膜刺激征、年老体弱或伴有其他较严重疾病而估计肠袢尚未绞窄坏死者。手法复位后密切观察腹部体征变化，一旦出现腹膜炎或肠梗阻的表现，有发生绞窄性疝的可能，应尽早手术探查。

53. E　高血压患者经治疗后血压达标者可每3个月随访1次；血压未达标者（血压仍≥140/90mmHg），建议每2~4周随访1次；当出现血压异常波动或有症状者，随时就诊。

54. B　呼吸衰竭患者需要增加呼吸频率来代偿呼吸困难，这种代偿多数依赖于辅助呼吸肌参与呼吸，即胸式呼吸。胸式呼吸的效能低于腹式呼吸，易使患者感到疲劳。

55. A　实施体外除颤电极板需要放于合适位置，可使电极板的最大电流通过心肌，且需要较少电能，减少并发症。在前侧位时，电极板分别放置于胸骨右缘锁骨下或胸骨右缘第2、3肋间（心底部）和左乳头外下方或左腋前线第5肋间（心尖部），距离不小于10cm，紧贴皮肤。一电极板已放置于心尖部位置，另一电极板应置于图中①位置。图中：①胸骨右缘第2、3肋间；②胸骨左缘第2、3肋间；③右腋前线第5肋间；④左腋前线第5肋间；⑤心尖部。

56. D 心功能Ⅲ级表现为体力活动明显受限，稍事活动或轻于日常活动（一般活动）即引起显著气促、乏力或心悸（选D）。心功能Ⅰ级表现为体力活动不受限，一般活动不引起明显的气促、乏力或心悸（不选B）。心功能Ⅱ级表现为体力活动轻度受限，休息时无症状，日常活动（一般活动）时出现气促、乏力和心悸（不选C）。心功能Ⅳ级表现为体力活动重度受限，休息时也有气促、乏力或心悸，任何体力活动均会引起不适（不选E）。

57. B 普萘洛尔（心得安）有较强的β受体阻断作用，用药后心率减慢，心肌收缩力和心排血量降低，冠脉血流下降，心肌耗氧量明显减少，对高血压患者可使其血压下降，支气管阻力也有一定程度的增高。护士应重点关注患者的心率。

58. E 对原发免疫性血小板减少症患儿应重点监测血小板。血小板＞50×10^9/L者，可适当活动，避免外伤；血小板≤50×10^9/L者，应减少活动，增加卧床休息时间；血小板≤20×10^9/L者，绝对卧床，避免严重出血或颅内出血。

59. C 苍白是贫血时皮肤、黏膜的主要表现，其机制主要是贫血通过神经体液调节引起有效血容量重新分布，保障重要脏器供血，相对次要脏器则供血减少。血常规检查中的血红蛋白是反映贫血最重要的检查指标，根据血红蛋白浓度可诊断贫血并判断贫血程度。

60. E 白血病患者出血最主要的原因是血小板减少，血小板＜20×10^9/L时应警惕颅内出血。

61. C 病毒性心肌炎的发病机制是由病毒直接对心肌的损害及病毒感染后产生的自身免疫反应，因此血清中同型病毒抗体滴度升高4倍以上最有价值（选C）。肌钙蛋白、肌酸激酶及其同工酶对心肌炎诊断的特异性较强，但敏感度相对不高，主要用于诊断急性心肌梗死（不选D）。超敏C反应蛋白（不选A）、血白细胞（不选B）、血沉（不选E）特异性差，很多疾病均可升高。

62. C 产褥感染的三大主要症状是发热、疼痛、异常恶露。子宫内膜炎表现为子宫内膜充血、坏死，阴道内有大量脓性分泌物，且有臭味（选C）。子宫肌炎表现为腹痛，恶露量多，呈脓性，子宫压痛明显，可伴有高热、头痛等全身症状（不选A）。急性盆腔结缔组织炎、急性输卵管炎表现为下腹痛伴肛门坠胀，有持续高热，寒战、脉速、头痛等全身症状（不选B、D）。急性盆腔腹膜炎全身中毒症状明显，如高热、恶心等，伴腹膜刺激征（不选E）。

63. D 急性渗出性心包炎主要体征包括心尖搏动减弱或消失，心脏浊音界向两侧扩大（不选A），心率加快，心音低而遥远（不选E）。大量心包积液时，可于左肩胛下角出现浊音及支气管呼吸音，称心包积液征（不选B）。收缩压降低，舒张压变化不大（选D）。依心脏压塞程度，脉搏可减弱或出现奇脉，又称吸停脉（不选C）。

64. D 颈部蜂窝织炎多起源于口腔或面部，炎症肿胀可迅速波及咽喉部，易致喉头水肿、气管受压而阻碍通气，应严密观察患者有无呼吸困难（不选B）；不等脓肿形成，及早切开减压，防止窒息（选D）。遵医嘱合理、正确使用抗生素，应用磺胺类药物或广谱抗生素（不选E）。给予营养丰富饮食，增强免疫力（不选C）。体温升高者，可给予物理降温或遵医嘱使用药物降温（不选A）。

65. A 骨盆环单处骨折患者行骨盆兜带悬吊牵引，悬吊重量以将臀部抬离床面为宜；不可随意移动，保持兜带平整；排便时不可行治疗或各类操作，应尽量避免污染兜带；行牵引者12周以后可负重，允许下床后，尽量使用助行器或拐杖，减轻骨盆负重。

66. E 直肠肛管术后，护士应指导患者多饮水，多吃水果、蔬菜等粗纤维食物（不选A），戒酒，避免刺激性食物等（选E）。养成定时排便的习惯，保持大便通畅（不选B），便秘时可口服缓泻药或使用液状石蜡（不选C）。切口未愈合者或局部有炎症者坚持便后坐浴，注意保持肛门局部清洁（不选D）。

67. B 二尖瓣狭窄严重时可先后导致肺淤血、右心衰竭、体循环淤血，出现典型的“二尖瓣面容”，表现为两颊紫红、口唇发绀（选B）。环形红斑可见于风湿热患者，多出现于躯干和四肢屈侧，呈一过性或时隐时现，持续数周（不选A）。系统性红斑狼疮最具特征性的皮肤损害是蝶形红斑，好发于鼻梁和双颧颊部（不选C）。

68. D 肺结核患者咯血时禁止屏气（选D），应取患侧卧位（不选E），以利于健侧通气，防止病灶扩散。大咯血者应卧床休息（不选B），暂禁食（不选A），遵医嘱使用垂体后叶素静脉滴注。护士可守护在床旁，安慰患者，消除紧张情绪（不选C）。

69. B 心电图检查时，胸导联电极具体放置的位置分别为：V_1位于胸骨右缘第4肋间，V_2位于胸骨左缘第4肋间，V_4位于左锁骨中线与第5肋间相交处，V_3位于V_2与V_4两点连线的中点，V_5位于左腋前线V_4水平处，V_6位于左腋中线V_4水平处。

70. C 急性心肌梗死表现为突发的胸骨体后及心前区压榨性疼痛，常有烦躁不安、出汗、恐惧、胸闷或有濒死感。胸部CT检查诊断急性心肌梗死的意义不大，应避免不必要的检查，以免加重心脏负担（选C）。心电图检查是急性心肌梗死最有意义的辅助检查（不选E）。心肌酶是诊断心肌坏死的特异且敏感指标（不选B）。吸氧有助于改善心肌缺氧，减轻疼痛（不选D）。密切监测生命体征，病情变化时及时处理（不选A）。

71. E 胃大部切除术后麻醉清醒的患者，若血压稳定应取半坐卧位，以保持腹肌松弛，减轻腹部切口张力，缓解疼痛，利于呼吸和引流。

72. A 血压是判断休克最常用的监测指标，收缩压＜90mmHg、脉压＜20mmHg提示休克存在。中心静脉压（CVP）代表右心房或胸段腔静脉内压力，可反映全身血容量和右心功能，正常值为5~10cmH_2O。CVP＜5cmH_2O提示血容量不足，＞15cmH_2O提示心力衰竭或肺循环阻力增高，＞20cmH_2O提示存在充血性心力衰竭。

73. B 肠梗阻患者主要表现为腹痛、呕吐、腹胀和肛门停止排气排便。肠梗阻发生4~6小时后，腹部立位或侧卧位X线检查可见多个阶梯状气液平面及胀气肠袢。

74. C 脑膜脑炎是儿童期流行性腮腺炎最常见的并发症，常在腮腺炎高峰时出现，患儿多有发热、头痛、呕吐、嗜睡、脑膜刺激征等表现。

75. D 急性心肌梗死患者多数会在发病1~2天出现心律失常，尤其是24小时内。下壁心肌梗死常易发生房室传导阻滞及窦性心动过缓；前壁心肌梗死易发生室性心律失常。

76. A 部分女婴出生后5~7天阴道可见少量血性分泌物，可持续1周，称为假月经，属于新生儿特殊的生理状态，一般无须处理。

77. A 全身麻醉术后尚未清醒者可能会出现舌后坠、异物及口腔分泌物阻塞，喉头水肿、喉痉挛或误吸呕吐物等导致呼吸道梗阻，使患者发生窒息，是全身麻醉清醒前最危险的并发症。

78. A 痰结核分枝杆菌检查是确诊肺结核的主要方法，其中痰涂片检查简单、快速、易行、可靠，痰中检出结核分枝杆菌对诊断肺结核有极重要的意义。

79. E 妊娠试验通常在受精后8~10天即可检测到孕妇血、尿中人绒毛膜促性腺激素升高，临床多用简便快速的试纸法定性检测。

80. A 闭合性损伤指损伤部位的皮肤黏膜完整，多由钝性暴力所致，如挫伤、扭伤、挤压伤、爆震伤（冲击伤）等。

81. E 无分流型（无青紫型）先天性心脏病常见肺动脉狭窄和主动脉缩窄，在心脏左、右两侧或动、静脉之间无异常通路或分流，故无青紫（选E）。法洛四联症和大动脉转位属于右向左分流型（青紫型，不选B）；房间隔缺损（不选D）、室间隔缺损（不选A）、动脉导管未闭（不选C）属左向右分流型（潜伏青紫型）。

82. E 体位引流适用于痰液量较多、呼吸功能尚好者，如支气管扩张症、肺脓肿等。

83. D 血气胸患者胸膜腔穿刺可抽得不凝血液和气体。

84. B 支气管哮喘是气道的一种慢性变态反应性炎症性疾病。外周血变应原特异性IgE增高结合病史有助于病因诊断。血清总IgE增高的程度可作为重症哮喘使用抗IgE抗体治疗及调整剂量的依据。

85. E 肾上腺素是心肺复苏的首选药物，能激发心肌自主收缩，增强心肌收缩力，升高血压，增快心率，使心排血量增加；还可增加冠状动脉血液灌注和心脏血流量，并可使心室颤动由细颤转为粗颤，使电除颤易于生效。

86. D 心绞痛以发作性胸痛为主要临床表现，疼痛特点包括：发作常由体力劳动或情绪激动所诱发（不选B）；部位主要在胸骨体后，常放射至左肩、左臂内侧达环指和小指，或至颈、咽或下颌部（不选E）；胸痛常为压迫、发闷或紧缩性，偶伴濒死感（不选A）；一般持续数分钟至十余分钟，多为3~5分钟，一般不超过半小时（选D）；一般在停止原来诱发症状的活动或舌下含用硝酸甘油等药物可缓解（不选C）。

87. E Apgar评分包括心率、呼吸、肌张力、对刺激的反应、皮肤颜色5项指标；每项0~2分，满分10分。四肢青紫计1分，呼吸浅慢且不规则计1分，心率＜100次/分计1分，插鼻管时有反应计1分，四肢稍屈计1分，共计5分。

88. D 相邻多根多处肋骨骨折使局部胸壁失去完整肋骨的支撑而软化，可导致连枷胸，是最严重的肋骨骨折。单根或多根肋骨单处骨折时对呼吸影响不大，若刺破壁胸膜、肺组织和肋间血管可出现明显症状。

89. B 血栓闭塞性脉管炎分局部缺血期（早期）、营养障碍期（中期）、组织坏死期（晚期）。间歇性跛行是早期的典型表现，当患者行走一段后患肢疼痛，被迫停下，休息后疼痛缓解（选B）。静息痛是中期的特征性表现，即休息时也不能满足局部组织的血液供应，患肢持续疼痛，夜间尤甚。坏疽形成是晚期的特有表现，肢体由远端向近端逐渐发生干性坏疽，肢端发黑，形成经久不愈的溃疡（不选 A）。

90. D 为抑郁症患者发药时严格做到发药到手、看服到口，口服药物后要认真检查患者的口腔，防止患者将药物藏于舌下（选 D）。注意观察用药后的疗效和不良反应（不选 A）。发药时如患者不在病房，应暂缓发药，带回保管，适时再发或交班（不选 B）。忌将果汁与药物混合服用；对拒不服药的患者，可给予鼻饲、肌内或静脉给药（不选 C）。不可以命令或强制让患者服药，避免患者出现自杀心理反应，出现自杀行为（不选 E）。

91. E 结肠镜加病理检查是诊断结肠癌最可靠的检查方法，疑似结肠癌患者均推荐全结肠镜检查（选 E）。大便隐血试验可作为普查或高危人群的初筛手段（不选 A）。腹部 B 超检查可了解直肠癌的浸润深度及淋巴转移情况（不选 B）。直肠指诊是诊断直肠癌最重要、最简单有效的检查方法（不选 C）。X 线钡剂灌肠造影检查是结肠癌的重要检查方法（不选 D）。

92. E 肺炎支原体肺炎药物治疗首选大环内酯类抗生素，如红霉素、罗红霉素、阿奇霉素等。

93. C 中暑患者的病室温度应调节至 20~25℃，通风良好。

94. C 小儿重症肺炎除呼吸衰竭外，还可发生循环、神经和消化等系统严重功能障碍；消化系统表现为频繁呕吐、严重腹胀、听诊肠鸣音消失等中毒性肠麻痹症状（选 C）。低钾血症可有腹胀和肠蠕动消失等肠麻痹表现，但重症肺炎常有混合性酸中毒，机体通过 H^+ 进入细胞内和 K^+ 向细胞外转移来代偿，易引起血钾增高（不选 D）。

95. C 当肺张力减弱而含气量增加时，如慢性阻塞性肺疾病等，叩诊呈过清音（选 C）。正常胸部叩诊为清音（不选 A）。肺部大面积含气量减少的病变、肺内不含气的占位病变、胸腔积液和胸膜增厚时叩诊均为浊音或实音（不选 B、E）。当胸膜腔积气时叩诊为鼓音（不选 D）。

96. C 不全流产可见宫口已扩张，宫口有妊娠物堵塞及持续性血液流出，子宫小于停经时间（选 C）。先兆流产有少量阴道流血，宫口未开，无妊娠物排出，子宫大小与停经时间相符（不选 B）。复发性流产指同一性伴侣连续自然流产 3 次或以上者（不选 D）。感染性流产多见于阴道流血时间较长的流产患者，也常发生在不全流产或不洁流产时，临床表现为下腹痛、阴道有恶臭分泌物，双合诊检查有宫颈摇摆痛（不选 E）。发生在妊娠 12 周前者为早期流产，表现为先出现阴道流血，后出现腹痛，妊娠物排出前胚胎多已死亡（不选 A）。

97. E 不全流产应尽快行刮宫术或钳刮术，清除宫腔内残留组织，并做病理学检查（选 E）。积极采取措施，通知医生的同时做好输液、输血准备，输血时应由护士取血（不选 B、D）。手术时多采取截石位（不选 A）。术后卧床休息，补充营养，1 个月内禁止性生活和盆浴，减少各种刺激（不选 C）。

98. B 维生素 D 缺乏性佝偻病可分为 4 期：初期、活动期（激期）、恢复期、后遗症期。活动期（激期）主要特点是骨骼改变和运动功能及智力发育迟缓，X 线检查长骨钙化带消失，干骺端呈毛刷样、杯口状改变，骨密度减低，骨皮质变薄，可有骨干弯曲或青枝骨折（选 B）。初期多发生于 6 个月以内，特别是 3 个月以内的婴儿，主要表现是神经兴奋性增高，骨骼 X 线检查可正常或钙化带稍模糊（不选 A）。恢复期佝偻病患儿的症状和体征逐渐减轻或消失，X 线检查出现不规则的钙化（不选 D）。后遗症期多见于 2 岁以后小儿，遗留不同程度的骨骼畸形（不选 E）。

99. D 维生素 D 缺乏性佝偻病的后遗症多见于 2 岁以后小儿，遗留不同程度的骨骼畸形。

100. C 维生素 D 缺乏性佝偻病的后遗症多见于 2 岁以后小儿，常遗留不同程度的骨骼畸形（选 C）。枕秃多见于佝偻病初期（不选 A）；全身肌肉松弛，腹部膨隆如蛙腹，语言发育落后等均属激期的表现（不选 B、D、E）。

101. C 腹部损伤患者应绝对卧床休息，密切观察生命体征和腹部体征（选 C，不选 D）。对辅助检查和腹腔穿刺尚未发现阳性的患者采取保守治疗，不需要立即手术诊断及腹腔放置引流管（不选 A、E）。诊断未明确时，禁用吗啡、哌替啶等强镇痛药，以免掩盖病情（不选 B）。

102. A 外科急腹症应严格执行四禁：禁食、禁用镇痛药、禁服泻药、禁止灌肠。诊断未明确时，禁用吗啡、哌替啶等强镇痛药，以免掩盖病情。

103. E 不同程度的呼吸困难是心力衰竭患者主要的临床表现，为了缓解急性心力衰竭的缺氧症状，应让患者取端坐位，扶患者坐起，抬高床头 70°~80°，床上放一跨床桌，桌上放软枕，患者身体既可向后靠，也可向前伏桌休息，膝下支架抬高 15°~20°，防止身体下滑。

104. C 利尿药以对钾的作用可分为排钾利尿药和保钾利尿药两大类。保钾利尿药的利尿作用较弱，常与排钾利尿药合用以防止由排钾利尿药引起的低钾血症。排钾利尿药的主要不良反应是易引起低钠、低钾、低氯、低镁血症及代谢性碱中毒等，应用排钾利尿药时应严密观察水、电解质变化，并食用含钾丰富的食物，如柑橘、大枣、菇类、香蕉、豆类等。

105. C 风湿性心脏瓣膜病由A组β溶血性链球菌感染所致，其致病机制与继发于链球菌感染后异常免疫反应有关。预防风湿性心脏瓣膜病最关键的措施是积极防治链球菌感染。

106. B 胆绞痛发作时，遵医嘱给予解痉镇痛药，常用哌替啶、阿托品等肌内注射，但禁用吗啡，以免引起Oddi括约肌痉挛，加重病情（选B）。休克者应积极补液，纠正水、电解质紊乱和酸碱平衡失调（不选C），吸氧（不选A）。术前应用足量有效的抗生素控制感染（不选E）。

107. B T管引流术后10~14天可试行夹闭T管1~2天；若无腹胀、腹痛、发热及黄疸等症状，可行T管造影，造影后继续引流24小时以上（不选D）；如胆道通畅、无结石和其他病变，再次夹闭T管24~48小时，无不适方可拔管（选B）。手术后为防止感染应做好引流管周围皮肤的护理，每天更换外接的引流袋和连接管（不选A）。注意严格无菌操作和防止胆汁逆流引起感染（不选E）。拔管后局部切口用凡士林纱布堵塞，1~2天可自行闭合（不选C）。

108. C 子宫肌瘤最常见的症状是月经改变，表现为经量增多及经期延长，多见于大的肌壁间肌瘤及黏膜下肌瘤；其症状与肌瘤的生长部位、有无变性有关（选C），与肌瘤的大小、数目关系不大（不选A、B）。

109. E 子宫肌瘤的肌瘤变性是指肌瘤失去原有的典型结构，常见的变性有玻璃样变（不选A）、囊性变（不选B）、红色变性（不选D）、肉瘤样变（不选C）、钙化。

110. A 肝性脑病患者急性起病数天内禁食蛋白质饮食，减少蛋白质分解产生氨（不选D）；有腹水者应限制钠、水摄入（选A，不选B）。清醒后可逐渐增加蛋白质饮食，最好给予植物蛋白如豆制品，因其含支链氨基酸较多，有利于保护结肠的正常菌群及酸化肠道，减少氨的生成与吸收。

111. C 肝性脑病主要由氨中毒引起，应禁用肥皂水等碱性溶液灌肠，以免增加氨的吸收，加重病情（选C）。可选用硫酸镁口服或导泻、乳果糖稀释后灌肠（不选D）、生理盐水或弱酸溶液清洁灌肠（不选A、E），使肠内保持偏酸环境，有利于血中NH_3逸入肠腔与H^+合成NH_4^+后随大便排出。

112. E 慢性阻塞性肺疾病是在慢性支气管炎症和肺气肿的病理基础上，出现气道阻塞，肺泡弹性纤维断裂，肺泡过度膨胀，肺泡壁弹性减弱或破坏，融合成肺大疱的疾病。缩唇缓慢呼气可提高支气管内压，防止呼气时小气道过早塌陷，利于肺泡气体排出。通过训练腹式呼吸，可降低呼吸阻力，增加肺泡通气量，提高呼吸效率。

113. B 慢性阻塞性肺疾病（COPD）急性加重期多因呼吸道感染使气道炎症加重、气流严重受限，发生缺氧和二氧化碳潴留，严重时并发Ⅱ型呼吸衰竭。

114. E 蛛网膜下腔出血起病急骤，表现为持续性剧烈头痛，喷射性呕吐，可出现脑膜刺激征（颈强直、凯尔尼格征、布鲁津斯基征等），一般无定位性神经系统体征及肢体瘫痪。

115. A 再出血是蛛网膜下腔出血的常见并发症，多见于起病4周内，尤其以第2周发生率最高。

116. C 蛛网膜下腔出血应绝对卧床4~6周，抬高床头15°~20°，改变体位或转头时动作缓慢，避免搬动和过早下床活动。

117. C 阿尔茨海默病的核心症状、首发症状或早期最突出的症状是近记忆障碍，常表现为近事遗忘首先出现，短时记忆、记忆保存和学习新知识困难。

118. D 阿尔茨海默病主要治疗认知功能障碍，尚无特效药物。常用多奈哌齐（安理申），可减缓认知功能及延缓变性过程。

119. B 膀胱镜下取活组织做病理检查是确诊膀胱癌最可靠的方法，可明确膀胱肿瘤的数目、大小、形态、部位以及周围膀胱黏膜的异常情况（选B）。B超检查可发现直径0.5cm以上的膀胱肿瘤（不选A）。尿脱落细胞学检查可作为血尿的初步筛选和肿瘤治疗效果的评价（不选D）。CT检查可了解肿瘤浸润深度及转移病灶（不选C）。

120. E 导尿管的护理包括保持引流管通畅，固定妥当，防止受压、堵塞及扭曲（不选A）；导尿管每1~4周更换1次，每天更换导尿管有逆行感染的危险（选E）；集尿袋每周更换1~2次，如有尿液颜色改变，应立即更换（不选C）；观察尿液情况，每周检查1次尿常规（不选B）；定期膀胱灌注，保持尿液引流通畅（不选D）。